T0074405

S2-Leitlinie der DGK, DGPK und DGTHG
zur Diagnostik und Therapie in Klinik und Praxis

A. A. SCHMALTZ (Vorsitzender der Ad-hoc-Gruppe Leitlinien)

U. BAUER, H. BAUMGARTNER, R. CESNJEVAR, F. DE HAAN,
C. FRANKE, H. GABRIEL, C. GOHLKE-BÄRWOLF, S. HAGL,
J. HESS, M. HOFBECK, H. KAEMMERER, H.-C. KALLFELZ,
P. E. LANGE, H. NOCK, E. OECHSLIN, K. R. SCHIRMER,
U. TEBBE, P. TRIGO-TRINDADE, M. WEYAND

und G. BREITHARDT (Vorsitzender der Task Force)

▌ Gemeinsam mit dem Kompetenznetz Angeborene Herzfehler
▌ erarbeitet von einer Interdisziplinären Task Force
  (Vorsitzender: G. BREITHARDT)
▌ der Deutschen Gesellschaft für Kardiologie (DGK),
▌ der Deutschen Gesellschaft für Pädiatrische Kardiologie
  (DGPK),
▌ der Deutschen Gesellschaft für Thorax-, Herz- und Gefäßchirurgie (DGTHG),
▌ der Österreichischen Kardiologischen Gesellschaft (ÖKG),
▌ der Schweizerischen Gesellschaft für Kardiologie (SGK),
▌ der Arbeitsgemeinschaft Leitender Kardiologischer
  Krankenhausärzte (ALKK),
▌ dem Bundesverband Niedergelassener Kardiologen (BNK)
  und
▌ der Arbeitsgemeinschaft Niedergelassener Kinderkardiologen
  (ANKK)

unter Mitarbeit
– der AG „Kongenitale Herzfehler im Erwachsenenalter"
  der DGK
– der AG „Angeborene Herzfehler im Jugend- und
  Erwachsenenalter" der ÖKG
– des Bundesverbandes Herzkranke Kinder (BVHK)
– der Bundesvereinigung Jugendliche und Erwachsene
  mit angeborenen Herzfehlern (JEMAH)
  und der Deutschen Herzstiftung
– der Working for Adults and Teenagers with Congenital
  Heart Disease (WATCH)-Gruppe der SGK

Die Kurzversion dieser Leitlinie wurde zuerst in der Zeitschrift
Clinical Research in Cardiology 97 (Heft 3), S. 194–214, Steinkopff Verlag 2008, veröffentlicht.

A. A. SCHMALTZ (HRSG.)

Erwachsene mit angeborenen Herzfehlern (EMAH)

S2-Leitlinie der DGK, DGPK und DGTHG
zur Diagnostik und Therapie in Klinik und Praxis

Mit 29 überwiegend farbigen Abbildungen
in 59 Einzeldarstellungen und 9 Tabellen

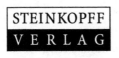

STEINKOPFF
VERLAG

Univ.-Prof. Prof. h.c. Dr. med. Achim A. Schmaltz
Vorsitzender der Ad-hoc-Gruppe Leitlinien
Klinik für Kinderkardiologie
Zentrum für Kinder- und Jugendmedizin
Universität Duisburg-Essen
Hufelandstr. 55, 45122 Essen

Univ.-Prof. Dr. med. Dr. h.c. Günter Breithardt
Vorsitzender der Task Force EMAH
Medizinische Klinik und Poliklinik C (Kardiologie und Angiologie)
Universitätsklinikum Münster
Albert-Schweitzer-Str. 33, 48149 Münster

ISBN 978-3-7985-1832-2 Steinkopff Verlag

Bibliografische Information Der Deutschen Nationalbibliothek
Die Deutsche Nationalbibliothek verzeichnet diese Publikation in der Deutschen National-
bibliografie; detaillierte bibliografische Daten sind im Internet über http://dnb.d-nb.de
abrufbar.

Steinkopff Verlag
ein Unternehmen von Springer Science+Business Media

www.steinkopff.com

© Steinkopff Verlag 2008
  Printed in Germany

Redaktion: Dr. Annette Gasser   Herstellung: Klemens Schwind
Umschlaggestaltung: WMX Design GmbH, Heidelberg
Satz: K + V Fotosatz GmbH, Beerfelden

SPIN 12242870   85/7231-5 4 3 2 1 0 – Gedruckt auf säurefreiem Papier

Für großzügige Unterstützung danken wir

▌ dem Kompetenznetz Angeborene Herzfehler, Berlin,
  gefördert vom Bundesministerium für Bildung
  und Forschung (Förderkennzeichen: 01G10210)

Gefördert vom

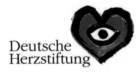

 Bundesministerium
für Bildung
und Forschung

▌ der Deutschen Herzstiftung e.V., Frankfurt

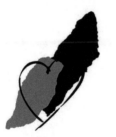

▌ dem Bundesverband Herzkranke Kinder e.V., Aachen

Vorwort

Trotz operativer Korrektur haben viele Erwachsene mit angeborenen Herzfehlern (EMAH) noch mit vielfältigen gesundheitlichen Beeinträchtigungen zu kämpfen. Doch die wachsende Zahl dieser Patienten im Erwachsenenalter ist Ausdruck der Erfolge einer gemeinsamen Versorgung durch Kinderkardiologen und auf angeborene Herzfehler spezialisierte Herzchirurgen. In zunehmendem Maße werden daher inzwischen auch Erwachsenenkardiologen mit dieser für sie oft neuen Patientengruppe konfrontiert.

Mit dem Thema „Erwachsene mit angeborenen Herzfehlern" hat sich eine interdisziplinäre Task Force auseinandergesetzt, die Vertreter der Kinder- und Erwachsenenkardiologie, der Herzchirurgie, von niedergelassenen und in der Klinik tätigen Ärzten sowie Vertreter der Patienten zusammenbrachte. Zwei Ziele wurden von dieser Task Force bereits erreicht: So wurden Empfehlungen zur Qualitätsverbesserung der interdisziplinären Versorgung von Erwachsenen mit angeborenen Herzfehlern sowie Empfehlungen für Erwachsenen- und Kinderkardiologen zum Erwerb der Zusatzqualifikation „Erwachsene mit angeborenen Herzfehlern" veröffentlicht.

Eine dritte Aufgabe, die Erarbeitung von Leitlinien für die Diagnostik und Behandlung von EMAH-Patienten, ist mit dem vorliegenden Buch ebenfalls abgeschlossen. Diese Publikation enthält – erstmals im deutschsprachigen Raum – umfassende Leitlinien für diese spezielle Patientengruppe. Neben den Mitgliedern der Task Force haben Vertreter der österreichischen und schweizerischen Fachgesellschaften mitgearbeitet, sodass die Leitlinie, die nach einem formalen Prozess unter externer Moderation erarbeitet wurde, einen transnationalen Standard darstellt, der von allen beteiligten Partnern verabschiedet worden ist.

Diese Leitlinien sind ein besonderes Verdienst von Herrn Professor Achim A. Schmaltz, Essen, der mit großem persönlichen Einsatz die Mitglieder der erweiterten Task Force bei ihrer Arbeit geleitet, sie begeistert und motiviert hat. Die umfangreiche Publikation ist eine wichtige Informationsquelle für alle, die sich über die Diagnostik und Behandlung von EMAH-Patienten informieren wollen, und wird eine große Hilfe bei der klinischen Arbeit darstellen. Dabei geht das Buch auf Grund des Umfangs und wegen seiner Bebilderung weit über den Rahmen einer einfachen Leitlinie hinaus.

Ich danke allen, die zum Gelingen dieses Werkes beigetragen haben, für ihre Arbeit und wünsche ihm den gebührenden Erfolg. Mein besonderer Dank gilt der Deutschen Herzstiftung, dem Kompetenznetz Angeborene Herzfehler und dem Bundesverband Herzkranke Kinder, ohne deren finanzielle Unterstützung die Drucklegung nicht möglich geworden wäre.

Münster, im Februar 2008

Univ.-Prof. Dr. Dr. h.c. GÜNTER BREITHARDT
Vorsitzender der interdisziplinären Task Force EMAH

Inhaltsverzeichnis

Autorenverzeichnis

Dr. med. ULRIKE BAUER
Kompetenznetz Angeborene
Herzfehler, Berlin

Univ.-Prof. Dr. med.
HELMUT BAUMGARTNER
EMAH-Zentrum
Universitätsklinikum Münster

PD Dr. med. ROBERT CESNJEVAR
Klinik für Kinderherzchirurgie,
Universitätsklinikum Hamburg

Dr. med. FOKKO DE HAAN
Kardiologische Gemeinschafts-
praxis, Solingen

CLAUDIA FRANKE
Bundesvereinigung JEMAH e.V.,
Freising

Ass. Prof. Dr. med.
HARALD GABRIEL
Universitätsklinik für Innere
Medizin II, Klinische Abteilung
für Kardiologie, Ambulanz für
angeborene Herzfehler im
Erwachsenenalter, Medizinische
Universität Wien, Österreich

Dr. med.
CHRISTA GOHLKE-BÄRWOLF
Klinik für Kardiologie
Herzzentrum Bad Krotzingen

Univ.-Prof. em. Dr. med.
SIEGFRIED HAGL
Universitätsklinik für Herz-
chirurgie, Heidelberg

Univ.-Prof. Dr. med. JOHN HESS
Klinik für Kinderkardiologie
und Angeborene Herzfehler
Deutsches Herzzentrum München
Technische Universität München

Univ.-Prof. Dr. med.
MICHAEL HOFBECK
Klinik für Kinderkardiologie
Universitätsklinikum Tübingen

Prof. Dr. Dr. med.
HARALD KAEMMERER
Klinik für Kinderkardiologie
und Angeborene Herzfehler
Deutsches Herzzentrum München

Univ.-Prof. em. Dr. med.
HANS-CARLO KALLFELZ
Klinik für Kinderkardiologie
der MH Hannover, Isernhagen

Univ.-Prof. Dr. med.
PETER E. LANGE
Klinik für Angeborene Herzfehler
Deutsches Herzzentrum Berlin

EVA NIGGEMEYER
Kompetenznetz
Angeborene Herzfehler, Berlin

HERMINE NOCK
Bundesverband Herzkranke
Kinder e.V., Aachen

Ass. Prof. Dr. med.
ERWIN OECHSLIN
Director, Congenital Cardiac
Centre for Adults, Peter Munk
Cardiac Centre, University Health
Network/Toronto General Hospital,
Toronto, Canada

Dr. med. KARL R. SCHIRMER
Praxis für Kinderkardiologie
Angeborene Herzfehler, Hamburg

Univ.-Prof. em. Prof. h.c. Dr. med.
ACHIM A. SCHMALTZ
Klinik für Kinderkardiologie
Universitätsklinikum Essen

Prof. Dr. med. ULRICH TEBBE
Klinik für Innere Medizin II –
Kardiologie, Klinikum Lippe-
Detmold

Dr. med. PEDRO TRIGO-TRINDADE
Klinik für Kardiologie –
Kongenitale Vitien,
Universitäts-Spital Zürich, Schweiz

Dr. med. MATTHÄUS VIGL
Kompetenznetz
Angeborene Herzfehler, Berlin

Univ.-Prof. Dr. med.
MICHAEL WEYAND
Klinik für Herzchirurgie
Universitätsklinikum Erlangen

Glossar

ACE Angiotensin-converting-Enzym

AHA American Heart Association

AHF Angeborener Herzfehler

AICD Automatic Implantable Cardioverter Defibrillator

ALKK Arbeitsgemeinschaft Leitender Kardiologischer Krankenhausärzte

ANKK Arbeitsgemeinschaft Niedergelassener Kinderkardiologen

aPTT aktivierte Thrombinzeit

Aristotle-Score Medium zur komplexbezogenen Evaluation der Qualität in der Kinderherzchirurgie, erarbeitet von europäischen Fachgesellschaften

ASD Atriumseptumdefekt

AT(2) Angiotensin (2)

(c) AVSD (kompletter) Atrioventrikulärer Septumdefekt

AWMF Arbeitsgemeinschaft der Wissenschaftlichen Medizinischen Fachgesellschaften

Blalock-Taussig-Shunt Verbindung eines Asts der Arteria subclavia (oder Arteria carotis) mit der Arteria pulmonalis (Lungenschlagader) als Palliativoperation bei bestimmten zyanotischen Herzfehlern. Der Lunge wird vermehrt sauerstoffarmes Blut aus dem Körperkreislauf zugeführt, dadurch Milderung der Zyanose.

BNK Bundesverband Niedergelassener Kardiologen

BNP Brain Natriuretic Peptide

Bretschneider Kardioplegie Konzeption der Kardioplegie, extrazellulär, kristalloid, mittels HTK-Lösung (Histidin-Tryptophan-Ketoglutarat)
andere Formen: Buckberg-, Calafiore-, St. Thomas-Kardioplegie

BSG Blutkörperchensenkungsgeschwindigkeit

BVHK Bundesverband Herzkranke Kinder e.V.

Catch 22 Fehlbildungssyndrom mit Cardiac malformation, Abnormal facies, Thymic hypoplasia, Cleft palate und Hypocalcemia; gebräuchlicher: 22q11-Syndrom

CO cardiac output

CT Computertomographie

CW-Doppler Continuous Wave Doppler; Erfassung der Geschwindigkeit des Blutes auf der Länge des ganzen Schallstrahles

DGK Deutsche Gesellschaft für Kardiologie

DGPK Deutsche Gesellschaft für Pädiatrische Kardiologie

DGTHG Deutsche Gesellschaft für Thorax-, Herz- und Gefäßchirurgie

Down-Syndrom Verdreifachung des 21. Chromosoms oder von Teilen davon (Trisomie 21); Syndrom mit als typisch geltenden körperlichen Merkmalen und meist geistiger Behinderung, häufig assoziiert mit AHF

Ebstein'sche Anomalie Sehr seltene angeborene Herzfehlbildung, die mit einer Deformierung und Verlagerung der Trikuspidalklappe in den rechten Ventrikel einhergeht. Durch die tiefe Lage der Klappenebene ist die Herzkammer, die den Lungenkreislauf bedient, verkleinert und der Herzvorhof vergrößert. Meist in Verbindung mit ASD oder PFO.

ECMO Extrakorporale Membranoxygenierung

EF Auswurffraktion (ejection fraction)

Eisenmenger-Syndrom Rechts-Links-Shunt, der sich aus einem primären Links-Rechts-Shunt (ohne Zyanose) durch Anstieg des Lungengefäßwiderstandes entwickelt hat; Übergang in eine fixierte pulmonale Hypertonie; Zyanose aufgrund der Shunt-Umkehr

EMAH Erwachsene mit angeborenen Herzfehlern

ESC European Society of Cardiology

Fallot-Tetralogie (TOF) Angeborene Herzfehlbildung (ca. 10% der angeborenen Herzfehler), bestehend aus einer Pulmonalstenose, einem Ventrikelseptumdefekt, einer über der Herzscheidewand/dem Ventrikelseptumdefekt reitenden Aorta sowie einer Rechtsherzhypertrophie; Zyanose durch Rechts-Links-Shunt.

FBN1 Fibrillin-Gen

FFP Gefrorenes Frischplasma (fresh frozen plasma)

Ficksches Prinzip Berechnung des Blutflusses aus dem Quotienten der Menge einer zugeführten Substanz und dem Konzentrationsunterschied zwischen zu- und abführenden Gefäßen, d. h. Berechnung des Lungendurchflusses aus dem Quotienten von aufgenommenem Sauerstoff und arteriovenöser O_2-Differenz

Fontan Chirurgische Korrektur bei komplexen Herzfehlern mit singulärem Ventrikel, bei der eine Verbindung zwischen rechtem Vorhof und Lungenschlagader unter Umgehung einer Herzkammer geschaffen wird; vorgenommen in zwei Operationsschritten (Glenn-Anastomose und Fontan-Komplettierung = Totale cavo-pulmonale Connection, TCPC)

Gent-Nosologie (1996) Diagnostische Haupt- und Nebenkriterien des Krankheitsbildes Marfan-Syndrom (bezogen auf Skelettsystem, Augen, kardiovaskuläres System, Lungen, Haut, Dura, Familienanamnese und genetische Befunde)

HACEK-Organismen Haemophilus, Actinobacillus, Cardiobacterium, Eikenella und Kingella (langsam wachsende Erreger)

HLM Herz-Lungen-Maschine

HLTx Herz-Lungen-Transplantation

Holt-Oram-Syndrom Kombination von Herzfehlern und Fehlbildungen der oberen Gliedmaßen

HZV Herzzeitvolumen

IABP Intraaortale Ballonpumpe

ICD Implantable Cardioverter Defibrillator

ICR Intercostalraum

IE Infektiöse Endokarditis

INR international normalized ratio

IQ Intelligenzquotient

ISHLT International Society for Heart and Lung Transplantation

IUP Intrauterin-Pessare

JEMAH Jugendliche und Erwachsene mit Angeborenem Herzfehler e.V.

KHK Koronare Herzkrankheit

kkTGA Kongenital korrigierte Transposition der großen Gefäße

LL (PAH) Leitlinie (zur pulmonalarteriellen Hypertonie)

LSVC Linke Vena cava superior

LV Linker Ventrikel

Marfan-Syndrom (MFS) Systemische Besonderheit des Bindegewebes (Instabilität) auf der Grundlage einer Genmutation; oft assoziiert mit angeborenen Herzfehlern

MCV mean corpuscular volume (mittleres Volumen des einzelnen Erythrozyten)

MET Metabolisches Äquivalent; kcal/kg/Stunde; Verhältnis von Extrembelastung und Ruhezustand

M-Mode Motion-Mode (Darstellungsform beim Ultraschall)

MRT Magnetresonanztomografie

Mustard/Senning Chirurgisches Verfahren zur Korrektur der Transposition der großen Arterien: Vorhofumkehr; Umleitung des Bluteinstromes in das Herz

NO Stickstoffmonoxid

Noonan-Syndrom Dysmorphie-Syndrom, meist verursacht durch Mutationen im PTPN11-Gen (gekoppelt zu 12q24.1), häufig mit angeborenen Herzfehlern assoziiert

NYHA New York Health Association

ÖKG Österreichische Kardiologische Gesellschaft

OMIM Online Mendelian Inheritance in Man (Genbank)

OP Operation

PA Pulmonalarterie

PAH Pulmonalarterielle Hypertonie

PCPC Partielle kavopulmonale Anastomose

PDA Persistierender Ductus arteriosus

PEEP Positive endexpiratoric pressure

Perloff-Index Einteilung in Funktionsklassen für Personen mit AHF, entsprechend der subjektiven Symptome und bestimmter Aspekte der Lebensqualität (I: asymptomatisch bei allen Aktivitäten; II: symptomatisch, tägliche Aktivitäten aber nicht beeinträchtigt; III: schwer symptomatisch, tägliche Aktivitäten größtenteils beeinträchtigt; IV: sehr schwer symptomatisch, tägliche Aktivitäten stark beeinträchtigt, Symptome auch in Ruhe)

Perloff-Formel Volumen des Antikoagulant per mL Vollblut = (100 − Hämatokrit)/595 − Hämatokrit

PFO Offenes Foramen ovale

PH Pulmonale Hypertonie

PICCO Pulscontour Continous Cardiac Output; geringinvasive Methode zur kontinuierlichen Messung des Herzzeitvolumens und zur volumetrischen Beurteilung des Patienten

Pott-Shunt Gefäßverbindung zwischen großer Körperschlagader und Lungenschlagader bei Fallotscher Tetralogie; heute nicht mehr gebräuchlich

PS Pulmonalstenose

PW-Doppler Gepulster Doppler; Erfassung der Blutstromgeschwindigkeit mit hoher örtlicher Auflösung

Q_p pulmonaler Fluss

Q_s systemischer Fluss

RACHS-Score, RACHS-1 Risk Adjustment for Congenital Heart Surgery, erarbeitet von amerikanischen Fachgesellschaften

RL-Shunt Rechts-Links-Shunt

Ross-Operation Aortenklappenersatz durch eigene Pulmonalklappe des Patienten, die durch ein Homograft ersetzt wird

R_p Lungenwiderstand (pulmonary resistance)

R_s systemischer Widerstand (systemic resistance)

RV Rechter Ventrikel

SGK Schweizerische Gesellschaft für Kardiologie

Shone-Komplex Kombination von Fehlbildungen des linken Herzens, die sowohl den Zufluss in die linke Herzkammer, die linke Herzkammer selbst, den Ausfluss aus der Herzkammer und den Aortenbogen umfasst

ST-Senkung pathologische EKG-Veränderung: Absenkung der ST-Strecke unter die Null-Linie; nur mittels Belastungs-EKG erfassbar

TCPC Totale kavopulmonale Anastomose

TEE transösophageale Echokardiographie

TGA Transposition der Großen Arterien

Toronto-Formel Antikoagulant (3.8% Na-Zitrat) in mL = 1,6 [(100 – Hämatokrit)/100] + 0,02 für 10 mL Vollblut

VA Valvuläre Aortenstenose

VAD Ventricular Assist Device

VO$_2$ Sauerstoffverbrauch

VO$_2$max Maximaler Sauerstoffverbrauch

VSD Ventrikelseptumdefekt

Waterston-Shunt Gefäßverbindung zwischen rechter Lungenschlagader und Aorta ascendens bei Fallot-Tetralogie; heute nicht mehr gebräuchlich und ersetzt durch modifizierte Blalock-Taussig-Operation bzw. Stent-Implantation in den Ductus arteriosus

WATCH Working Group for Adults and Teenagers with Congenital Heart Disease der SGK

Williams-Beuren-Syndrom (WBS) Fehlbildungs-Retardierungssyndrom, häufig einhergehend mit kardiovaskulären Fehlbildungen

Wolff-Parkinson-White-Syndrom (WPW-Syndrom) Herzrhythmusstörung, ausgelöst durch eine elektrisch kreisende Erregung zwischen Herzvorhöfen und den Herzkammern; plötzliches Beginnen und Enden der Rhythmusstörung („On-Off"-Phänomen)

ZNS Zentrales Nervensystem

ZVK zentraler Venenkatheter

1 Einleitung
Hintergrund und Methodik
der Leitlinienentwicklung

A. A. Schmaltz

Die Fortschritte der Kinderkardiologie, Kardiologie, Anästhesiologie und Intensivmedizin und insbesondere der Kinderherzchirurgie in den letzten Jahrzehnten haben zu einer eindrucksvollen Verbesserung der Lebensaussichten von Kindern mit angeborenen Herzfehlern geführt: Lag vor Einführung der Kinderkardiologie die Letalität angeborener Herzfehler im Kindesalter bei 80% (MacMahon B et al., 1953), so konnte eine epidemiologische Studie aus dem letzten Jahrzehnt eine Gesamtmortalität von nur 2,2% (bei knapp 1300 Patienten) und eine operative Frühmortalität von nur 6% aufzeigen (Sommers C et al., 2005). In einer prospektiven Studie der Geburtsjahrgänge 1980–90 konnten Samanek und Voriskova (1999) in Böhmen für alle angeborenen Herzfehler eine Überlebensquote von 77,1% bis zum Alter von 15 Jahren feststellen. Während Wren und O'Sullivan bei den Geburtsjahrgängen 1985–94 in der Northern Health Region, UK, eine nahezu gleiche Überlebensrate von 78% bis zum Alter von 16 Jahren fanden, schätzte die 32. Bethesda Konferenz die Überlebensrate auf 85% (Warnes CA et al., 2001). Damit entsteht in zunehmendem Maße eine völlig neue Gruppe von Patienten mit korrigierten, teilkorrigierten oder palliativ behandelten Herzfehlern, die mit neuen, unerwarteten Problemen auf uns Ärzte zukommen und Hilfe erwarten. Bei diesen Problemen mischen sich kinderkardiologische Fragestellungen mit internistisch-kardiologischen, allgemeinmedizinischen und Fragen aus anderen Fachrichtungen, sodass nur eine interdisziplinäre Betreuung Erfolg haben kann. Die Größe dieser Patientengruppe in Deutschland lässt sich nur schwer einschätzen: so schwanken neuere Angaben zur Herzfehlerhäufigkeit bei Neugeborenen zwischen 5,2 und 7,1 auf 1000 (Wren C, O'Sullivan JJ, 2001; Schoetzau A et al., 1997). Legt man für die Inzidenz der Herzfehlergruppen (komplex – einfach) und die Überlebensquoten der Patienten die Angaben der 32. Bethesda Konferenz und der GUCH-Arbeitsgruppe der British Cardiac Society zugrunde, kommt man auf die in Tabelle 1.1 dargestellte Schätzung einer Gesamtzahl von 181 500 EMAH-Patienten in Deutschland. Rechnet man die in Quebec, Kanada, kürzlich empirisch anhand von Versicherungsdaten gefundene Prävalenz von angeborenen Herzfehlern bei Erwachsenen auf deutsche Verhältnisse hoch, kommt man für 2004 auf 277 000 EMAH-Patienten (Marelli

Tabelle 1.1. Schätzung der Erwachsenen mit angeborenen Herzfehlern (HF) in Deutschland

	Geburtsjahr	Geburten in D	Pt. mit HF	18 J. Über-lebensrate	Überleben-de mit 18 Jahren
▍ komplexe HF	1950–59	10 000 000	15 000	10%	1 500
(Inzidenz 1,5/1000)	1960–79	21 180 000	31 770	35%	11 120
	1980–89	8 860 000	13 290	50%	6 645
	(1990–99	8 040 000	12 062	70%	8 443)
▍ einfache HF	1950–59	10 000 000	45 000	90%	40 500
(Inzidenz 4,5/1000)	1960–79	21 180 000	95 310	90%	85 779
	1980–89	8 860 000	39 870	90%	35 883
	(1990–99	8 040 000	36 180	95%	34 371)
				Gesamt:	181 427

(*Gesamt in 2017 ohne Berücksichtigung der Absterberate der älteren Jahrgänge 224 241*)

Extrapolation der empirisch gefundenen Prävalenz von AHF bei Erwachsenen in Quebec, Kanada: 4,09 auf 1000 Einwohner. In Deutschland 2004: 67 672 000 Erwachsene > 18 Jahre ergibt 276 778 EMAH-Patienten.

Quellen:
– Geburtenzahl: Statistisches Bundesamt (www.destatis.de),
– Inzidenz und Überlebensquote: 32. Bethesda Konferenz/
  British Cardiac Society Working Group
– Kanadische Berechnung: Marelli AJ et al., Circulation 2007, 115:163–172

AJ et al., 2007). Nach den strengen Kriterien von Wren und O'Sullivan (2001) sind allerdings nur 60 000 nachsorgepflichtig. Mit möglichst zahlreicher Erfassung dieser Patienten im „Nationalen Register für angeborene Herzfehler" hoffen wir, in einigen Jahren zuverlässige Daten vorlegen zu können. Unter den dort freiwillig gemeldeten erwachsenen Patienten, von denen 2556 komplette Diagnosen angeben konnten, fanden sich folgende elf häufigsten Diagnosen: ASD 29,4%, VSD 11,9%, PFO 9,1%, TOF 9%, ISTA 6,9%, Aost 6,9%, TGA 6%, AVSD 4,4%, Pst 3,2%, PDA 2,2%, Ebstein 2,2% (bisher unveröffentlichte Zahlen des Nationalen Registers).

Die drei wissenschaftlichen Fachgesellschaften haben die Herausforderung angenommen und zusammen mit den o.g. Arbeitsgemeinschaften und Betroffenenverbänden eine Task Force gebildet, die Empfehlungen zur Qualitätsverbesserung der interdisziplinären Versorgung durch EMAH-qualifizierte (Kinder-)Kardiologen/Schwerpunktpraxen und regionale und überregionale Zentren (Kaemmerer H et al., 2006) sowie zur Weiter- und Fortbildung der betreuenden Ärzte erarbeitet hat (Hess J et al., 2007).

Hiermit werden schließlich Leitlinien zur ärztlichen Versorgung Erwachsener mit angeborenen Herzfehlern vorgelegt. Sie bauen auf den Leitlinien der kanadischen, US-amerikanischen und europäischen Fachgesellschaften auf (Connelly MS et al., 1998; Deanfield J et al., 2003; Therrien J et al., 2001; Webb G et al., 2001; DGPK-Leitlinien, 2005), deren Vorarbeiten dankbar anerkannt werden. Allerdings galt es, diese Leitlinien an die Versorgungsstrukturen in Deutschland anzupassen. Da diese den österreichischen/ schweizerischen Strukturen sehr ähnlich sind, haben wir Experten aus diesen Ländern als Autoren hinzugewonnen und können somit Leitlinien aus dem und für den gesamten deutschsprachigen Raum vorlegen, die von den Vorständen aller beteiligten Organisationen billigend zur Kenntnis genommen wurden. Diese konsensbasierten Leitlinien wurden nach intensiver Literaturrecherche in PubMed von Einzelautoren verfasst und in der Autorengruppe diskutiert und verbessert. Dabei wurde einerseits klar, dass die Datenlage auf diesem speziellen Gebiet in dieser Altersgruppe ausgesprochen dürftig ist, bei einer systematischen Literaturrecherche aber der Aufwand in keinem Verhältnis zum zu erwartenden mageren Erfolg stehen würde, sodass darauf verzichtet wurde. Andererseits handelte es sich bei den gefundenen, bewerteten und zitierten Arbeiten hinsichtlich diagnostischer, operativer und therapeutischer Strategien nahezu ausschließlich um retrospektive Kohortenstudien (Ausnahme: je eine randomisierte, prospektive Studie zur Therapie des Vorhofseptumdefekts und des Eisenmenger-Syndroms [BREATHE-5 Studie]), Fallberichte oder Expertenmeinungen, die dem Evidenzniveau C entsprechen.

In einem zweiten Schritt wurden die Leitlinien in der gesamten Task Force diskutiert und in einem formalen Abstimmungsprozess unter Moderation von Frau PD Dr. I. Kopp, Leitlinienkommission der AWMF, konsentiert. Die ausgesprochenen Empfehlungsgrade (nach den Vorgaben der DGK) spiegeln den in der Diskussion der Gruppe erreichten Konsens wider.

Insgesamt muss diese schlechte Datenlage die Patienten von der Notwendigkeit überzeugen, sich vom Nationalen Register Angeborene Herzfehler erfassen zu lassen, und alle an der Behandlung dieser Patienten Beteiligten veranlassen, sich an den kooperativen Studien des Kompetenznetzes Angeborene Herzfehler zu beteiligen!

Die Autoren und Teilnehmer am Konsensusverfahren waren als offizielle Mandatsträger der jeweils genannten beteiligten Fachgesellschaften bzw. Organisationen in die Leitliniengruppe berufen worden. Eine Erklärung über etwaige Interessenkonflikte liegt dem Leitlinienkoordinator von jedem Teilnehmer vor. Vor Publikation wurde die Leitlinie durch die Kommission für Klinische Kardiologie der DGK begutachtet und schließlich von den Vorständen aller beteiligten Fachgesellschaften und Organisationen verabschiedet. Im Rahmen der Entwicklung der Leitlinie wurde eine finanzielle Unterstützung ausschließlich aus Mitteln des Kompetenznetzes Angeborene Herzfehler in Anspruch genommen. Die Drucklegung erfolgte mit freundlicher Unterstützung der Deutschen Herzstiftung, dem Bundesverband Herzkranke Kinder und dem Kompetenznetz Angeborene Herzfehler; allen drei Organisationen sei an dieser Stelle für die Förderung ausdrücklich Dank gesagt.

2 Medizinische Aspekte

2.1 Hämodynamik und Myokardfunktion

H. Baumgartner

> Die Ventrikelfunktion soll primär echokardiographisch untersucht werden. Bei unzureichender Information sollte sie im Weiteren mit Magnetresonanzuntersuchung (MRT), evtl. auch nuklearmedizinisch evaluiert werden, ggf. angiographisch.

Alle auf Ventrikeldimensionen basierenden Funktionsanalysen (visuelle Beurteilung der Pumpfunktion, Berechnung von Auswurffraktion) haben das Problem, von den aktuellen Lastbedingungen abhängig zu sein. Dabei ist die Beurteilung des rechten Ventrikels (RV) besonders relevant, die beim linken Ventrikel (LV) erhobenen Funktionsparameter sind nicht vom LV auf den RV zu übertragen. Die Bestimmung der intrinsischen myokardialen Funktion (Kontraktilität, diastolische Eigenschaften des Myokards) ist nach wie vor unbefriedigend gelöst. Aufwendige Druck- und Volumenanalysen u. ä. haben wenig Eingang in die klinische Praxis gefunden.

Selbst die „einfachen" dimensionsbasierten Ventrikelfunktionsanalysen werden bei kongenitalen Herzfehlern teilweise sehr komplex angewendet. So stellen besonders Double Inlet Ventricle, der morphologisch rechte Ventrikel als Systemventrikel, sonstige abnorme Ventrikelgeometrie (u. a. auch postoperative nach komplexen Operationen), außerordentliche Lastbedingungen etc. eine nicht zufriedenstellend gelöste Herausforderung dar. Eine Kombination mehrerer Methoden (v. a. Echokardiographie und Magnetresonanztomographie) und besondere Expertise des Untersuchers und Befunders sind erforderlich.

Viele die Hämodynamik betreffende Fragestellungen (Druckgradienten, Insuffizienzschweregrad, Shuntquantifizierung, systolischer Pulmonalisdruck) können bei entsprechender Expertise heute echokardiographisch beantwortet werden (siehe Abschn. 2.6 „Spezielle bildgebende Verfahren"). Die teilweise für Interventionsentscheidungen essentielle Berechnung des Pulmonalgefäßwiderstands und komplexe Situationen wie Stenosen in Serie

u. ä. erfordern aber nach wie vor eine invasive Erhebung der Hämodynamik. Quantitative Analysen im Verlauf sind wünschenswert.

Die korrekte Durchführung und Interpretation sämtlicher angeführter Methoden erfordert spezielles Training und Erfahrung mit angeborenen Herzfehlern.

2.2 Bedeutung und Management von Arrhythmien, Schrittmacher/ICD-Therapie

H. Gabriel

> Je mehr Patienten mit angeborenen Herzfehlern das Erwachsenenalter erreichen, umso häufiger stellen Arrhythmien ein Hauptproblem in ihrer Betreuung dar und bilden den Hauptgrund für eine stationäre Aufnahme. Die Schrittmacher-Therapie ist bei diesen Patienten häufig durch die zugrunde liegende kardiale Anatomie und den dadurch abnormalen Zugang für das Platzieren von Schrittmachersonden erschwert, sodass diese Eingriffe nur an einem Zentrum mit entsprechender Erfahrung durchgeführt werden sollten. Der ICD ist wirksam zur Verhinderung des akuten Herztodes, inwieweit aber die Gesamtsterblichkeit reduziert werden kann, ist in diesem Kollektiv nicht belegt.

Je mehr Patienten mit angeborenen Herzfehlern das Erwachsenenalter erreichen, umso häufiger stellen Arrhythmien ein Hauptproblem in ihrer Betreuung dar und bilden den Hauptgrund für eine stationäre Aufnahme. Sie sind häufig Ursache einer gesteigerten Morbidität und Mortalität (Somerville J, 1997). Neu aufgetretene komplexe Arrhythmien können eine hämodynamische Ursache haben. Die Arrhythmien verstärkende Faktoren sind bedingt durch die zugrunde liegenden kardialen Defekte und hämodynamische Veränderungen als Teil des natürlichen Verlaufes (z.B. Ventrikeldilatation, myokardiale Fibrose), durch (chirurgische) Interventionen, Narben und postoperative Residuen. Die Arrhythmien selbst führen zu hämodynamischen Verschlechterungen, vor allem bei jenen Patienten mit einem komplexen postoperativen Kreislauf, die nun das Erwachsenenalter erreichen. Bedingt durch diesen kausalen Zusammenhang zwischen Erregungsleitungssystem und mechanischer Kompetenz ist ein spezielles elektrophysiologisches Management, welches sich an der zugrunde liegenden Hämodynamik orientiert, dringend erforderlich. In der adäquaten Behandlung dieser residualen hämodynamischen Situation liegt der Schlüssel zum Erfolg.

Supraventrikuläre Arrhythmien sind bei Patienten mit angeborenen Herzfehlern häufiger als ventrikuläre Arrhythmien. Eine Sinusknotendysfunktion tritt häufig nach einer Operation im Bereich des Vorhofes (z. B. Mustard/Senning, Fontan) auf, während nach Verschluss eines Vorhofseptumdefekts atriale Arrhythmien (vor allem Vorhofflattern, -flimmern) beobachtet werden (Sarkar D et al., 1999; Gewillig M et al., 1991; Julsrud PR et al., 2000). Supraventrikuläre Tachykardien (intraatriale Reentry-Tachykardien oder Vorhofflattern) treten desto häufiger auf, je länger der Beobachtungszeitraum ist, wobei das Alter zum Zeitpunkt der Operation/Intervention ein wichtiger Prädiktor für die Persistenz oder die Wahrscheinlichkeit des Auftretens neuer Arrhythmien ist. Für das Auftreten von ventrikulären Arrhythmien besteht bei Patienten mit einer Aortenstenose oder nach Korrektur einer Fallot'schen Tetralogie eine erhöhte Inzidenz (Roos-Hesselink J et al., 1995; Gatzoulis MA et al., 1995). Bei Patienten, bei denen sowohl ventrikuläre Tachykardien als auch eine komplexe Hämodynamik vorliegen, ist das Risiko einer Synkope oder eines akuten Herztodes am höchsten. Eine zunehmende Verbreiterung des QRS-Komplexes sowie eine rechtsventrikuläre Dilatation und Pulmonalinsuffizienz wurden bei Patienten nach Fallot-Korrektur als wichtige Marker für eine Risikostratifizierung erkannt (Silka M et al., 1998; Gatzoulis MA et al., 2000).

Eine pharmakologische Therapie kann durch die hämodynamischen Nebeneffekte, durch begleitende Sinusknotendysfunktionen oder durch den Wunsch der Patientinnen, schwanger zu werden, erschwert werden. Von allen Antiarrhythmika scheint Amiodaron bei dieser Patientengruppe am effektivsten zu sein, wobei gerade hier durch Schilddrüsendysfunktionen bedingte Nebenwirkungen eine Limitation darstellen können (Thorne SA et al., 1999).

Bedingt durch die Fortschritte in der Katheterablationstechnik stehen für Patienten mit komplexen Herzfehlern dreidimensionale Mapping-Systeme zur Verfügung (van Hare GF et al., 1997). Dennoch liegt die Erfolgsrate deutlich unter der von strukturell normalen Herzen, weil die Arrhythmien meist durch kreisende Erregungsbahnen kompliziert und häufig auch multipliziert sind (Triedman JK et al., 1997). Besondere Herausforderungen an den behandelnden Arzt stellen jene Patienten, die sich nach einer Fontan-OP bedingt durch atriale Arrhythmien (intraatriale Reentry, Vorhofflattern oder -flimmern) verschlechtern. Für diese Patienten scheint eine kombinierte elektrophysiologische/chirurgische Revision eine Option zur Besserung darzustellen (Mavroudis C et al., 2001). Dies gilt auch für Patienten mit einer Ebstein'schen Anomalie, bei denen die supraventrikulären Arrhythmien häufig mit einem Wolff-Parkinson-Syndrom assoziiert sind (Celermajer D et al., 1994; Chavaud SM et al., 2001).

▮ Schrittmacher-Therapie

Die Schrittmacher-Therapie bei Patienten mit angeborenen Herzfehlern ist häufig durch die zugrunde liegende kardiale Anatomie und den dadurch abnormalen Zugang für das Platzieren von Schrittmachersonden erschwert. Dies kann auch zu einer erschwerten Fixierung der Sonden führen, z. B. bei Patienten nach Vorhofumkehroperation. Darüber hinaus ist – bedingt durch intrakardiale Shunts oder das erhöhte thromboembolische Risiko –

häufig der epikardiale Zugang die Methode der Wahl (Westerman GR et al., 1987). Zumeist stellt ein herzfrequenzadaptiertes Schrittmachersystem mit Zweikammer-Stimulation ein wünschenswertes Ziel dar. Darüber hinaus sollten auch die Optionen des Schrittmachers mit seinen Mode-Switch-Algorithmen genutzt werden können, da es vor allem bei diesen Patienten häufig zu einem Wechsel zwischen supraventrikulären Tachykardien oder Vorhofflimmern und Sinusrhythmus kommt (Rhodes LA et al., 1995). Die Implantation eines Schrittmachers bei Patienten mit angeborenen Herzfehlern ist wegen der komplexen Anatomie und häufig mehreren Voroperationen (und anderen Problemen) schwierig, sodass diese Eingriffe nur an einem Zentrum mit einem Team mit entsprechender Erfahrung bei gegebener Indikation durchgeführt werden sollten (Gregoratos G et al., 2002).

▌ Implantierte Cardioverter-Defibrillatoren (ICD)

ICD's haben in großen Studien einen Überlebensvorteil bei Patienten mit ischämischer oder dilatativer Kardiomyopathie in selektierten Untergruppen gezeigt. Daraus ließe sich ableiten, dass Patienten mit angeborenen Herzfehlern und einem erhöhten Risiko für einen akuten Herztod (nach überlebtem Herzstillstand oder hämodynamisch wirksamen ventrikulären Tachykardien) neben einer sorgfältigen Reevaluation der aktuellen Hämodynamik einen ICD implantiert bekommen sollten (Gregoratos G et al., 2002). Der ICD ist wirksam zur Verhinderung des plötzlichen Herztodes; inwieweit aber die Gesamtsterblichkeit reduziert werden kann, ist in diesem Kollektiv nicht belegt. Dagegen liegen für die Primärprävention des rhythmogenen Herztodes keine Indikationskritierien vor.

2.3 Zyanotische Herzfehler mit normaler oder verminderter Lungenperfusion

E. OECHSLIN

Generell werden heute Patienten mit zyanotischen angeborenen Herzfehlern im Kindesalter operiert, nach Möglichkeit korrigiert. Dennoch kommen in Einzelfällen zyanotische Patienten (nativ oder nach Palliation) mit balancierter Hämodynamik im höheren Erwachsenenalter zur Vorstellung. Die folgenden Empfehlungen beziehen sich auf diese Patienten. Bei Patienten mit zyanotischen Vitien sollten auch im langjährigen Verlauf die Möglichkeiten einer Intervention (operative oder Katheter-interventionelle Behandlung, Palliation) reevaluiert werden.
Die Abwägung von Nutzen und Risiken kann hier besonders schwierig sein und erfordert besondere Expertise.

2.3.1 Basisinformation – Pathophysiologie – Spontanverlauf

Die zentrale Zyanose ist verursacht durch einen Rechts-Links-Shunt auf atrialer, ventrikulärer oder arterieller Ebene, meistens assoziiert mit einer Stenose im pulmonalen Ausflusstrakt. Das Lungengefäßbett ist somit wegen dieser Stenose vor der Entwicklung einer obstruktiven Lungengefäßerkrankung geschützt: eine pulmonal-arterielle Hypertonie entwickelt sich nicht.

█ **Vitien mit Obstruktion im pulmonalen Ausflusstrakt:** Die Stenose ist meistens subvalvulär oder valvulär lokalisiert, sie kann auch kombiniert auftreten. Die supravalvuläre Lokalisation der Stenose ist sehr selten (z. B. bei nicht-operierter Fallot-Tetralogie, chirurgischem Banding der Pulmonalarterie). Das morphologische Spektrum ist sehr breit und die Population sehr heterogen (Colman J et al., 2003):

- █ Ventrikelseptumdefekt mit Pulmonalstenose (valvulär/subvalvulär);
- █ Fallot'sche Tetralogie (unoperiert);
- █ Status nach Banding bei nicht-restriktivem Ventrikelseptumdefekt;
- █ Ventrikulo-arterielle Diskordanz mit d-Transposition der großen Arterien, Ventrikelseptumdefekt und Pulmonalstenose;
- █ Kongenital korrigierte Transposition der großen Arterien (atrio-ventrikuläre und ventrikulo-arterielle Diskordanz (l-Transposition der großen Arterien) mit Ventrikelseptumdefekt und (subvalvulärer und/oder valvulärer) Pulmonalstenose;
- █ Pulmonalatresie mit Ventrikelseptumdefekt und aortopulmonalen Kollateralen/chirurgischem Shunt;
- █ Pulmonalatresie mit intaktem Ventrikelseptum und aortopulmonalen Kollateralen/chirurgischem Shunt;
- █ Trikuspidalatresie mit Vorhofseptumdefekt und einem restriktiven Foramen bulbo-ventriculare (Ventrikelseptumdefekt);
- █ Double Inlet Left Ventricle mit einem restriktiven Foramen bulbo-ventriculare zur subpulmonalen Outlet Chamber.

█ **Vitien ohne Obstruktion im pulmonalen Ausflusstrakt:**
- █ Ebstein-Anomalie, in Verbindung mit einem offenen Foramen ovale oder Vorhofseptumdefekt Typ II.

Die Zyanose kann bei beiden Formen (mit oder ohne Obstruktion im pulmonalen Ausflusstrakt) bereits in Ruhe oder erst unter Belastung offensichtlich sein.

█ **Adaptationsmechanismen**
Die Antwort des Organismus auf die chronische Hypoxämie beinhaltet eine Reihe von Adaptationsmechanismen zur Verbesserung der Oxygenierung des Gewebes: Sekundäre Erythrozytose, Rechtsverschiebung der Sauerstoff-Dissoziationskurve und Erhöhung des Herzminutenvolumens (Deanfield J et al., 2003; Oechslin E, 2003, 2004; Perloff JK et al., 1998; Therrien J et al.,

2001). Die adaptativen Mechanismen implizieren entsprechende Komplikationen: Patienten mit zyanotischen Herzfehlern haben eine Multisystemerkrankung (siehe Abschn. 2.3.2 Leitsymptome und Befunde).

▌ **Die sekundäre Erythrozytose**, stimuliert durch die erhöhte Produktion von Erythropoetin, ist eine physiologische Antwort auf die chronische Hypoxämie. Die konsekutive, isolierte Erhöhung der Erythrozytenzahl, des Hämoglobins und des Hämatokrits ist ein Adaptationsmechanismus aufgrund der verminderten Sauerstoffversorgung des Gewebes.

▌ **Spontanverlauf**

▌ **Zyanose beim Säugling:** Wegen der verminderten Lungenperfusion werden zur Verbesserung der Lungenperfusion und Zyanose als Palliation aortopulmonale Verbindungen angelegt, z. B. Blalock-Taussig-, Pott- oder Waterston-Shunt (die letzten beiden Shunts werden heute nicht mehr angelegt). Wenn die Anatomie und Physiologie für eine biventrikuläre Korrektur nicht geeignet sind, werden die chirurgisch angelegten Shunts belassen oder es wird bei zunehmender Zyanose ein zweiter Shunt angelegt. Der Pott- und Waterston-Shunt sind häufig nicht restriktiv, sodass sich eine pulmonal-arterielle Hypertonie entwickeln kann (Colman J et al., 2003).

▌ **Langzeitüberleben:** Die Lebensqualität und das Überleben von Patienten mit zyanotischen Vitien ohne pulmonal-arterielle Hypertonie wurden während vieler Jahre unterschätzt.

Wenn diese Patienten versterben, dann nicht selten plötzlich, an einer Infektion (Endokarditis oder Hirnabszess) oder an einer Lungenblutung (Oechslin EN et al., 2000).

▌ **Risikofaktoren für Tod:** Prospektive Untersuchungen gibt es nicht. Folgende Symptome/Befunde wurden bei zyanotischen Vitien aufgrund retrospektiver Untersuchungen als Risikofaktoren für den Tod identifiziert, wobei die Daten vorwiegend bei Patienten mit Eisenmenger-Syndrom erhoben wurden (Daliento L et al., 1998; Cantor WJ et al., 1999; Oya H et al., 2002): Synkope, Alter beim Auftreten von Symptomen, Funktionsklasse (NYHA III oder IV), komplexe Herzfehler, supraventrikuläre Arrhythmien, Sauerstoffsättigung < 85%, erhöhtes Serumkreatinin.

2.3.2 Leitsymptome und -befunde

▌ **Zyanose und sekundäre Erythrozytose:** Die zentrale Zyanose ist kein Symptom, sondern ein klinischer Befund und ist verursacht durch einen erhöhten Gehalt des Blutes an reduziertem (nicht oxygeniertem) Hämoglobin (sekundäre Erythrozytose) (Oechslin E, 2003; Perloff JK et al., 1998).

Die Zyanose ist offensichtlich, wenn der absolute Gehalt von 5 g reduziertem Hämoglobin pro 100 ml Blut erreicht ist.

▌ **Gerinnungsstörungen:** Thrombozytopenie und Störung des plasmatischen Gerinnungssystems als Folge der sekundären Erythrozytose bzw. Hypoxämie (Oechslin EN et al., 2002; Perloff JK et al., 1998).

▌ **Dilatation der Arteriolen und Kapillaren** (besonders an den konjunktivalen Gefäßen sichtbar).

▌ **Trommelschlegelfinger und -zehen sowie Uhrglasnägel** (Proliferation von Bindegewebe und Periost, v.a. der dorsalen Anteile – Uhrglasnägel).

▌ **Zusätzliche Befunde:** Herzinsuffizienz, Rhythmusstörungen, Blutungskomplikationen (Hämoptoe, belanglose Schleimhautblutungen), thromboembolische Komplikationen (Hirnschlag, transient ischämische Attacke, andere periphere Gefäßverschlüsse), Infekte (Hirnabszess, Endokarditis, Cholezystitis/Cholangitis), Gichtanfall, Kyphoskoliose, Cholezystolithiasis, Varicosis cruris (Ammash N et al., 1996; Deanfield J et al., 2003; Oechslin E, 2003; Perloff JK et al., 1993, 1998; Therrien J et al., 2001; Foster E et al., 2001). Die Hämoptoe ist immer eine extrapulmonale Manifestation einer intraparenchymalen Lungenblutung! (Perloff JK et al., 1998; Oechslin E et al., 2003, 2005). Ein Eisenmangel (MCV < 82 fl) wird – neben der arteriellen Hypertonie und Vorhofflimmern/-flattern – von einigen Autoren als strenger Prädiktor für ein zerebrovaskuläres, ischämisches Ereignis bezeichnet (Ammash N et al., 1996).

▌ **Hyperviskositätssymptome:** Kopfschmerzen, Schwindel, Müdigkeit, Parästhesien, Sehstörungen, Muskelschmerzen sind die Folge der stark erhöhten Blutviskosität im Rahmen der sekundären Erythrozytose (Perloff JK et al., 1998; Oechslin E, 2003, 2005), aber unabhängig vom Hämoglobin, Hämatokrit oder Eisenstatus (Broberg CS et al., 2006). Dehydration (Fieber, Diarrhö, Erbrechen) kann Hyperviskositätssymptome verursachen.

2.3.3 Diagnostik

2.3.3.1 Zielsetzung

Neben der genauen Beschreibung der Anatomie und Hämodynamik, dem Ausmaß der Zyanose und der sekundären Erythrozytose muss vor allem nach Komplikationen gesucht werden. Tabelle 2.3.1 ist eine Evaluationshilfe zur systematischen Erfassung der wichtigsten Komplikationen. Bei unklarer Pathophysiologie (verminderte Lungenperfusion vs. Eisenmenger-Reaktion) ist eine hämodynamische Abklärung mittels Herzkatheter-Untersuchung indiziert (Deanfield J et al., 2003; Therrien J et al., 2001; Oechslin E, 2003, 2004).

Tabelle 2.3.1. Diagnostik von Komplikationen und Prophylaxe bei Patienten mit zyanotischen Herzfehlern. Modifiziert nach J.K. Perloff. Ann Intern Med 1988, 109:406–413 und nach E. Oechslin, Int J Cardiol 2004, 97 (Suppl 21):109–115. *Schweregrad der Symptome: 0 Keine:* Keine Symptome; *1 Leicht:* Symptome ohne Beeinträchtigung im Alltag; *2 Mittelschwer:* Beeinträchtigung einzelner Aktivitäten; *3 Schwer:* Beeinträchtigung der meisten/allen Aktivitäten

Symptome	Keine 0	Leicht 1	Mittelschwer 2	Schwer 3
Sekundäre Erythrozytose				
∎ Kopfschmerzen				
∎ Schwindel				
∎ Konzentrationsstörungen, verminderte Aufmerksamkeit, Wahrnehmungsstörungen				
∎ Sehstörungen (verschwommenes Sehen, Doppelbilder, Amaurosis fugax)				
∎ Parästhesien der Finger, Zehen oder Lippen				
∎ Tinnitus				
∎ Müdigkeit, Abgeschlagenheit				
∎ Myalgien (inkl. Thorax- und Bauchwandmuskulatur), Muskelschwäche				

Tabelle 2.3.1 (Fortsetzung)

Blutungen und ischämische Komplikationen	Nein	Ja	Ja (genaue Beschreibung)
Blutungsneigung (ohne Notwendigkeit einer ärztlichen Behandlung)			
▪ Suffusionen bei inadäquatem Trauma (verletzliche Haut)			
▪ Zahnfleischblutungen			
▪ Hämoptoe			
▪ Epistaxis			
▪ Meno-/Metrorrhagien (Menstruation > 7 Tage)			
Blutung (Notwendigkeit ärztlicher Behandlung)			
▪ Hämoptoe			
▪ Epistaxis			
▪ Traumatisch bedingte Blutung			
▪ Andere			
Ischämische Komplikationen			
▪ Insult/transient ischämische Attacke (TIA)			
▪ Andere			

Phlebotomie seit letzter Visite? ○ Ja ○ Nein Eisensubstitution oder Präparate, die Eisen enthalten? ○ Ja ○ Nein

Aspirin? ○ Ja ○ Nein Antikoagulation? ○ Ja ○ Nein

Jährliche Grippe-Impfung? ○ Ja ○ Nein Pneumovax? ○ Ja ○ Nein (Datum: ....) ○ Nein

2.3.3.2 Apparative Diagnostik und ihre Bewertung

▌ **Pulsoximetrie:** Die Messung der Sauerstoffsättigung muss immer unter gleichen Bedingungen erfolgen, damit die Werte vergleichbar sind (nach mindestens 5 Minuten Ruhe bzw. am Ende der Untersuchung in liegender Stellung).

▌ **Hämatologie:** Volles Blutbild, inkl. Berechnung des MCV (Perloff JK et al., 1998; Oechslin E, 2003, 2004; Kaemmerer H et al., 2004). Eisenmangel und Mikrozytose sind nicht offensichtlich bei Hyperhomozysteinämie bzw. Folsäure oder Vit. B12-Mangel (Kaemmerer H et al., 2004). Tabelle 2.3.2 illustriert die verschiedenen Stadien des Eisenmangels bzw. welche Parameter bestimmt werden sollen. Die Messung des Hämatokrits muss elektronisch erfolgen (beim Zentrifugieren entsteht wegen der hohen Erythrozytenzahl ein falsch hoher Hämatokrit). Das Hämoglobin bzw. der Hämatokrit müssen immer im Verhältnis zur Sauerstoffsättigung stehen. Ein für einen nicht zyanotischen Patienten normaler Hb ist bei verminderter Sauerstoffsättigung bereits Ausdruck einer Anämie.

▌ **Eisenparameter:** Ferritin, Transferrin, Serum-Eisen (Tabelle 2.3.2).

▌ **Blutchemie:** Harnsäure. Glucose: Bei der Bestimmung der Glucose muss wegen der erhöhten Glykolyse (hohe Erythrozytenzahl) Natrium-Fluorid zum Vacutainer-Röhrchen hinzugefügt werden, da sonst ein tiefer Glucosespiegel resultieren kann und die Fehldiagnose einer Hypoglykämie gestellt wird.

Tabelle 2.3.2. Hämatologische Evaluation bei Patienten mit zyanotischen Herzfehlern. Modifiziert nach: E. Oechslin: Eisenmenger's syndrome. In: MA Gatzoulis, GD Webb, PEF Daubeney, 2003; Churchill Livingstone, Seite 371

	Eisenmangel	Verminderte Erythropoese	Eisenmangel-Anämie
▌ **Hämoglobin**	Normal	Normal oder ↓	↓↓
▌ **MCV**	Normal	Normal	↓↓
▌ **Erythrozyten Protophyrin**	Normal	↑	↑↑
▌ **Serum Eisen**	Normal	↓↓	↓↓↓
▌ **Totale Eisenbindungskapazität**	Normal	↑	↑↑
▌ **Serum Ferritin**	↓	↓↓	↓↓
		Vitamin B12 Folsäure	

▮ **Blutgerinnung:** Eine routinemäßige Beurteilung der Blutgerinnung ist nicht erforderlich; bei bestimmter Fragestellung: INR, aPTT , Thrombinzeit, Fibrinogen, Thrombozyten. Die Blutungszeit ist nicht hilfreich bei zyanotischen Vitien (Oechslin EN et al., 2002). Wenn der Hämatokrit >55% beträgt, muss die Menge des Natrium-Zitrates dem Hämatokrit angepasst werden (andernfalls sind die Koagulationsparameter nicht verwertbar).

Formeln zur Anpassung der Natrium-Zitrat-Menge:
▮ Perloff-Formel (Perloff JK et al., 1998): Volumen Antikoagulans pro ml Blut = (100 – Hämatokrit)/(595 – Hämatokrit);
▮ Toronto-Formel (Oechslin E, 2003): Antikoagulans (3,8% Natrium-Zitrat) in ml = 1,6 [(100 – Hämatokrit)/100] + 0,02 pro 10 ml Vollblut.

Die herkömmlichen Geräte zur Selbstbestimmung der Antikoagulation durch den Patienten können nicht verwendet werden.

▮ **Belastungs-Test:** 6 Minuten-Geh-Test; evtl. Spiro-Ergometrie. Ein höherer Hämatokrit ist mit einer besseren Leistungsfähigkeit und Sauerstoffaufnahme assoziiert (Broberg CS et al., 2006; Dimopoulos K et al., 2006; Glaeser S et al., 2004).

EKG zur Rhythmusdiagnostik. Das Langzeit-EKG hat eine Bedeutung bei gezielter Fragestellung (keine Routine-Untersuchung zur Risikostratifizierung).

▮ **Röntgen-Thorax:** Zur Berechnung des Herzlungenquotienten, zur Beurteilung der Lungendurchblutung, Erfassung von Aneurysmen, Verkalkungen im Bereich der aneurysmatisch erweiterten Lungenarterien oder Ductus arteriosus; zur Erfassung von Infiltraten (intraparenchymale Lungenblutung bei Hämoptoe, Pneumonie).

▮ **Die transthorakale Doppler-Echokardiographie** kann in vielen Fällen Anatomie und Ventrikelfunktion ausreichend beschreiben. Die *transösophageale Echokardiographie* ist selten indiziert!

▮ **Spiral-CT-Thorax oder MRT:** Zur Beurteilung der Lungengefäße und der Erfassung des Ausmaßes einer intraparenchymalen Lungenblutung, wenn das konventionelle Thoraxbild im Rahmen einer Hämoptoe Infiltrate zeigt; Erfassung von Thromben in den aneurysmatisch erweiterten Lungenarterien bei Verdacht auf Lungenembolien. Beurteilung von Infiltraten im Rahmen von Infekten (Kavernen bei typischer oder atypischer Mykobakteriose). Im Einzelfall sind das MRT oder Spiral-CT nützlich zur Berechnung der Volumina und systolischen Funktion der Ventrikel (v. a. bei einem morphologisch rechten Ventrikel).

▮ **Herzkatheter:** Ältere Herzkatheter-Befunde müssen auf Vollständigkeit und Konsistenz überprüft werden. Die Herzkatheter-Untersuchung ist bei ungenügender Beurteilung mittels Doppler-Echokardiographie oder zur

Evaluation der Hämodynamik im Hinblick auf eine Operation bei zyanotischen Vitien mit normalem oder nur leicht erhöhtem Lungengefäßwiderstand indiziert.

▌ **CT-Schädel:** Hirnabszess (Differenzialdiagnose zu Hyperviskositätssymptomen).

▌ **Bronchoskopie:** Sie hat wegen des hohen Risikos und der limitierten Aussage einen geringen Stellenwert bei der Abklärung der Hämoptoe; bei spezieller Fragestellung (Hinweis auf nicht Vitien-assoziierte Ursache) kann sie indiziert sein, muss aber wegen des hohen Risikos in Zusammenarbeit mit einem überregionalen Zentrum für angeborene Herzfehler mit Erfahrung durchgeführt werden.

▌ **Offene Lungenbiopsie:** Sie ist bei diesen Patienten ein komplikationsreicher Eingriff und soll zur Beurteilung der Lungengefäßsituation wegen des ungünstigen Nutzen-/Risiko-Verhältnisses nicht durchgeführt werden.

2.3.4 Therapie

2.3.4.1 Indikation

Bei Patienten mit zyanotischen Vitien sollten auch im langjährigen Verlauf die Möglichkeiten einer Intervention (operative Korrektur, Palliation, Katheter-interventionelle Behandlung) neu evaluiert werden. Die Abwägung von Nutzen und Risiken kann hier besonders schwierig sein und erfordert besondere Expertise. Auf die Möglichkeiten der operativen Eingriffe wird in den speziellen Abschnitten in Kap. 3 verwiesen (Deanfield J et al., 2003; Oechslin EN et al., 2002; Oechslin E, 2003, 2004; Perloff JK et al., 1988, 1998; Therrien J et al., 2003).

2.3.4.2 Therapieoptionen

▌ **Allgemeine therapeutische Maßnahmen**

▌ **Sauerstofftherapie:** Eine Sauerstofftherapie kann bei zyanotischen Herzfehlern sinnvoll sein und kann eine subjektive Besserung bringen, auch wenn keine Studie eine Verringerung der Morbidität oder einen positiven Effekt auf das Überleben bewies. Die Sauerstoffgabe kann zur Austrocknung der Nasenschleimhaut mit dem Risiko konsekutiver Epistaxis führen.

▌ **Phlebotomie:** Therapeutische Indikation bei Hyperviskositätssymptomen mit Einschränkung der Lebensqualität, wenn ein Eisenmangel und eine Dehydration ausgeschlossen sind (ein Hämatokrit < 65% verursacht selten Hyperviskositätssymptome, außer bei Eisenmangel oder Dehydration! –

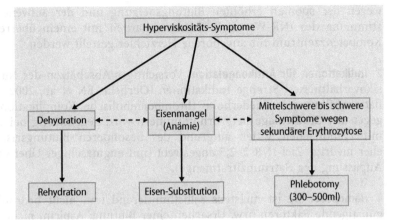

Abb. 2.3.1. Management bei Hyperviskositäts-Symptomen. (Nach: Oechslin [259])

Abb. 2.3.1). Vorgehen: nicht mehr als 300–400 ml/Sitzung mit entsprechendem, mindestens isovolämischen Flüssigkeitsersatz (vorzugsweise NaCl 0,9%). Ersatz mit Albumin oder FFP ist in der Regel nicht indiziert. Eine prophylaktische Indikation zur Verhinderung von thromboembolischen Komplikationen ist nie gegeben. Auf die besondere Gefahr von Luftembolien sei hingewiesen. Die Verwendung von Luftfiltern bei Infusion mindert das Risiko von Luftembolien.

▐ **Anämie:** Eine Anämie muss unter Berücksichtigung der Sauerstoffsättigung (siehe oben) behandelt werden (Abb. 2.3.1).

▐ **Eisensubstitution:** Ein Eisenmangel sollte ausgeglichen werden (Abb. 2.3.1)! Eine niedrige Eisendosis und die Bestimmung des Blutbildes 3–4 Wochen nach Therapiebeginn wird empfohlen, um eine exzessive Erythrozytenproduktion zu vermeiden (Eisenapplikation sistieren, sobald der Hämatokrit bzw. das Hämoglobin zu steigen beginnt!).

▐ **Rehydration:** Eine Dehydration (Fieber, Diarrhö, Erbrechen, Hitze, Flugreisen) kann Hyperviskositätssymptome verursachen (Abb. 2.3.1).

▐ **Ischämische/hämorrhagische Komplikationen:** Die Therapieempfehlungen beruhen auf Fallberichten/Erfahrungen der Zentren (keine kontrollierten Studien). Die Empfehlungen bezüglich Antikoagulation bei Patienten mit idiopathischer pulmonal-arterieller Hypertonie können nicht auf Patienten mit zyanotischen Vitien bzw. Eisenmenger-Reaktion übertragen werden. Ob die Thrombenbildungen (Appositionsthromben) in den zentralen, aneurysmatisch erweiterten Lungenarterien vermieden werden können, ist nicht bekannt (keine Studie!). Die Indikation für eine orale Antikoagulation muss wegen der spontan erhöhten Blutungsneigung und der aufwendigen Bestimmung des INR-Wertes in Zusammenarbeit mit einem überregionalen Kompetenzzentrum für angeborene Herzfehler gestellt werden.

▌ **Indikationen für Antikoagulation:** Vorsichtiges Abschätzen des Nutzen-/Risikoverhältnisses! Strenge Indikationen (Oechslin EN et al., 2002): Vorhofflattern/-flimmern, wiederholte thromboembolische Komplikationen. Entgegen der Studienlage bei Vorhofflimmern wird gegenwärtig bei Patienten mit zyanotischen Vitien aufgrund des besonderen Blutungsrisikos eine eher niedrige Ziel-INR 2–2,5 angestrebt (mit engmaschiger Überwachung – Anpassung der Natriumzitratmenge).

▌ **Hämoptoe:** Sie ist meistens selbstlimitierend und nicht bedrohlich. Begünstigende Faktoren bzw. Ursachen einer Blutung: Aspirin, nichtsteroidale Antirheumatika, pulmonaler Infekt, Lungenembolie, Schleimhautläsion, Ruptur von Kollateralgefäßen (meistens wird keine Ursache gefunden). *Cave:* Bronchoskopie (hohes Risiko, keine zusätzliche Information)! Therapie: Bettruhe, Sedativa und Antitussiva (Nebenwirkungen!); je nach Ursache gezielte Therapie. Bei anhaltender Lungenblutung: Verabreichung von Thrombozyten, FFP, Faktor VII, etc. Behandlung der Anämie und Hypovolämie. Allenfalls Aortographie mit selektiver Embolisation.

▌ **Hyperurikämie:** Routinemäßige Applikation von Allopurinol ohne Gichtanamnese ist nicht indiziert.

▌ **Spezifische therapeutische Maßnahmen**
Spezifische Therapie beinhaltet die Behandlung der Herzinsuffizienz oder Rhythmusstörungen:

▌ **Herzinsuffizienz:** Es gibt keine Studienergebnisse. Die Therapie mit Senkern der kardialen Nachlast (z. B. ACE-Hemmer) durch Senkung des systemischen Gefäßwiderstandes im Systemkreislauf kann problematisch sein, wenn die Lungenperfusion durch Zunahme des Rechts-Links-Shunt abnimmt und somit die Zyanose zunimmt. Symptomatische Therapie u. a. mit Diuretika (*Cave:* Dehydratation). Eine eindeutige Therapieempfehlung zu β-Blockern/ACE-Hemmern/AT$_2$-Antagonisten kann aufgrund der für diese Patientengruppe nicht vorhandenen wissenschaftlichen Belege nicht ausgesprochen werden. Die Indikation soll nur in Zusammenarbeit mit einem überregionalen Kompetenzzentrum für angeborene Herzfehler gestellt werden. Die Herztransplantation (bei normalem Lungengefäßwiderstand) muss rechtzeitig diskutiert werden an einem Zentrum mit entsprechend großer Erfahrung in der Betreuung dieser Patienten.

▍ **Rhythmusstörungen:** Die Therapie von Rhythmusstörungen erfolgt analog der in Abschn. 2.2 empfohlenen Vorgehensweise, spezielle Aspekte der einzelnen Vitien werden dort erklärt (Kap. 5). Allerdings ist bei Patienten mit zyanotischen Vitien das besondere Anästhesierisiko bei Kardioversion zu berücksichtigen.

2.3.5 Nachsorge

Eine regelmäßige Nachsorge (Häufigkeit orientiert am klinischen Bild und siehe Kap. 5) sollte an einem überregionalen Zentrum für angeborene Herzfehler oder durch eine EMAH-qualifizierte Einrichtung erfolgen (Deanfield J et al., 2003; Foster E et al., 2001; Kaemmerer H et al., 2006; Therrien J et al., 2001).

Die Nachsorge besteht in einer gezielten *Risikoreduktionsstrategie:*
▍ Vermeiden von Infekten: Jährliche Grippe-Impfung; regelmäßige Pneumokokken-Impfung (ca. alle 5 Jahre – Tabelle 2.3.1); Endokarditis-Prophylaxe;
▍ Vermeiden von Dehydration, Eisenmangel und Anämie;
▍ Vermeiden von Luftembolien bei intravenösen Infusionen (Luftfilter!);
▍ Vorsicht bei Thrombozytenaggregationshemmern (erhöhte Blutungsgefahr);
▍ Vorsicht bei nichtsteroidalen Antirheumatika (verminderte Nierenfunktion, erhöhte Blutungsgefahr);
▍ Vermeiden von Rauchen;
▍ Vermeiden von extremen Belastungen (v. a. isometrische Belastungen);
▍ Vermeiden von Schwangerschaft, antikonzeptionelle Beratung (siehe Abschn. 2.8);
▍ chirurgische Eingriffe: Jeder chirurgische Eingriff ist ein Hoch-Risiko-Eingriff und stellt hohe Anforderungen an den Anästhesisten; der Patient muss auch für einen scheinbar einfachen chirurgischen Eingriff (z. B. Appendektomie) an ein Zentrum mit Herzanästhesie und entsprechender Erfahrung mit komplexen Herzfehlern verlegt werden (Deanfield J et al., 2003; Foster E et al., 2001; Kaemmerer H et al., 2006; Therrien J et al., 2001).

2.4 Eisenmenger-Reaktion

E. Oechslin

Die Eisenmenger-Reaktion beschreibt die fortgeschrittene pulmonalvaskuläre Erkrankung mit stark erhöhtem Lungengefäßwiderstand, pulmonalarteriellem Druck > 2/3 des Systemdruckes, bidirektionalem Shunt oder Shunt-Umkehr. Operative oder Katheter-interventionelle Behandlungsmöglichkeiten bestehen nicht mehr und die Morbidität ist hoch. Das Ziel der Behandlung besteht in der Vermeidung von Komplikationen durch eine gezielte Reduktionsstrategie und präventiv-medizinischen Maßnahmen. Die komplexe Pathophysiologie und Multisystem-Erkrankung erfordert besondere Expertise.

2.4.1 Basisinformation – Pathophysiologie – Spontanverlauf

Isolierte oder komplexe kardiale Anomalien mit einem Shunt auf atrialer, ventrikulärer oder arterieller Ebene verursachen wegen der fehlenden Obstruktion im pulmonalen Ausflusstrakt eine Hyperämie des Lungengefäßbettes mit Entwicklung einer pulmonalvaskulären Erkrankung (Eisenmenger-Reaktion), z.B. nicht-restriktiver Ventrikelseptumdefekt, offener Ductus arteriosus, aortopulmonales Fenster, große aortopulmonale Kollateralen (major aortopulmonary collateral arteries = MAPCAs), Truncus arteriosus communis, komplette Transposition der großen Arterien mit nicht-restriktivem Ventrikelseptumdefekt, Trikuspidalatresie mit d-Transpositionsstellung der großen Arterien (nicht-restriktiver VSD), atrioventrikulärer Septumdefekt etc. Die Prävalenz der Eisenmenger-Reaktion hat wegen der verbesserten Diagnostik und Therapie stark abgenommen und wird vor allem noch bei Einwanderern diagnostiziert.

∎ **Eisenmenger-Reaktion:** Den Begriff *Eisenmenger-Reaktion* reservierte Wood für die schwere pulmonal-arterielle Hypertonie infolge eines hohen Lungengefäßwiderstandes (> 10 WU or > 800 dyn$\times$s$\times$cm^{-5}) als Folge nicht-restriktiver Kommunikation zwischen System- und Lungenkreislauf auf atrialer, ventrikulärer oder arterieller Ebene, mit bidirektionalem Shunt oder Shunt-Umkehr (Wood P, 1958). Wegen der ähnlichen pathologisch-anatomischen Veränderungen im Lungengefäßbett wird die pulmonal-arterielle Hypertonie als Folge eines Shunt-Vitiums gemeinsam mit der idiopathischen Form der Gruppe der pulmonal-arteriellen Hypertonie zugeordnet (Simonneau G et al., 2004; Galie N, 2004).

Die *Lokalisation des Shunts* bestimmt die Pathophysiologie (Hopkins WE et al., 2002, 2005). Bei Patienten mit einem prätrikuspidal lokalisierten Shunt (Defekt auf atrialer Ebene) ist das rechtsventrikuläre Remodeling grundlegend anders als bei Patienten mit einem posttrikuspidal lokalisierten Shunt (Defekt auf ventrikulärer oder arterieller Ebene): Patienten mit einem prätrikuspidal lokalisierten Shunt und somit fehlender oder nur geringer Druckbelastung nach Abfall des Lungengefäßwiderstandes nach der Geburt präsentieren sich häufig mit einer Dilatation des rechten Ventrikels (exzentrische Hypertrophie), während der rechte Ventrikel bei posttrikuspidal lokalisiertem Shunt ab Geburt einer hohen Druckbelastung ausgesetzt ist, mit Entwicklung einer konzentrischen Hypertrophie; eine Erweiterung entsteht hier erst im Endstadium beim Versagen des rechten Ventrikels.

▌ Adaptationsmechanismen

Die Antwort des Organismus auf die chronische Hypoxämie besteht aus einer Reihe von Anpassungsmechanismen zur Verbesserung der Oxygenierung des Gewebes: Sekundäre Erythrozytose, Rechtsverschiebung der Sauerstoff-Dissoziationskurve und Erhöhung des Herzminutenvolumens. Diese Mechanismen implizieren entsprechende Komplikationen; Patienten mit Eisenmenger-Reaktion haben eine Multisystemerkrankung (Deanfield J et al., 2003; Niwa K et al., 1999; Oechslin E, 2003, 2004, Perloff JK et al., 1998; Therrien J et al., 2001) (siehe Leitsymptome und Befunde – Abschn. 2.3: Zyanotische Herzfehler mit normaler oder verminderter Lungenperfusion).

▌ Spontanverlauf

Zu Symptomatik und Spontanverlauf im Kindesalter siehe Leitlinie der DGPK (Schulze-Neick I et al., 2006). Viele Erwachsene mit Eisenmenger-Reaktion haben bis zur 3. Lebensdekade eine gute Lebensqualität. Die Überlebensrate ist aber im Vergleich zur Allgemeinbevölkerung stark reduziert und die Mortalität entsprechend erhöht (Cantor WJ et al., 1999; Daliento L et al., 1998; Diller GP et al., 2006). Die Überlebensrate beträgt bei 40 Jahren 70%, bei 50 Jahren 55% bzw. das mediane Überleben beträgt 53 Jahre (Cantor WJ et al., 1999; Daliento L et al., 1998). Patienten mit isolierten Herzfehlern verschlechtern sich signifikant später als jene mit komplexen Vitien. Patienten mit zyanotischen Vitien, mit oder ohne pulmonale Hypertonie, sterben nicht selten plötzlich, an einem Infekt (Endokarditis oder Hirnabszess) oder an einer Lungenblutung (Cantor WJ et al., 1999; Daliento L et al., 1998; Oechslin EN et al., 2000). Die Überlebensrate von Patienten mit Eisenmenger-Reaktion ist aber nicht vergleichbar mit der sehr viel schlechteren Prognose von Patienten mit idiopathischer pulmonal-arterieller Hypertonie (Hopkins WE et al., 1996).

▌ **Risikofaktoren für Tod:** Prospektive Untersuchungen gibt es nicht. Folgende Symptome/Befunde wurden aufgrund retrospektiver Untersuchungen als Risikofaktoren für den Tod identifiziert: Synkope, Alter beim Auftreten von Symptomen, Funktionsklasse (NYHA III oder IV), komplexe Herzfehler, Herzinsuffizienz, supraventrikuläre Arrhythmien, Sauerstoffsättigung <85%, erhöhtes Serumkreatinin und/oder Harnsäure, Serum-Marker der

Herzinsuffizienz, Down-Syndrom, nicht-kardiale Eingriffe, Schwangerschaft und Hämoptoe (Ammash N et al., 1999; Cantor WJ et al., 1999; Daliento L et al., 1998; Oya H et al., 2000; Oya H et al., 2002; Diller GP et al., 2006).

2.4.2 Leitsymptome und -befunde

Die *Leitsymptome und -befunde* sind im Kapitel „Zyanotische Herzfehler mit normaler oder verminderter Lungenperfusion" (Abschn. 2.3) beschrieben.

Zu beachtende *spezielle Komplikationen* der Eisenmenger-Reaktion: Aneurysmen der Lungenarterien mit Kompression der Bronchien (Atelektasen), Ruptur, Dissektion, Thrombusbildung in den aneurysmatisch erweiterten Lungenarterien, Verkalkung der Gefäßwand, Thromboembolie und Lungeninfarkt (Hämoptoe), intrapulmonale Blutung, pulmonale Infekte (Niwa K et al., 1999; Perloff JK et al., 2003; Silversides CK et al., 2003).

2.4.3 Diagnostik

2.4.3.1 Zielsetzung

Neben der genauen Beschreibung der Anatomie und Hämodynamik, dem Ausmaß der Zyanose und der sekundären Erythrozytose müssen vor allem Komplikationen gesucht werden (siehe Tabelle 2.3.1). Bei unklarer Pathophysiologie (verminderte Lungenperfusion vs. Eisenmenger-Reaktion) ist eine hämodynamische Abklärung mittels Herzkatheter-Untersuchung indiziert, wobei auf angiografische Untersuchungen bei diesen Patienten nach Möglichkeit verzichtet werden sollte (Deanfield J et al., 2003; Therrien J et al., 2001; Oechslin E, 2003, 2004).

2.4.3.2 Apparative Diagnostik und ihre Bewertung

Die apparative Diagnostik und ihre Bewertung sind im Kapitel „Zyanotische Herzfehler mit normaler oder verminderter Lungenperfusion" (Abschn. 2.3) beschrieben.

2.4.4 Therapie

2.4.4.1 Indikation

Symptome oder aufgetretene Komplikationen sind Anlass für therapeutische Interventionen: Je weniger Interventionen, desto besser, um das labile physiologische Gleichgewicht nicht zu stören. Jeder Patient mit einem zyanotischen Vitium und geringstem Verdacht auf eine pulmonale Hypertonie bzw. Eisenmenger-Reaktion muss evaluiert werden, damit die Pathophysiologie geklärt wird (Deanfield J et al., 2003; Oechslin EN et al., 2002; Oechslin E, 2003, 2004; Perloff JK et al., 1988, 1998; Somerville J, 1998; Therrien J et al., 2003).

2.4.4.2 Therapieoptionen

▮ Allgemeine therapeutische Maßnahmen

Die allgemeinen therapeutischen Maßnahmen sind im Kapitel „Zyanotische Herzfehler mit normaler oder verminderter Lungenperfusion" (Abschn. 2.3) beschrieben.

Im Gegensatz zur idiopathischen PAH wird die Indikationsstellung zu Antikoagulation bei erwachsenen Patienten mit Eisenmenger-Reaktion kontrovers beurteilt (Galié N et al., 2004). Die besondere Problematik der Einstellung und Kontrolle der INR spielt bei diesen Patienten bei der Nutzen-Risiko-Abwägung die entscheidende Rolle. Dabei ist zu bedenken: erhöhtes Blutungsrisiko, hypoxiebedingte Leberfunktionsstörungen, Notwendigkeit der hämatokritadaptierten Bestimmung venöser Blutproben, Selbstmanagement mit entsprechenden Geräten nicht möglich bei Erythrozytose. Eine Sauerstofftherapie kann bei Eisenmenger-Reaktion sinnvoll sein und kann eine subjektive Besserung bringen, auch wenn keine Studie eine Verringerung der Morbidität oder einen positiven Effekt auf das Überleben bewies (Sandoval J et al., 2001). Der Sauerstoff kann eine Austrocknung der Nasenschleimhaut mit dem Risiko von Blutungen verursachen.

▮ Spezifische therapeutische Maßnahmen

Spezifische Therapie beinhaltet die Behandlung mit Vasodilatatoren (Sauerstoff, NO, Ca-Antagonisten, Prostaglandine, Endothelin-Antagonisten und/oder Phosphodiesterase-5-Inhibitoren). Diese Behandlung wird in den LL zur pulmonalen Hypertonie der DGK besprochen. Patienten mit Eisenmenger-Reaktion waren in praktisch allen Studien mit Vasodilatatoren eine Minderheit, so dass keine Schlussfolgerungen bezüglich Verbesserung der Symptome bzw. des 6-Minuten-Gehtests gezogen werden können. Die BREATHE-5-Studie ist die erste placebokontrollierte, randomisierte Doppelblind-Studie (2:1 Randomisierung), in die Patienten mit Eisenmenger-Reaktion bei Vorhof- oder Ventrikelseptumdefekt eingeschlossen wurden (Galie N et al., 2006). Diese Studie, primär als Sicherheitsstudie entworfen, bestätigte, dass bei diesen Patienten durch Gabe von Bosentan keine Abnahme der Sauerstoffsättigung verursacht wird und das Nebenwirkungsprofil mit der Placebo-Gruppe vergleichbar ist. Die 6-Minuten-Gehstrecke und die Funktionsklasse wurden signifikant verbessert. Diese Studie zeigt aber auch wichtige Einschränkungen, z.B. die fehlende Erklärung, warum bei Zunahme des systemischen Blutflusses und unverändertem pulmonalem Blutfluss die Sauerstoffsättigung stabil blieb. Ungeklärt bleibt immer noch die Frage, wann mit Bosentan behandelt werden soll (NYHA-Klasse 2?). Der Einfluss einer Therapie mit Vasodilatoren auf harte Endpunkte (z.B.

Tod, Transplantation, Hospitalisation) ist weiter unbekannt. Bosentan ist für Patienten mit Eisenmenger-Reaktion in NYHA-Klasse 3 oder 4 eine neue, sichere Therapiemöglichkeit. Die Initiierung dieser Therapie muss aber an einem spezialisierten EMAH-Zentrum erfolgen.

Die Behandlung der Herzinsuffizienz oder von Rhythmusstörungen wird im Kapitel „Zyanotische Herzfehler mit normaler oder verminderter Lungenperfusion" (Abschn. 2.3) besprochen.

▊ Transplantation

Die Herz-Lungen-Transplantation als einzige, letzte Option bei schwer symptomatischen Patienten muss rechtzeitig an einem Zentrum mit entsprechend großer Erfahrung sowohl in der Herz-Lungen-Transplantation als auch in der Betreuung dieser Patienten diskutiert werden. Die Wartezeit nach Listung ist meistens lang. Der perioperative Verlauf ist komplizierter und das posttransplantare Überleben dieser Patienten im Vergleich zu den anderen Transplantationskandidaten (entweder Lungen- oder Herztransplantation) schlechter.

2.4.5 Nachsorge

Die Nachsorge ist im Abschn. 2.3 beschrieben (Deanfield J et al., 2003; Foster E et al., 2001; Kaemmerer H et al., 2006; Therrien J et al., 2001).

2.5 Infektiöse Endokarditis

P. Trigo-Trindade

> Die meisten AHF haben ein erhöhtes Risiko für Endokarditis. Die Endokarditis hat eine hohe Morbidität und Mortalität, weshalb eine frühe Diagnosestellung wichtig ist! Blutkultur und Echokardiographie spielen dabei die wichtigste Rolle. Die Versorgung erfordert eine Zusammenarbeit von in Bezug auf dieses Krankheitsbild erfahrenen Kardiologen und Herzchirurgen.

2.5.1 Basisinformation

Als infektiöse Endokarditis wird eine mikrobiologische Entzündung des Endothels der Herzkammern, der -klappen und der großen Gefäße bezeichnet. Ohne Behandlung endet die Endokarditis meist tödlich. Zwei Risikofaktoren bilden die Voraussetzung für eine Endokarditis: das Vorliegen eines Gefäß- oder eines Herzsubstrats (Vitien, die hohe Flussgeschwindigkeiten verursachen und zu einem hohem Shear stress führen), verbunden mit dem Eintreten einer Bakteriämie.

Früher war bei vielen Patienten, bei denen sich eine Endokarditis manifestierte, eine rheumatische Herzklappenerkrankung vorausgegangen; in unserem Zeitalter bilden Erwachsene mit angeborenen Herzfehlern (EMAH) einen zunehmenden Teil der Patienten, bei denen eine Endokarditis diagnostiziert wird (ca. 20%).

Die meisten, aber nicht alle EMAH-Patienten unterstehen einem lebenslangen Endokarditis-Risiko. Eine Studie in dieser Patientengruppe (Li W et al., 1998) hat gezeigt, dass die linksventrikuläre Ausflusstraktobstruktion, mit oder ohne Chirurgie, den häufigsten Grund für eine infektiöse Endokarditis bildet; danach folgen der unoperierte VSD und die zyanotischen Herzfehler, wobei die Fallot'sche Tetralogie am häufigsten vorkommt.

Die Herzchirurgie hat auf die Epidemiologie der Endokarditis einen großen, aber gegensätzlichen Einfluss gehabt: gewisse Eingriffe (z.B. VSD-Verschluss) haben das Risiko verringert, andere hingegen (Klappen, Conduits) haben das Risiko erhöht (Morris CD et al., 1998).

Verschiedene Situationen können in Anwesenheit eines Substrats eine Endokarditis auslösen; ihre Kenntnis ist relevant, damit jedesmal eine Endokarditis-Prophylaxe erörtert werden kann. Zahneingriffe sind der häufigste Grund für eine Bakteriämie (vor allem S. viridans). Andere medizinische Gründe sind chirurgische Eingriffe (Herzchirurgie), die intravenösen Zugänge, diagnostische und interventionelle Herzkatheter sowie gynäkologische, urologische und gastroenterologische Eingriffe. Piercing, Tätowierungen und selbstverständlich der intravenöse Rauschgiftkonsum stellen ein erhöhtes Risiko dar.

Trotz der Fortschritte der medizinischen und chirurgischen Behandlung der Endokarditis bleibt die Morbidität und Mortalität dieser Krankheit bei EMAH-Patienten hoch: In einer Studie aus Oregon betrug die kumulative Inzidenz 25 Jahre nach Herzchirurgie zwischen 1,3% für die Fallot-Tetralogie und 13,3% für die valvuläre Aortenstenose (Morris CD et al., 1998); in Japan liegt die Mortalität bei ca. 9% (Niwa K et al., 2005; Tornos P et al., 2005).

2.5.2 Leitsymptome und -befunde

Das klinische Krankheitsbild bei einer infektiösen Endokarditis kann sehr unterschiedlich ausfallen. Die Symptome erscheinen innerhalb von zwei Wochen nach dem auslösenden Ereignis. Organismen mit hoher Virulenz (z.B. Staph. aureus) manifestieren sich häufig akut mit hohem Fieber und Sepsis; hingegen bei Organismen mit niedriger Virulenz (z.B. Viridans-Streptokokken) kann der Verlauf blande sein, mit leichtem Fieber und Unwohlsein, und die Diagnose wird erst nach Wochen oder Monaten gestellt.

Die Symptome können sehr variabel sein, aber sie beinhalten: Schweißausbrüche und Schüttelfrost (in Zusammenhang mit Fieber), Anorexie, Gewichtsverlust, Lethargie, Arthralgien, embolische Ereignisse, Thoraxschmerzen, verminderte Leistungsfähigkeit und neurologische Symptome.

Die Patienten sehen krank und anämisch aus und können Fieber haben. Ein Herzgeräusch tritt je nach Klappenvitium auf, wobei vor allem ein Geräuschwechsel für eine akute Endokarditis charakteristisch ist. Eine Splenomegalie und dermatologische Manifestationen (Osler, Janeway) treten eher bei Patienten mit einem subakuten Verlauf auf.

2.5.3 Diagnostik

2.5.3.1 Zielsetzung

Identifizierung eines Mikroorganismus im Blut und Bestätigung einer Läsion des Endokardiums.

Die Diagnose einer Endokarditis kann schwerfallen. Deshalb wurden Kriterien entwickelt, um diese Diagnose mit Sicherheit zu stellen. Diese Kriterien beruhen hauptsächlich auf klinischen, mikrobiologischen und echokardiographischen Parametern.

Heutzutage werden die Kriterien der Duke University (Durack DT et al., 1994) am häufigsten verwendet (siehe Tabelle 2.5.1).

2.5.3.2 Apparative Diagnostik und ihre Bewertung

▌ **Blutkulturen:** sind der wichtigste diagnostische Schritt und sollten angelegt werden, sobald der Verdacht auf eine Endokarditis besteht. Es wird empfohlen, mindestens 3 Proben in einem Zeitraum von 24 Stunden zu entnehmen. Es sollte nicht auf einen Fieberschub gewartet werden, arterielle Entnahmen sind nicht sinnvoll.

Negative Blutkulturen sind eine große Herausforderung; sie machen eine gezielte Behandlung unmöglich und gehen mit einer erhöhten Mortalität einher. Eine schlechte Technik oder eine vorausgegangene Antibiotikatherapie können für diesen Sachverhalt verantwortlich sein. Ansonsten müssen Mikroorganismen vermutet werden, die ein besonderes Kulturmilieu brauchen (z.B. Anaeroben, Pilze) oder mehrere Wochen beanspruchen, um in Kultur zu wachsen (HACEK Organismen).

▌ **Hämatologie:** Das C-reaktive Protein und die BSG sind erhöht. Eine Anämie wird bei ca. 40% der Patienten beobachtet. Bei zyanotischen Patienten kann ein „normaler" Hämoglobin-Wert auf eine Anämie hindeuten.

Tabelle 2.5.1. Duke Kriterien der infektiösen Endokarditis (IE). (Aus: Durack DT et al., 1994; Li JS et al., 2000)

Infektiöse Endokarditis gesichert durch

▮ **pathologische Kriterien:**
- Mikroorganismen in Kultur oder Histologie, im Embolus oder intrakardialen Abszess
- pathologische Läsion: Vegetation oder intrakardialer Abszess mit typischer Histologie

▮ **klinische Kriterien:**

Major-Kriterien:
- positive Blutkultur mit typischen Mikroorganismen (S. viridans, S. bovis, HACEK-Gruppe, Staph. aureus, Enterokokken)
- mehrfach positive Blutkulturen ($\geq$ 12 h Abstand)
- Nachweis einer Endokardbeteiligung (positiver Ultraschallbefund von oszillierenden intrakardialen Vegetationen, Abszessen oder neuen Klappeninsuffizienzen und Dehiszenzen)

Minor-Kriterien:
- Prädisposition (angeborener Herzfehler, Drogenabusus)
- Fieber ($\geq$ 38 °C)
- Gefäßprozesse (arterielle Emboli, septische Lungeninfarkte, mykotisches Aneurysma, intrakranielle Blutung)
- immunologische Prozesse (Glomerulonephritis, Osler-Knoten, Roth-Spots)
- Echokardiogramm vereinbar mit IE, aber kein Major-Kriterium oder serologischer Entzündungsnachweis

2 Majorkriterien, 1 Major- und 3 Minor-Kriterien oder 5 Minor-Kriterien sichern die Diagnose. Eine eindeutige Alternativ-Diagnose oder eine Symptomauflösung nach $\leq$ 4 Tagen Antibiotikatherapie oder der fehlende pathologische Nachweis bei der Chirurgie oder Autopsie mit einer Antibiotikatherapie $\leq$ 4 Tagen widerlegen die Diagnose.

▮ Echokardiographie

▮ **Diagnose:** Die (Doppler-)Echokardiographie spielt eine sehr wichtige Rolle bei Verdacht auf eine Endokarditis. Diese Untersuchung kann die Diagnose einer Endokarditis stellen, indem sie Vegetationen und Abszesse identifiziert, neue Klappeninsuffizienzen aufzeigt und eine Dehiszenz einer Klappen-Prothese dokumentiert. Die transthorakale Echokardiographie hat eine Auflösung, die erlaubt, 2 mm große Vegetationen zu entdecken, aber die Sensitivität ist nicht befriedigend (ca. 50%) (Shively BK et al., 1991). In Anwesenheit einer Klappenprothese ist die Sensitivität noch niedriger. Aus diesem Grund muss oft eine transösophageale Echokardiographie durchgeführt werden. Diese Methode hat eine Sensitivität und Spezifität von über 90% und kann 1 mm große Vegetationen aufzeigen. Weiterhin erlaubt die Farb-Doppler-Echokardiographie, Komplikationen wie Perforationen, Aneurysmen, Fisteln und Abszesse zu diagnostizieren (Daniel WG et al., 1991). Es sei allerdings darauf hingewiesen, dass die Abwesenheit einer Vegetation noch nicht erlaubt, eine Endokarditis auszuschließen.

▌ **Verlauf:** Die Doppler-Echokardiographie spielt auch eine wichtige Rolle bei der Beurteilung des Verlaufs unter einer Antibiotikatherapie. Bei einer wirksamen Therapie muss sich die Größe und Morphologie der Vegetationen nicht unbedingt ändern; zeigt hingegen die Doppler-Echokardiographie neue und/oder größere Vegetationen und/oder Komplikationen, muss auf eine ineffiziente oder ungenügende Therapie geschlossen werden.

▌ **MRT:** Obwohl die Kernspintomographie nicht imstande ist, Vegetationen aufzuzeigen, ist diese Methode von Nutzen, wenn man eine Infektion und/oder einen Abszess der großen Gefäße oder extrakardialer Prothesen (z.B. Conduits) vermutet, oder zum Nachweis zerebraler/systemischer Embolien oder Abszessen.

2.5.4 Therapie

2.5.4.1 Ziel der Therapie

Ziel der Therapie ist es, das infizierte Gewebe zu sanieren, um eine weitere Zerstörung sowie die Komplikationen einer Herzinsuffizienz, Überleitungsstörungen (AV-Block) und eine systemische Embolisation zu verhindern. In vielen Fällen reicht eine Antibiotikatherapie aus. Sollten die Patienten hämodynamisch instabil werden, muss chirurgisch eingegriffen werden.

2.5.4.2 Therapieoptionen

▌ **Medizinisch:** Wahl, Nosologie und Dauer der Antibiotikatherapie sind komplex und der Rat eines Infektiologen sollte befolgt werden. Für die Auswahl der verschiedenen Antibiotika und der Antikoagulation siehe Leitlinien der DGK, ESC und AHA (Naber CK et al., 2004; Horstkotte D et al., 2004; Baddour LM et al., 2005; Kienast W et al., 2004; Bonow RO et al., 2006).

▌ **Chirurgisch:** Die Indikationen für eine Operation sind
1) die hämodynamische Instabilität,
2) ein Abszess,
3) resistente Mikroorganismen, die nicht auf eine Antibiotikatherapie ansprechen, oder eine Pilz-Endokarditis,
4) das Vorhandensein von großen Vegetationen, vor allem bei rezidivierenden Embolien.

Besonders gefährdet sind Patienten mit prothetischem Material im Herz-Kreislaufsystem. Da der Verlauf sich bei jeder Endokarditis rasch verschlechtern kann, sollten die Patienten immer früh in ein überregionales Zentrum mit Herzchirurgie eingeliefert und die chirurgische Meinung früh eingeholt werden.

2.5.5 Nachsorge

Die Nachsorge zielt auf die Korrektur des nativen Herzfehlers ab, der zu einer Endokarditis führte (z. B. Verschluss eines restriktiven VSD). Weiterhin müssen die Komplikationen der Endokarditis behoben werden (z. B. neuer chirurgischer Eingriff bei Dehiszenz einer Klappenprothese). Die Befolgung vorbeugender Maßnahmen (orale Hygiene) und der Endokarditis-Prophylaxe ist wesentlich.

2.5.6 Endokarditis-Prophylaxe

Die Patienten sollten nach ihrem Risikoprofil stratifiziert werden und die Empfehlungen der verschiedenen Fachgesellschaften dementsprechend implementiert werden (Naber CK et al., 2004; Horstkotte D et al., 2004; Baddour LM et al., 2005).

█ **Addendum nach Drucklegung:** Nach der im Mai 2007 veröffentlichten Guideline der American Heart Association wird eine Endokarditisprophylaxe nur bei hohem Risiko empfohlen. Ein Positionspapier der Kardiologischen Fachgesellschaften wurde in „Der Kardiologe 1:243–250 (2007)" publiziert.

2.6 Bildgebende Methoden

P. Trigo-Trindade

Die bildgebende Diagnostik spielt bei der Beurteilung von Patienten mit angeborenen Vitien eine grundlegende Rolle. Deshalb hat der Einsatz der – vor allem nicht-invasiven – bildgebenden Methoden entscheidend zum Überleben dieser Patienten beigetragen. Allerdings können die bildgebenden Methoden auch heute nicht die klinische Untersuchung ersetzen. Wahl und Einsatz der besten bildgebenden Methode beruht auf der klinischen Beurteilung des Patienten, der Kenntnis möglicher Komplikationen im Rahmen eines spezifischen Vitiums und der vorhandenen Restdefekte nach einer Intervention oder einem chirurgischen Eingriff. Bei der Betreuung der Patienten ist das Erheben von Daten im Verlauf – und die daraus resultierende Erkenntnis von Veränderungen – weitaus wichtiger, als die isolierte Feststellung eines pathologischen Befundes.

2.6.1 Thorax-Röntgenbild

Das Thorax-Röntgenbild in zwei Ebenen (PA, lateral) enthält zwar viele Informationen und ist leicht zu realisieren, ist aber in seiner Bedeutung bei der Diagnostik eines angeborenen Herzfehlers weit hinter die Echokardiographie zurückgetreten. Eine korrekte Befundung fordert eine systematische Analyse. Das Thoraxbild erlaubt die verschiedenen kardialen Positionen (Lävokardie, Mesokardie und Dextrokardie) und die thorakalen bzw. viszeralen Heterotaxien anhand der Morphologie der Bronchien und der Position der Magenblase zu erkennen.

2.6.2 Echokardiographie

2.6.2.1 Transthorakale Echokardiographie

*Die transthorakale Echokardiographie (TTE) ist w*egen ihrer Zugänglichkeit, ihres nicht-invasiven Charakters und der relativ niedrigen Kosten die verbreitetste bildgebende Methode. Sie liefert grundlegende Informationen über Herzstrukturen und Hämodynamik. Die zweidimensionale Echokardiographie kann die anatomischen Merkmale eines Vitiums erkennen, das Volumen des linken Ventrikels relativ gut bestimmen und die Morphologie der Klappen einsehen. Die Messung der linksventrikulären Funktion wird meistens nach der modifizierten biplanen Simpson-Methode durchgeführt. Die Methode ist relativ gut reproduzierbar, wobei eine EF-Änderung >10% vorausgesetzt wird, bevor auf eine Veränderung im Verlauf geschlossen werden kann. Die Schwierigkeit der Messung besteht in der ungenügenden Darstellung des Endokards und der Tatsache, dass die Herzspitze nicht immer eingesehen wird. Auch gewisse andere Strukturen, wie der morphologisch rechte Ventrikel, die großen Gefäße, das Mediastinum, werden nur teilweise eingesehen, was die Aussagekraft dieser Methode einschränkt.

Die Doppler-Untersuchung erlaubt mit Hilfe der vereinfachten Bernoulli'schen Gleichung Gradienten zu messen: So können Klappenstenosen oder Verengungen gut beurteilt werden. Der Farb-Doppler ermöglicht seinerseits, Klappeninsuffizienzen und Shunts zu erkennen. Die Bestimmung der Regurgitationsfraktion und des Regurgitationsvolumens ist allerdings mit Fehlern behaftet. Auch die Messung von Shunts weist viele Fehlerquellen auf.

Weitere limitierende Faktoren des TTE sind die Untersucherabhängigkeit sowie die ungenügende Bildqualität bei EMAH-Patienten, die mehrfach operiert wurden oder die über kein gutes Schallfenster verfügen (bei anomaler Position des Herzens – z.B. Mesokardie, oder einer Struktur – z.B. retrosternaler Verlauf eines RV-PA Conduits). Die Wahl von nicht standardisierten Schnitten vermag in manchen Fällen diese Problematik zu umgehen. Der Untersucher sollte sich aber der Grenzen der Methode immer bewusst sein und, falls notwendig, andere bildgebende Methoden einsetzen.

Die korrekte TTE-Diagnosestellung bei EMAH-Patienten verlangt viel Erfahrung und ein systematisches Vorgehen. Bei der Untersuchung von Patienten, bei denen eine oder mehrere Interventionen, bzw. chirurgische Eingriffe, durchgeführt worden sind, ist die Kenntnis der entsprechenden Berichte – vor der Untersuchung – unabdingbar. Die klinische Untersuchung, die Kenntnis des EKG's und des Thorax-Röntgenbildes liefern weitere Anhaltspunkte, um die echokardiographischen Daten korrekt zu interpretieren. Außerdem ist bei der Betreuung eines einzelnen EMAH-Patienten die angemessene Beurteilung der Daten im Verlauf wesentlich. Folgende Voraussetzungen ergeben sich daraus:

- Es sollte versucht werden, die Messungen immer wieder in den gleichen Schnitten zu realisieren.
- Die Bilder sollten digitalisiert sein, um die Messungen genauer durchzuführen.
- Ein anerkanntes Archivierungssystem sollte verfügbar sein, um die Daten zu vergleichen bzw. zu verfolgen.

2.6.2.2 Transösophageale Echokardiographie

Die transösophageale Echokardiographie (TEE) erlaubt eine bessere räumliche Auflösung – besonders der posterioren Herzstrukturen – als die transthorakale Echokardiographie. Deshalb sollte die Indikation zum TEE bei EMAH-Patienten immer dann in Erwägung gezogen werden, wenn die transthorakale Bildqualität ungenügend ist (z.B. Zustand nach mehreren chirurgischen Eingriffen). Das TEE liefert außerdem zusätzliche Informationen zum TTE in folgenden Situationen:

- bei der Bestimmung des Situs der Vorhöfe,
- bei der Beurteilung eines ASD-II bezüglich einem perkutanen Verschluss,
- bei der Beurteilung des Mechanismus einer AV-Klappeninsuffizienz, was die Entscheidung zu einer Klappenrekonstruktion erleichtert,
- bei der Diagnosestellung von Vegetationen,
- bei der Diagnose von intrakardialen Thromben, z.B. bei Patienten mit einer Fontan-Zirkulation.

Die Limitationen des TEE ergeben sich aus der Tatsache, dass es sich um eine semi-invasive Untersuchung handelt, die bei Jugendlichen oft nur mäßig toleriert wird.

2.6.2.3 Intrakardiale Echokardiographie

Die intrakardiale Echokardiographie (ICE) ist eine neue Methode, die es erlaubt, mittels eines miniaturisierten Schallkopfs an der Spitze eines Katheters, Bilder vom rechten Vorhof aus, seltener vom rechten Ventrikel, zu akquirieren. Diese Technik findet vor allem Anwendung bei der Überwachung von interventionellen Verfahren; die ICE ersetzt die transösophageale Echokardiographie und erspart somit die allgemeine Anästhesie, die bei längeren Eingriffen notwendig wird. Die ICE wird vor allem eingesetzt bei:

▌ ASD-Verschluss: die Technik ermöglicht den Defekt genau zu messen, den Schirm zu positionieren und das Ergebnis zu beurteilen;
▌ elektrophysiologischer Untersuchung: die Technik hilft bei der transseptalen Punktion, und erlaubt die Katheter bei der Ablation besser zu positionieren.

2.6.3 Magnet-Resonanz-Tomographie (MRT)

Die Kernspintomographie (MRT) des Herzen hat in den letzten Jahren bei der Beurteilung von Patienten mit angeborenen Vitien maßgeblich an Bedeutung gewonnen. Es handelt sich um eine nichtinvasive bildgebende Methode, die keine ionisierenden Strahlen einsetzt. Das MRT gibt uneingeschränkt Einsicht in den Brustkorb in verschiedenen, beliebig wählbaren Ebenen. Die generierten Bilder und Messungen ergänzen die Information, die die Doppler-Echokardiographie liefert. Diagnostische invasive Katheteruntersuchungen werden oft hinfällig und das MRT erlaubt, die Interventionen besser zu planen.

Das MRT zeigt die Anatomie, das Cine-MR die Bewegungen des Myokards, der Klappen und des Blutflusses, und die 3D-MR-Angiographie nach Infusion von Gadolinium kann die systemischen, pulmonalen und kollateralen Gefäße darstellen. Außerdem erlaubt die Wahl verschiedener Sequenzen, das Gewebe zu charakterisieren (Fett, Ödem, Fibrose, Thrombus), was nicht nur diagnostisch, sondern auch prognostisch von Bedeutung sein kann.

Anders als die Doppler-Echokardiographie kann das MRT die Volumina des rechten Ventrikels und auch die systolische rechtsventrikuläre Funktion bestimmen, was im Rahmen der kongenitalen Vitien von allergrößter Bedeutung ist. Die Messung der Volumina des linken Ventrikels mittels MRT ist ebenfalls genauer und reproduzierbarer. Dies gilt auch für die Messung der LV-Masse. Die genaue Bestimmung der RV-Masse bleibt aber auch für das MRT zum jetzigen Zeitpunkt eine sehr zeitaufwendige Herausforderung.

Der Einsatz des MRT unterliegt gewissen Einschränkungen: Die Anschaffung einer Anlage ist teuer, eine Untersuchung kann relativ lange dauern, bei etwa 5% der Patienten kann wegen Klaustrophobie eine Untersuchung nicht durchgeführt werden, Patienten mit einem Schrittmacher/ICD dürfen sich dem Magneten nicht nähern, und bei Herzrhythmusstörungen kann die Akquisition der Bilder schwierig werden. Im Vergleich zur Doppler-Echokardiographie ist das MRT weniger aussagekräftig bezüglich der Morphologie der Klappen, der Funktion der AV-Klappen und der Diagnose von kleinen Shunts.

Durchführung und Auswertung von MRT-Untersuchungen bei EMAH-Patienten sind komplex, spezifische Kenntnis der Anatomie und der Physiologie der Vitien sowie auch eine spezifische Expertise im MRT sind erforderlich.

2.6.4 Computer-Tomographie (CT)

Die Standard-CT hatte bis vor kurzem nur einen begrenzten Stellenwert in der Beurteilung von EMAH-Patienten. Diese Situation ergab sich vor allem durch die mangelnde Möglichkeit, Bilder in verschiedenen Ebenen wiederzugeben. Mit der Entwicklung des Mehrzeiler-CT's hat sich die Lage geändert. Bilder können jetzt in verschieden beliebigen Ebenen rekonstruiert werden, die Untersuchungszeit ist kürzer als beim MRT. Die häufigsten Indikationen zum jetzigen Zeitpunkt sind die Beurteilung der thorakalen Aorta, der systemischen und der pulmonalen Venen, die Diagnose von Lungenembolien und die Bestimmung der Funktion beider Ventrikel. Im Gegensatz zum MRT können mit dem CT Kalzifikationen gut dokumentiert werden. Die Darstellung der Koronarien ist mit dieser Methode aussagekräftiger. Gegenüber dem MRT hat das CT den Vorteil, hämodynamisch instabile Patienten leichter und rascher zu untersuchen. Bei Patienten, die einen Schrittmacher/ICD tragen oder bei denen eine Prothese eingelegt wurde (z. B. Zustand der Aorta nach Stent bei einer Aortenisthmusstenose), ist das CT indiziert.

Der größte Nachteil dieser Methode bleibt die Strahlenexposition, die nicht unerheblich ist, vor allem wenn man bedenkt, dass es sich um junge Patienten handelt, die im Verlauf mehrere Untersuchungen benötigen werden. Eine weitere Einschränkung ist der Einsatz von Kontrastmitteln in einer Patientengruppe, die oft an einer Niereninsuffizienz leidet.

2.6.5 Angiokardiographie

Aufgrund ihres invasiven Charakters hat die Angiokardiographie viel von ihrem diagnostischen Stellenwert eingebüßt und wird heute sehr oft nur dann eingesetzt, wenn ein interventioneller Eingriff ansteht. Was die Diagnostik angeht, bleibt diese Methode aber weiterhin der „Gold-Standard" bei der Beurteilung der Koronarien, bei der Definition der Anatomie von aorto-pulmonalen und von veno-venösen Kollateralen. Gelegentlich wird eine Angiokardiographie auch während einer Herzkatheterisierung zur Messung von Druck und pulmonalen Widerständen durchgeführt.

Es ist darauf zu achten, dass viele EMAH-Patienten an einer Niereninsuffizienz leiden; deshalb muss bei diesen Patienten die entsprechende Vorsorge getroffen werden (Hydratation) und die Kontrastmittelmenge während der Angiokardiographie gering gehalten werden. Diese Patienten sollten grundsätzlich auf einer biplanen Angioanlage untersucht werden!

Bei Patienten mit einer pulmonalen Hypertonie, insbesondere die mit einer Eisenmenger-Physiologie, sollten alle Möglichkeiten der nichtinvasiven Bildgebung ausgeschöpft sein, bevor eine Angiokardiographie durchgeführt wird, da bei diesen Patienten die Morbidität dieser Untersuchung wesentlich höher liegt.

2.7 Interventionelle Behandlung

H. Baumgartner

Die katheterinterventionelle Therapie angeborener Herzfehler hat in den letzten 10 Jahren eine rasante Entwicklung genommen und sich nun in vielen Bereichen zu einem etablierten Verfahren entwickelt. Primär wurde sie als Konkurrenz zur chirurgischen Therapie gesehen, ist heute aber in den meisten Zentren zur komplementären Behandlungsform geworden. Sie wird in Übereinstimmung mit den chirurgischen Partnern eingesetzt, in speziellen Situationen sogar als Kombinations- oder Hybridverfahren, setzt in jedem Fall aber die hohe Expertise eines spezialisierten Zentrums voraus.

2.7.1 Basisinformation

Prinzipiell muss man festhalten, dass es kaum randomisierte Studien gibt, die Chirurgie und Katheterintervention vergleichen. Diese sind auch für die Zukunft nicht zu erwarten. Das derzeitige Wissen beruht auf Daten von mono-, teilweise auch multizentrischen Berichten, wobei für die häufigeren Eingriffe mittlerweile sehr hohe Zahlen für in der Regel aber selektierte Patienten vorliegen. Solche Eingriffe müssen daher Zentren mit großer Erfahrung vorbehalten werden. Die Entscheidung zwischen Chirurgie und Katheterintervention kann zusätzlich eine kritische Diskussion zwischen den Fachgebieten erfordern. Dort, wo ausreichend Daten gesammelt werden konnten und letztlich auch hohe Erfolgsraten gezeigt wurden (z. B. Valvuloplastie, Verschluss von Vorhofseptumdefekt u. ä.), hat sich die Methode wegen ihrer geringeren Patientenbelastung, der niedrigen Morbidität und kürzeren Rekonvaleszenz und damit auch höheren Patientenakzeptanz gegen die chirurgische Behandlungsvariante durchgesetzt.

Es ist letztendlich weniger entscheidend, ob ein Interventionalist aus der Kinderkardiologie oder Erwachsenenkardiologie den Eingriff durchführt, sondern ob er/sie entsprechende Erfahrung mit dem jeweiligen Eingriff hat, sowie ausreichende Kenntnis der gesamten Problematik der kongenitalen Herzerkrankungen vorweist.

Eine intensive Zusammenarbeit mit der interventionellen Kinderkardiologie ist in jedem Fall anzustreben.

Die Ausstattung des Katheterlabors muss die Möglichkeit der Anästhesie, der transösophagealen (ggf. intrakardialen) Echokardiographie sicherstellen, und das für diesen Bereich entsprechend geschulte Personal muss vorhanden sein.

2.7.2 Katheterinterventionelle Techniken

2.7.2.1 Ballonvalvuloplastie

Die Ballonvalvuloplastie hat sich im Erwachsenenalter vor allem bei der Pulmonalstenose bewährt. Patienten, die erst im Erwachsenenalter zur Intervention anstehen, sind zwar relativ selten, haben dann aber fast immer morphologisch gut geeignete „domende" Klappen.

Die Ergebnisse sind in der Regel gut und anhaltend, relevante Klappeninsuffizienzen sind selten (Stanger P et al., 1990). Frühpostinterventionell kann eine β-Blockertherapie wegen dynamischer subvalvulärer Obstruktion erforderlich sein.

Die Mitralvalvuloplastie ist in der Erwachsenenkardiologie gut etabliert, betrifft aber praktisch nur Patienten mit postrheumatischer, aber nicht kongenitaler Mitralstenose und setzt dann eine morphologisch geeignete Klappe voraus (vor allem bei jüngeren Erwachsenen). Die Aortenvalvuloplastie hat bei Erwachsenen eine untergeordnete Bedeutung. Meist bestehen im Erwachsenenalter beträchtliche Verdickungen und auch Verkalkungen, die das Frühergebnis und vor allem den anhaltenden Effekt der Therapie reduzieren (Rosenfeld HM et al., 1994). In der Regel wird daher eine definitive chirurgische Behandlung angestrebt werden. Im seltenen Fall einer unverkalkten, wenig fibrotisch veränderten Klappe kann die Valvuloplastie aber noch eine Therapieoption sein.

Ferner wird sie bei Entwicklung einer entsprechend symptomatischen Aortenstenose in der Schwangerschaft eingesetzt. Bei einer asymptomatischen Frau mit schwerer Stenose und Kinderwunsch kann die Valvuloplastie als Option zur Risikoreduktion in Betracht gezogen werden.

Bei Pulmonalstenosen nach Korrektur einer Fallot'schen Tetralogie oder Stenosen von Homografts bzw. klappentragenden Conduits hat sich die Ballondilatation nicht bewährt.

2.7.2.2 Ballondilatation und Stenting stenosierter Gefäße

Der Stellenwert der Angioplastie bei nativer Aortenisthmusstenose sowie Rekoarktation wird nach wie vor kontrovers beurteilt. Da die Behandlungsnotwendigkeit im Erwachsenenalter relativ selten ist, sind publizierte Daten, die sich ausschließlich auf Erwachsene beziehen, rar (Fawzy ME et al.,

1997; Harrison DA, 2001). Die kleinen Serien zeigen aber gute Ergebnisse, wenngleich in 5 bis 20% auch Reststenosen, Aneurysmen und Restenosen berichtet wurden. Da gerade bei Rekoarktation auch die chirurgische Therapie nicht problemfrei ist, hat sich v. a. hier in den meisten Zentren die Katheterintervention, soweit von der Morphologie her technisch möglich, durchgesetzt, in der Regel mit Stentimplantation.

Bei peripheren Pulmonalstenosen und Stenosen chirurgischer Pathways wie bei Mustard-, Senning- und Fontanoperation hat sich die Methode trotz niedriger Fallzahlen durchgesetzt (Shaffer KM et al., 1998; Fischer G et al., 2003). Im Erwachsenenalter wird nach Stentimplantation für einige Monate mit Thrombozytenaggregationshemmern behandelt, nicht aber mit oraler Antikoagulation.

2.7.2.3 Verschlüsse von Shuntverbindungen

Vorhofseptumdefekte (ASD) werden nicht selten erst im Erwachsenenalter entdeckt. Für den Verschluss solcher Defekte mit verschiedenen Devices (Varianten von Doppelschirmen bzw. -scheiben) bestehen daher besonders große Erfahrungen. Voraussetzung für den Eingriff sind ein maximaler aufdehnbarer Durchmesser des Defekts < 38–40 mm und ausreichender Abstand (Randsaum ≥ 5 mm) vor allem zur freien Vorhofwand und den AV-Klappen. Etwa 85% der Erwachsenen mit ASD kommen für den Eingriff in Frage. Aufgrund ausgezeichneter Ergebnisse und äußerst niedriger Morbidität (Fischer G et al., 2003) sowie auch guter mittelfristiger Resultate (Masura J et al., 2005) hat sich diese Behandlung in den meisten Zentren als Therapie der ersten Wahl durchgesetzt.

Auch die wenigen Patienten mit offenem Ductus arteriosus können in der Regel sehr gut katheterinterventionell behandelt werden (Bilkis AA et al., 2001).

Ventrikelseptumdefekte stehen im Erwachsenenalter sehr selten zum Verschluss an.

2.7.2.4 Coil-Embolisation unerwünschter Kollateralgefäße und Fisteln

Unerwünschte venöse und arterielle Kollateralen sowie AV-Fisteln können mit hoher Erfolgsrate mit Coils verschlossen werden. Bei besonders großen Kollateralgefäßen bzw. Fisteln wurden in Einzelfällen auch Amplatzer-Occluder erfolgreich eingesetzt (Bialkowski J et al., 2005).

2.7.2.5 Perkutane Klappenimplantation

Die Methode befindet sich derzeit in erster klinischer Erprobung. Vor allem für die Implantation von Rinderjugularvenenklappen (Contegra-Graft®) in den rechtsventrikulären Ausflusstrakt nach Fallot-Korrektur und anderen Operationen mit Conduits vom rechten Ventrikel zur Pulmonalarterie gibt es bereits Erfolg versprechende Daten (Coats L et al., 2005). In Aortenposition bestehen erste Erfahrungen beim alten Patienten mit kalzifizierender Stenose (Cribier A et al., 2004).

2.8 Schwangerschaft und Kontrazeption

H. KAEMMERER

> Alle Frauen mit AHF sollten frühzeitig über Möglichkeit und Risiken einer Schwangerschaft beraten werden! Die Veränderungen der Hämodynamik erfordern eine spezifische, interdisziplinäre Führung der Patientinnen während der Schwangerschaft.
> Die Auswirkungen der Schwangerschaft auf die Grunderkrankung müssen Beachtung finden.

2.8.1 Schwangerschaft

Innerhalb der letzten Jahrzehnte ist der Prozentsatz der Frauen, die trotz eines vorbestehenden angeborenen Herzfehlers schwanger werden, deutlich gestiegen. Angeborene Herzfehler machen daher mittlerweile die Mehrzahl der kardialen Erkrankungen bei Schwangeren aus (Kaemmerer H et al., 1999).

Die Grunderkrankung und ihre Residualbefunde bestimmen entscheidend den Schwangerschaftsverlauf (Horstkotte D et al., 2003; Kaemmerer H et al., 1999, 2003; Tateno S et al., 2003). Zudem beeinflussen aber auch diverse Umstellungsreaktionen im Herz-Kreislauf-System den Schwangerschaftsverlauf (Elkayam U et al., 1998) (Tabelle 2.8.1).

Sie bedingen u.a. eine Senkung des peripheren Gefäßwiderstandes, ein Absinken des Blutdruckes, eine Zunahme des Blutvolumens und der Gesamtmenge der Erythrozyten sowie eine Steigerung des Herzminutenvolumens (Robson SC et al., 1987). Die Umstellungen des mütterlichen Kreislaufs beginnen nahezu unmittelbar mit der Konzeption und erreichen ihr Maximum zu unterschiedlichen Zeitpunkten (meist bis zur 34. Schwangerschaftswoche) im dritten Trimenon (Perloff JK, 1997).

Mit Einsetzen der Wehen werden jeweils mehrere hundert Milliliter Blut in die Gefäßperipherie freigesetzt, was einen Anstieg des HZV um 30–60% über die Norm zur Folge hat. Auch Blutdruck und Herzfrequenz steigen deutlich an, und der O_2-Verbrauch ist erhöht (Robson SC et al., 1987). Etwa 1 h nach der Entbindung sinken Herzfrequenz und HZV wieder ab, erreichen aber erst nach mehreren Wochen die Ausgangswerte. Somit sind Patientinnen mit angeborenen Herzerkrankungen auch nach der Entbindung noch potenziell gefährdet.

Tabelle 2.8.1. Physiologische Veränderungen während der Schwangerschaft. *SSW* Schwangerschaftswoche. (Mod. nach Biswas u. Perloff 1991). Aus: Kaemmerer H, Schneider KTM, Seifert-Klauss V (2007) Schwangerschaft bei angeborenen Herzfehlern. In: Schumacher G, Hess J, Bühlmeyer K, Klinische Kinderkardiologie

Parameter	Veränderungen	Ausmaß [%]	Beginn (SSW)	Maximum (SSW)
▌ Herzzeitvolumen	↑	30–50	±10	20–30
▌ Herzfrequenz	↑	15–30	10–14	40
▌ Blutvolumen	↑	25–50	6–10	32–36
▌ Plasmavolumen	↑	40–50	6–10	32
▌ Erythrozytenmasse	↑	20–40	6–10	40
▌ Blutdruck	Anfangs ↓ später ↑	∅	1. Trimenon 3. Trimenon	20 40
▌ Widerstand der peripheren Gefäße	↓	40–50	6–10	20–24
▌ O_2-Widerstand	↑	15–30	12–16	40
▌ Atemfrequenz	↑	40–50	6–10	40

Die Veränderungen der Hämodynamik erfordern eine spezifische Führung der Patientinnen während der Schwangerschaft. Beachtung finden müssen die Auswirkungen der Schwangerschaft auf die Grunderkrankung, sowie die Auswirkungen der Grunderkrankung auf den Schwangerschaftsverlauf und auch auf den Fetus.

Zur Schwangerenberatung gehören Informationen über genetische Risiken, potentiell teratogene Substanzen, Schwangerschaftsverlauf, Entbindung, postpartale Nachsorge und Endokarditisprophylaxe. Eine enge Zusammenarbeit zwischen Kardiologen und Geburtshelfern ist dabei unabdingbar.

Da die Einschätzung des Risikoprofils und der Schwangerschaftsverlauf von Art und Schweregrad des nativen oder operativ korrigierten Herzfehlers abhängen, sind für jedes Vitium Besonderheiten zu beachten. Im Folgenden werden einige relevante Themen angesprochen. Einzelheiten zu den jeweiligen Herzfehlern müssen der Spezialliteratur entnommen werden (Elkayam U et al., 1998).

Erfreulicherweise können bei adäquater medizinischer Führung heutzutage die meisten Patientinnen mit angeborenen Herzfehlern eine Schwangerschaft gut bewältigen.

Generell besteht kein direkter Zusammenhang zwischen dem Schweregrad der Herzerkrankung und dem mütterlichen Risiko, jedoch liegt die Letalität bei Patientinnen in Funktionsklasse NYHA I und II niedriger (0,4%) als in den Klassen III und IV (6,8%) (Elkayam U et al., 1998).

Unabhängig von der NYHA-Klassifizierung führt die Schwangerschaft aber bei einigen Erkrankungen zu einem hohen mütterlichen Risiko, so dass ein Schwangerschaftsabbruch in Erwägung gezogen werden muss (Daliento et al., 1998) bei:

▊ höhergradiger pulmonaler Hypertonie mit einem auf mehr als 2/3 des R_s erhöhten R_p,

▊ symptomatischer bzw. höhergradiger Obstruktion im Bereich der Aortenklappe sowie des Aortenbogens oder bei Aortenisthmusstenose,

▊ Marfan-Syndrom mit erweiterter Aortenwurzel,

▊ chronischer Herzinsuffizienz im NYHA-Stadium III und IV.

Für die Entbindung von Risikopatienten empfiehlt es sich, ein Zentrum zu wählen, das über alle Möglichkeiten der gynäkologischen, kardiologischen (EMAH-qualifiziert), intensivmedizinischen und in Einzelfällen sogar kardiochirurgischen Behandlung verfügt. Bei Gefährdung des Kindes muss darüber hinaus ein neonatologisches Team bereitstehen.

Hilfreich für die Risikobeurteilung ist der von Siu et al. erstellte Risiko-Score, der folgende Prädiktoren beinhaltet (Siu SC et al., 1997, 2001, 2002):

▊ vorausgegangene kardiale Ereignisse (z.B. Herzinsuffizienz, transitorisch-ischämische Ereignisse oder Schlaganfälle);

▊ anamnestisch vorausgegangene Arrhythmien;

▊ NYHA-Funktionsklasse >II oder Zyanose vor Eintritt der Schwangerschaft;

▊ Linksherzobstruktion (Aortenstenose – Öffnungsfläche <2 cm^2, Mitralstenose – Öffnungsfläche $<1,5$ cm^2, LV-Ausflusstrakt-Obstruktion mit Gradient >30 mmHg);

▊ eingeschränkte linksventrikuläre Funktion (EF $<40\%$);

▊ restriktive oder hypertrophe Kardiomyopathie;

▊ komplexe kongenitale Vitien.

Selbstverständlich sollten ggf. auch eine bestehende pulmonale Hypertonie (s.o.) sowie eine rechtsventrikuläre Funktionseinschränkung Beachtung finden.

Voraussetzungen für eine optimale Betreuung sind regelmäßige Vorsorgeuntersuchungen durch Geburtshelfer sowie durch EMAH-qualifizierte Kardiologen.

Hinsichtlich einer medikamentösen Therapie (z.B. Endokarditisprophylaxe, Tokolyse, antihypertensive Behandlung, Antikoagulation usw.) sollte eine Absprache zwischen den beteiligten Disziplinen erfolgen (Somerville J, 1998).

Der Entbindungsmodus muss rechtzeitig festgelegt werden. Eine Sectio cesarea bringt aus kardiologischer Sicht meist keine Vorteile (Ausnahmen: u.a. kardial schwer beeinträchtigte Patientinnen (NYHA-Klassen III und IV); Marfan-Syndrom mit weiter Aortenwurzel, hochgradiger Aorten-, Aortenisthmus- oder Pulmonalstenose) (Kaemmerer H et al., 1999; Perloff JK, 1997; Siu S et al., 2001).

Die Empfehlungen verschiedener internationaler wissenschaftlicher Fachgesellschaften bezüglich der Endokarditisprophylaxe sind uneinheitlich. Bei einer unkomplizierten Geburt wird eine Endokarditisprophylaxe nicht generell empfohlen. Da jedoch nie vorab sicher ist, ob die Entbindung unkompliziert verlaufen wird, oder ob okkulte Infektionen vorliegen, empfehlen einige erfahrene Zentren bei angeborenen Herzfehlern eine Endokarditisprophylaxe gemäß den Vorgaben für gastrointestinale oder urogenitale Eingriffe (Perloff JK, 1997; Connolly HM et al., 2003; Naber CK et al., 2004).

Bei erhöhtem Endokarditis-Risiko empfiehlt sich zur Entbindung meist eine Antibiotika-Prophylaxe mit Amoxicillin plus Gentamycin, bei Penicillinallergie mit Vancomycin plus Gentamycin (Perloff JK, 1997).

Während und nach der Schwangerschaft besteht ein erhöhtes Thromboembolierisiko. Besonders gefährdet sind Patientinnen mit einem RL-Shunt, mit pulmonaler Hypertonie, mit Herzrhythmusstörungen (v. a. Vorhofflimmern) und Trägerinnen von mechanischen Herzklappenprothesen. Zur Minderung des Thromboembolierisikos tragen eine frühzeitige Mobilisierung der Mutter, eine sorgfältige peripartale Physiotherapie, die Verordnung von Stützstrümpfen sowie ggf. eine Pharmakotherapie bei. Hinsichtlich der optimalen Durchführung der medikamentösen Thromboembolie-Prophylaxe bestehen kontroverse Ansichten. Über den geeigneten Wirkstoff, seine Dosierung und den Applikationsmodus muss unter Beachtung potentieller Komplikationen individuell entschieden werden. Der Schutz der Mutter durch die Antikoagulanzien muss dabei jeweils gegen die kindlichen Risiken abgewogen werden.

Besonders für Hochrisikopatientinnen (z. B. Träger mechanischer Kunstklappen) wurden 3 Therapieschemata empfohlen (Gohlke-Bärwolf Ch, 2001; Lindhoff-Last E et al., 2001):

▌ 1: Heparin während der gesamten Schwangerschaft.

▌ 2: Heparin aPTT-gesteuert während des 1. Trimesters, anschließend bis zur 36. Schwangerschaftswoche orale Antikoagulation, danach wieder Umsetzung auf Heparin aPTT-gesteuert (aPTT-Ratio von > 1,5).

▌ 3: Orale Antikoagulanzien bis zur 36. SSW, danach Heparin aPTT-gesteuert bis zur Geburt.

Die beiden erstgenannten Regime sind insbesondere bei Trägerinnen mechanischer Kunstklappen mit einem hohen Risiko für Thromboembolien und Klappenthrombosen verbunden, ohne das Outcome des Kindes wesentlich zu verbessern (Chan WS et al., 2000).

Auch mit der kürzlich empfohlenen Gabe niedermolekularer Heparine trat eine hohe Thrombembolierate während der Schwangerschaft von Frauen mit Klappenprothesen auf.

Aus diesen Gründen wird derzeit insbesondere bei Müttern mit einem niedrigen Antikoagulantienbedarf (Coumadin < 5mg/die; Marcumar < 3 mg/die) empfohlen, die orale Antikoagulation während der Schwangerschaft bis zur 36. Schwangerschaftswoche fortzuführen (Butchart EG et al., 2005).

Anschließend sollte wieder auf aPTT-gesteuertes Heparin umgesetzt werden bis 6 Stunden vor der Entbindung.

Für Sondersituationen gelten folgende allgemeine Hinweise und Empfehlungen:

▌ Risikopatientinnen, bei denen es zu Frühgeburten kommen kann, sollten ggf. ab der 36. SSW unter stationären Bedingungen auf Heparin umgestellt werden.

▌ Bei vorzeitigen Wehen unter therapeutischer oraler Antikoagulation sollte diese neutralisiert werden und anschließend bei der Mutter eine Sectio durchgeführt werden.

▌ Eine vaginale Entbindung unter oraler Antikoagulation ist wegen der Gefahr intrazerebraler Blutungen beim Kind zu vermeiden.

▌ Wegen der verlängerten Halbwertzeit des Heparins im 3. Trimester muss Heparin rechtzeitig vor Wehenbeginn abgesetzt bzw. neutralisiert werden. Meist kann 4–6 h nach der Entbindung die Heparinisierung fortgesetzt und nach 24 h eine orale Antikoagulation begonnen werden.

▌ Bei der Verwendung von niedermolekularem Heparin ist eine Antagonisierung der Heparinwirkung mit Protamin nicht in gleicher Weise möglich wie bei unfraktioniertem Heparin.

▌ Orale Antikoagulanzien vom Warfarintyp können während der Stillphase genommen werden, da sie nur in geringen Mengen und als inaktive Metabolite in die Muttermilch ausgeschieden werden.

▌ Unfraktionierte und niedermolekulare Heparine verursachen keine Probleme beim Stillen, da sie nicht in die Muttermilch ausgeschieden werden.

Weitere Details finden sich in den in Kürze erscheinenden „Leitlinien Herzerkrankungen in der Schwangerschaft" der Kommission für Klinische Kardiologie der Deutschen Gesellschaft für Kardiologie.

Für die **Schwangerschaftsberatung** ist zu beachten, dass das genetische Risiko bei angeborenen Herzfehlern in der Familienanamnese erhöht ist. Das Wiederholungsrisiko für einen angeborenen Herzfehler ist von Vitium zu Vitium unterschiedlich hoch. Zudem ist für die Risikoabschätzung wichtig, ob bei der Mutter, dem Vater und/oder Geschwistern ein AHF vorliegt. Bei allen Frauen mit angeborenen Herzfehlern ist deshalb eine genetische Beratung vor der Planung einer Schwangerschaft dringend zu empfehlen: Die Wahrscheinlichkeit eines angeborenen Herzfehlers bei Kindern, deren Mütter einen AHF haben, ist mit 2–4% gegenüber 0,7–0,8% der Gesamtbevölkerung deutlich erhöht. Die Wahrscheinlichkeit erreicht 13–18% bei der Aortenklappenstenose, 6–10% beim Ventrikelseptumdefekt und 50% bei Frauen mit Marfan- oder 22q11-Syndrom (Nora JJ, Nora AH, 1987).

Während der Schwangerschaft sollte in jedem Falle um die 18.–20. Schwangerschaftswoche eine fetale Ultraschalluntersuchung erfolgen.

2.8.2 Kontrazeption

Bei Frauen mit angeborenen Herzfehlern kann bei Beachtung entsprechender Kontraindikationen in nahezu allen Fällen eine effektive und verträgliche Empfängnisverhütung erfolgen (Schumacher G et al., 2001). Bei der Wahl des geeigneten Kontrazeptivums sind die zugrunde liegenden kardialen Erkrankungen sowie Begleiterkrankungen von Bedeutung.

Grundsätzlich stehen folgende Empfängnisverhütungsmethoden zur Verfügung (Seifert-Klaus V et al., 2000):

▌ Barrieremethoden: Kondom, Diaphragma, Portiokappe;
▌ Zeitwahl-Methoden: natürliche Familienplanung, periodische Abstinenz, Basal-Temperatur- und Schleimbeurteilung nach Knaus-Ogino und Billings, Zyklus-Computer mit mitt-zyklischer Bestimmung von Luteinisierendem Hormon (LH) im Urin;
▌ Intrauterin-Pessare (IUP), „Spiralen" mit Kupfer- oder Gestagenbeschichtung;
▌ Tubensterilisation;
▌ Sterilisation des Partners;
▌ orale Kontrazeptiva.

▌ *Barrieremethoden*: Kondom, Diaphragma und Portiokappen sind weitgehend nebenwirkungsfrei. Eine Kontraindikation besteht aus kardiologischer Sicht in keinem Fall. Wichtig ist die sachgerechte Anwendung. Die Barriere-Methoden haben bei Jugendlichen meist höhere Versagerquoten.
▌ *Zeitwahl-Methoden* bieten bei Jugendlichen mit oft noch unregelmäßigen, anovulatorischen Zyklen keine ausreichende Sicherheit.
▌ *Kupferbeschichtete Intrauterin-Pessare (IUP)* sind zuverlässig und können bei guter Verträglichkeit über Jahre verbleiben. Sie werden vor allem Frauen empfohlen, die bereits eine Schwangerschaft hinter sich haben. Nebenwirkungen von Kupfer-IUPs sind verstärkte und schmerzhafte Regelblutungen und Unterleibsschmerzen. In gesunden Populationen, ohne sexuell übertragbare Krankheiten, bewirken Kupferspiralen *keine* erhöhte Rate entzündlicher Erkrankungen (Farley TMM et al., 1992). Es ist allerdings nicht bekannt, ob dies auch für endokarditisgefährdete oder immunsupprimierte (z. B. nach Transplantation) Patientinnen zutrifft.
Gestagenbeschichtete Spiralen haben möglicherweise ein geringeres Risiko für potentiell aszendierende Infektion als Kupfer-IUPs. Sie wirken zudem gegen verstärkte Blutungen. Nachteilig sind der große Durchmesser sowie eine Oligo- bis Amenorrhoe.
Die Insertion (oder auch Entfernung) eines IUP sollte jedoch in jedem Falle unter Endokarditisprophylaxe erfolgen. Da Herzrhythmusstörungen auftreten können, sollte bei gefährdeten Frauen während der Insertion eine EKG-Überwachung stattfinden und die Möglichkeit zur spezifischen Therapie gegeben sein.

▌ Die *Tubensterilisation* erfordert einen laparoskopischen Eingriff in Vollnarkose, der für kardial belastete Patienten (z. B. nach Fontan-OP; Eisenmenger-Reaktion) gefährlich sein kann (Überdruck-CO_2-Gas-Insufflation ins Abdomen bei Kopftieflagerung!). Die kontrazeptive Sicherheit ist hoch.

▌ *Die Sterilisation des Mannes* setzt eine abgeschlossene Familienplanung voraus. Ggf. sollte die ungünstigere Prognose und Lebenserwartung der Partnerin berücksichtigt werden.

Bei den meisten Ovulationshemmern werden Östrogene (häufig 20–40 µg Ethinylestradiol) und Gestagene kombiniert. Niedrig dosierte Präparate werden als „Mikropille" bezeichnet. Die sog. Minipille enthält ausschließlich ein Gestagen.

Bei den meisten Patientinnen mit angeborenen Herzfehlern können *orale Kontrazeptiva*, vorzugsweise mit niedrig dosiertem Östrogenanteil, eingesetzt werden (Lotgering FK, 1993).

Bei erhöhtem *Thrombembolie-Risiko* (pulmonale Hypertonie, zyanotische Herzfehler mit hohem Hämatokrit, niedriges Herzzeitvolumen und langsamer Blutfluss – z. B. nach Fontan-Operation, Herzinsuffizienz, Arrhythmien, ischämische Herzerkrankung, vorausgegangene Thromboembolien) ist jedoch Zurückhaltung geboten (Swan L et al., 1997). In diesen Fällen sollte zumindest auf orale Ovulationshemmer mit hohem Östrogenanteil verzichtet werden. Ggf. kann bei verlässlichen Patientinnen die „Minipille" verordnet werden.

In speziellen Fällen kann z. B. *ein Depot-Gestagen intramuskulär* gegeben werden, z. B. Medroxyprogesteronacetat wie Depot-Clinovir® oder Norethisteronenanthrat wie Noristat®. Bei hoher Verlässlichkeit sind allerdings Nebenwirkungen wie Gewichtszunahme, Flüssigkeitsretention, Libidoverlust oder Depressionen zu berücksichtigen. Durch die Flüssigkeitsretention können sich gerade bei Patientinnen mit eingeschränkter Ventrikelfunktion Probleme ergeben (Swan L et al., 1997).

Gestagene, die in Form eines Stäbchens *subkutan* implantiert werden (Etonogestrel = Implanon®), sollen auch für zyanotische Patientinnen und solche mit obstruktiver Lungengefäßerkrankung eine effektive, lang wirksame und sichere Kontrazeption darstellen. Eine potentielle Flüssigkeitsretention schränkt die Anwendung von Depotgestagenen bei Herzinsuffizienz ein.

Das Spektrum der hormonellen Kontrazeptiva wird noch erweitert durch kontrazeptive Vaginalringe (Nuva-Ring® mit Etonogestrel) oder kontrazeptive Pflaster. Daten zur Anwendung bei Frauen mit angeborenen Herzfehlern liegen bislang nicht vor.

2.9　Syndrome

U. Bauer

Bei 15–20% der Patienten mit einem angeborenen Herzfehler (AHF) liegt auch ein Syndrom vor. Diese Konstellation spielt für die Lebenserwartung und die Lebensqualität sowohl im Kindes- als auch im Erwachsenenalter meistens die entscheidende Rolle. Es ist davon auszugehen, dass sich ebenso wie die generelle Lebenserwartung bei Patienten mit AHF auch die bei bestehenden Syndromen durch die verbesserten Behandlungsmöglichkeiten der Organerkrankungen deutlich verbessert hat (DGPK, 2006).

2.9.1　Basisinformation

In Deutschland kann man davon ausgehen, dass alle relevanten genetischen Syndrome im Kindesalter diagnostiziert werden (Wiedemann H-R, Kunze J, 1995).

Aufgrund der Multimorbidität dieser Patienten mit zunehmenden vielfältigen internistischen Problemen ist es essenziell, dass eine lebenslange, ganzheitliche Betreuung in enger Kooperation mit den Spezialisten der entsprechenden anderen Fachrichtungen – Orthopäden, Neurologen, Psychologen, Endokrinologen, klinischen Genetikern – durchgeführt wird.

Auch eine psychosoziale Betreuung ist unverzichtbar, da die Ablösung vom Elternhaus bzw. ein Leben ohne Betreuung oft nicht möglich ist und eine enge Interaktion zwischen Patient, Eltern, Betreuern, Pädagogen und den behandelnden Ärzten stattfinden muss.

2.9.2　Chromosomale Syndrome

Zu den chromosomalen Syndromen gehören:

▌ Down-Syndrom

Das Down-Syndrom kommt bei 1:650 Geburten vor. Dabei wird zwischen der freien Trisomie 21 (Häufigkeit 95 Prozent), der Translokationstrisomie (Häufigkeit 4 Prozent), und dem Trisomie-21-Mosaik (Häufigkeit 1 Prozent) unterschieden.

Septumdefekte und die Fallot'sche Tetralogie sind die mit dem Down-Syndrom am häufigsten einhergehenden Herzfehler. Der Grad der Behinderung wird durch die unterschiedliche geistige Behinderung und die weiteren Organbeteiligungen, z. B. des Skelettsystems, wesentlich beeinflusst (Baird PA, Sadovnik AD, 1987; Down Syndrome Medical Interest Group, 1996).

▮ Turner-Syndrom

Hierbei handelt es sich um phänotypisch weibliche Individuen mit komplettem oder teilweisem Fehlen eines der beiden X-Chromosomen (Ostberg JE, Conway GS, 2003).

Die Häufigkeit beträgt 1 auf 3 000 neugeborene Mädchen.

In dieser Konstellation sind Erkrankungen der Aorta (bikuspide Aortenklappe, Aortenisthmusstenose, Aortenaneurysmen) besonders häufig anzutreffen. Der Grad der Behinderung ist von der Schwere der Herzerkrankung und der geistigen Entwicklung, die auch normal sein kann, abhängig (Elsheikh M et al., 2002).

2.9.3 Genetische Syndrome

▮ 22q11-Syndrom

Die Bezeichnung ist ein Sammelbegriff für verschiedene Phänotypen, bedingt durch eine submikroskopische Deletion der Chromosomenbande 22q11 (McDonald-McGinn D et al., 2005). Das früher gebräuchliche Acronym Catch 22 setzt sich zusammen aus: *C*ardiac malformation, *A*bnormal facies, *T*hymic hypoplasia, *C*left palate und *H*ypocalcemia.

Betroffen sind 1 auf 7 700 Neugeborene (Wilson DI et al., 1994). Die Vererbung ist autosomal dominant.

Typische Fehlbildungen sind unterbrochener Aortenbogen Typ B, rechtsseitiger Aortenbogen, Ventrikelseptumdefekt (VSD), Truncus arteriosus communis, Fallot'sche Tetralogie und Pulmonalatresie mit VSD.

Der Grad der Behinderung ist von der Schwere der Herzerkrankung und der geistigen Entwicklung, die auch normal sein kann, abhängig.

Psychische Krankheiten wie Schizophrenie, schizoaffektive und bipolare Psychosen können sich beim Erwachsenen entwickeln und die Leistungsfähigkeit im Wesentlichen beeinflussen.

▮ Noonan-Syndrom

Als Noonan-Syndrom wird ein relativ häufiges (Schätzung: 1 auf 1 000 Lebendgeborene) Dysmorphie-Syndrom beschrieben, welches in der Mehrzahl der Fälle durch Mutationen im *PTPN11*-Gen (gekoppelt zu 12q24.1) verursacht wird. Es ist durch Ähnlichkeiten mit dem Turner-Habitus, angeborene Herzfehler und – in einem Teil der Fälle – geistige Retardierung charakterisiert. Das Noonan-Syndrom folgt in der Regel einem autosomal-dominanten Erbgang, jedoch gibt es auch Hinweise auf eine seltene autosomal-rezessive Form. Aber auch für die autosomal-dominante Form ist mehr als ein krankheitsverursachendes Gen anzunehmen, da für einzelne Familien, aber auch für 40–50% der sporadischen Fälle die Koppelung an diesen Genort ausgeschlossen werden konnte (Schubbert S et al., 2006; Zenker M et al., 2004).

Häufig sind folgende kongenitalen Herzfehler assoziiert: Pulmonalstenose, hypertrophe Kardiomyopathie, Septumdefekte, Aortenisthmusstenose, offener Ductus arteriosus. Beim männlichen Geschlecht kommt es häufig zu Infertilität.

Der Grad der Behinderung ist von der Schwere der Herzerkrankung und der geistigen Entwicklung, die auch normal sein kann, abhängig.

∎ Williams-Beuren-Syndrom

Das Williams-Beuren-Syndrom (WBS) ist ein Fehlbildungs-Retardierungs-syndrom, charakterisiert durch typische kraniofaziale Dysmorphie (sog. Gnomen- oder Faunsgesicht), Minderwuchs, geistige Entwicklungsstörung, kardiovaskuläre Fehlbildungen (Gefäßstenosen, insbesondere supravalvulä-re Aortenstenose und periphere Pulmonalstenosen), Nierenfehlbildungen und frühkindliche Hyperkalzämie (Rose C et al., 2001; Metcalfe K et al., 2000). In 96% der Fälle mit klassischem WBS besteht eine Mikrodeletion auf dem proximalen Anteil des langen Arms von Chromosom 7 in der Region 7q11.23, welche das Elastin-Gen mit einschließt. Demgegenüber führen Punktmutationen im Elastin-Gen, die auch familiär beschrieben wurden, zu isolierten, nichtsyndromalen supravalvulären Pulmonal- oder Aortenstenosen.

Auf ca. 10 000 Neugeborene kommt ein Kind mit WBS.

Das Ausmaß der Behinderung ist von der Schwere der Herzerkrankung und der geistigen Entwicklung, die auch normal sein kann, abhängig.

∎ Holt-Oram-Syndrom

Das Holt-Oram-Syndrom ist eine Kombination von Herzfehlern (Vorhof-septumdefekt vom Sekundum-Typ, seltener Ventrikelseptumdefekt) und Fehlbildungen der oberen Gliedmaßen und wird autosomal-dominant vererbt. Der ursächliche genetische Defekt sind Mutationen in den TBX3- und TBX5-Genen (Chromosomenregion 12q24.1). Sie verursachen Phänotypen, die sich von Patient zu Patient sehr unterscheiden können.

Betroffen ist eines von 100 000 Neugeborenen.

∎ Marfan-Syndrom (siehe Abschn. 5.14)

2.9.4 Exogen verursachte Syndrome

∎ Alkoholembryo-/fetopathie

Die Alkoholembryopathie (Löser H, 1999) wird durch Alkoholkonsum der Mutter während der Schwangerschaft hervorgerufen und ist mit 1–3 Fällen auf 1 000 Geburten relativ häufig. Da der Alkoholmissbrauch für alle Organe und Organsysteme schädlich sein kann, gibt es ein breites Spektrum an Symptomen, welche die Alkoholembryopathie erst im Kollektiv typisch machen: Primär zu nennen sind hier pränataler Minderwuchs, Störungen des zentralen Nervensystems (neurologische Symptome, geistige Retardierung, Verhaltensauffälligkeiten) und bestimmte körperliche (vor allem faziale)

Anomalien, darunter häufig Herzfehler (Ventrikel- und Vorhofseptumdefekt, Fallot'sche Tetralogie) (Kofidou D, 1988; Löser H, 1987; Giewald U, 1987).

Werdenden Müttern sollte eindringlich von Alkoholkonsum während der Schwangerschaft abgeraten werden.

▋ Rötelnembryopathie

Die Rötelnembryopathie entsteht infolge einer Erkrankung der Mutter an Röteln während der ersten 3 Schwangerschaftsmonate und ist häufig mit Herzfehlern assoziiert, darunter insbesondere Septumdefekte und offener Ductus arteriosus sowie Pulmonalstenosen. Weitere Symptome sind Schädigungen der Augen, der Gehörnerven und des zentralen Nervensystems (Mikrozephalie, psychomotorische und geistige Retardierung).

3 Chirurgische Aspekte

R. Cesnjevar, M. Weyand

Das Risiko eines korrigierenden oder palliierenden kardiochirurgischen Eingriffs bei einem erwachsenen Patienten mit angeborenem Herzfehler ist generell höher einzuschätzen als die Risiken bei vergleichbaren Vitien im Kindesalter oder bei erworbenen Herzfehlern im Erwachsenenalter. Aus diesem Grund sind für die prä- und postoperative Betreuung sowie für das operative Management eine besondere Erfahrung in der Behandlung dieser Krankheitsbilder und interdisziplinäre Behandlungsmöglichkeiten für relevante mögliche Begleitprobleme notwendig.

3.1 Erstoperation und Reoperation

Erstoperationen sind bei erwachsenen Patienten mit angeborenen Herzfehlern selten und betreffen meist einfachere Vitien mit den pathophysiologischen Charakteristika der bereits lange bestehenden Druck- oder Volumenbelastung. Selten finden sich komplexe Vitien, die aufgrund einer passenden Balance der Kreisläufe eine zufriedenstellende klinische Situation für den Patienten ergaben, weshalb bis dato noch kein korrigierender oder palliativer Eingriff erfolgte. Dies kann auch für Patienten zutreffen, die aus Ländern stammen, in denen keine Möglichkeiten für eine Operation gegeben sind.

Zyanotische Vitien werden selten im Erwachsenenalter erstmalig operativ behandelt, da die optische Auffälligkeit der Patienten häufig bereits im Kindesalter zur Diagnosestellung und Operation führt.

Die alleinige Kenntnis der zu korrigierenden Anatomie genügt nicht für die Indikationsstellung, anhand spezieller Voruntersuchungen (Echo, Herzkatheter mit Analyse der Hämodynamik, ggf. MRT) muss die Operabilität geprüft werden. Folgezustände, die eine Kontraindikation für eine Operation darstellen (z. B. Eisenmenger-Reaktion), müssen ausgeschlossen werden. Begleitende Rhythmusstörungen wie Vorhofflimmern sollten in die operative Planung einbezogen werden, da hier eine zusätzliche rhythmologische Intervention für die Patienten neben der Korrektur oder Palliation von Nutzen sein kann.

Die operative Strategie muss immer an die zuvor invasiv bestimmte hämodynamische Situation angepasst werden. Komplexe operative Korrekturen oder Palliationen können im Erwachsenenalter nicht selten zu einer grenzwertigen postoperativen Hämodynamik mit schwerem Low-output-Syndrom führen, weshalb immer die Möglichkeit einer apparativen Kreislaufunterstützung in einem EMAH-Zentrum mit angeboten werden sollte.

Die Reoperation bei früherer Korrektur oder Palliation stellt heute den Regelfall dar. Hierbei kann es sich sowohl um Restprobleme nach Korrekturversuchen oder Palliationen in der Vorgeschichte handeln, als auch um regelhaft zu erwartende Folgeoperationen (z.B. Conduitwechsel bei degenerativer Obstruktion oder Pulmonalklappenersatz nach klappenloser Primärkorrektur).

Chirurgisch sollten für mögliche oder zu erwartende Reoperationen Vorbereitungen durch den Operateur bereits im Rahmen aller korrigierenden oder palliierenden Eingriffe getroffen werden, um Komplikationen bei einem erneuten Eingriff zu vermeiden. Diese Maßnahmen sollen vor allem Adhäsionen des Herzens direkt an der Sternumhinterfläche vermeiden.

Mögliche chirurgische vorbereitende Maßnahmen für Reoperationen:
▌ Perikardverschluss,
▌ Gore-Tex-Membran als Perikardersatz (Amato JJ et al., 1989; Jacobs JP et al., 1996),
▌ „Doppel-Airbag" (Herz mit beiden Pleuren bedecken),
▌ Conduit nach links verlagern (Pleuraeröffnung links) (Stark J, 1998).

3.2 Spezifische Aspekte

3.2.1 Risikoidentifikation

Eine möglichst vollständige Information über den bisherigen Krankheitsverlauf ist essentiell, den betroffenen Patienten sollte generell angeraten werden, eine eigene Krankenakte zu führen. Für eine geplante Reoperation ist es für den Operateur notwendig, sich bei jedem Patienten über das Risiko einer Resternotomie ein genaues Bild zu machen.

Diagnostische Maßnahmen/Hinweise:
▌ Rö-Thorax seitlich (Abstand Herzschatten-Sternum),
▌ Angiographiefilm (Abstand Herzmuskel zum Sternum, keine Beweglichkeit der ventralen Herzanteile im Bereich des Sternums weist auf feste Adhäsionen hin),
▌ falls vorhanden CT/MRT (Gefäßstellung, Abstand RV-Sternum),
▌ Basisdiagnosen (z.B. Transpositionsstellung der großen Arterien – Aorta liegt topographisch anterior und kann am Sternum anhaften),
▌ Conduitimplantation in der Vorgeschichte (OP-Bericht des Voroperateurs).

3.2.2 Myokardprotektion

Das Aufkleben von externen Defibrillatorelektroden vor der Abdeckung ist eine simple Sicherheitsmaßnahme, die hilfreich sein kann, falls es intraoperativ zu Kammerflimmern kommt und das Herz noch nicht ausreichend freigelegt wurde, um von intern zu defibrillieren. Eventuell auftretendes Kammerflimmern kann so durch externe Schockabgabe meist sofort beendet werden.

Bei der Abdeckung des Patienten vor der Operation ist zu beachten, dass man alle Regionen, die für den Anschluss einer Herz-Lungen-Maschine geeignet sind, freilässt, um diese intraoperativ nutzen zu können (Halsregion, beide Leisten).

Die intraoperative Myokardprotektion beginnt mit Maßnahmen, die eine Verletzung des Herzens während der Resternotomie vermeiden soll, und vorbereitenden Maßnahmen zur sofortigen Kreislaufstabilisierung, falls dieser seltene Fall eintritt.

Die Resternotomie sollte mit einer oszillierenden Säge ausgeführt werden, wobei zunächst nur das vordere Sternumtableau durchgesägt werden sollte. Sind bei der Voroperation Sternumdrähte verwendet worden, so können diese nach ventraler Durchtrennung dorsalseitig belassen werden, um vor der kompletten Re-Sternotomie als mechanischer Schutz für das Herz unter dem Brustbein zu fungieren.

Die Präparation des Herzen aus den intraperikardialen Verwachsungen sollte schonend erfolgen, bei Verwendung der Diathermie ist darauf zu achten, dass man dem Myokard nicht zu nahe kommt, um nicht elektrisch Kammerflimmern auszulösen.

Bei Verletzungen der myokardialen Vorderfläche oder der großen Gefäße, die zu großen Blutungen mit Kreislaufinstabilität führen und nicht durch rasche Übernähung zu beheben sind, ist die sofortige Heparinisierung mit raschem arteriellem Anschluss der Herz-Lungen-Maschine über die Kopf-Hals-Gefäße oder die Leiste indiziert. Sollte die venöse Kanülierung problematisch sein, so kann bei großem Blutverlust der HLM-Fluss oft über die Sauger aufrecht erhalten werden, bis die definitive Kanülierung erfolgt ist.

Absoluten Vorrang hat der Verschluss der vaskulären oder myokardialen Verletzung. Die Blutung kann vorher oft z. B. durch geeignete digitale Kompression kontrolliert werden, bei limitiertem operativen Zugang kann die Ruptur durch steriles Einführen eines Dauerkatheters in die Läsion und Blocken des dazugehörigen Ballons behelfsmäßig verschlossen werden.

Für eine optimale Myokardprotektion an der Herz-Lungen-Maschine gelten wie für alle anderen Patienten folgende allgemeingültige Regeln:

▌ HLM-Zeiten so kurz wie möglich halten,
▌ Hypothermie falls nötig,
▌ effektive Perfusionsdrücke bei ausreichendem Flow,
▌ Kardioplegie bei notwendiger myokardialer Ischämie.

Für Patienten mit einer ausgeprägten präoperativen Zyanose wird empfohlen, die HLM „zyanotisch" mit der präoperativen Sättigung des Patienten anzufahren und langsam zu oxygenieren, um die vermehrte Bildung von toxischen Sauerstoffradikalen zu vermeiden.

Eingriffe am rechten Ventrikel (wie z. B. ein Conduitwechsel oder Pulmonalklappenersatz) können mit Unterstützung der HLM bei fehlenden intrakardialen Shunts am schlagenden Herzen ausgeführt werden, um eine myokardiale Ischämie zu vermeiden. Ist eine Aortenabklemmung notwendig, so stehen dem Chirurgen folgende verschiedene Möglichkeiten der Kardioplegieinfusion zur Verfügung (Calafiore AM et al., 1995; Laks H et al., 2003):

Kristalloide kardioplegische Lösungen	Blutkardioplegie
▌ Bretschneider,	▌ Buckberg,
▌ St. Thomas,	▌ Calafiore.

Für kristalloide kardioplegische Lösungen empfiehlt sich die antegrade Applikation über Schwerkraft oder druckkontrolliert mit Pumpensteuerung. Für blutkardioplegische Lösungen ist sowohl die rein antegrade als auch die bevorzugte Kombination aus ante- und retrograder Gabe möglich. Da Koronaranomalien oder koronare Herzerkrankungen bei Erwachsenen mit angeborenen Herzfehlern selten sind, ist eine antegrade Kardioplegiegabe meist ausreichend. Bei Vorhandensein einer Aorteninsuffizienz ist die direkte Gabe der Kardioplegie in die Koronarostien zu bevorzugen.

3.3 Hybridverfahren

In vielen Zentren werden aufgrund der notwendigen langwierigen und aufwendigen operativen Korrekturen sog. Hybridverfahren erfolgreich eingesetzt, um die Operationszeiten und den Anschluss an die Herz-Lungen-Maschine so kurz wie möglich zu halten.

Beispiele hierfür sind das intraoperative Stenten von Stenosen der Pulmonalarterienäste (Ungerleider RM et al., 2001), um auf eine aufwendige Präparation dorsal der Aorta (rechte Pulmonalarterie) nach mehrmaligen Voroperationen verzichten zu können.

Das vorherige Stenten einer relevanten Aortenisthmusstenose oder der vorherige interventionelle Verschluss von relevanten Kollateralen ist hilfreich, um die Operationszeit und die Komplexität des Eingriffs zu reduzieren.

3.4 Chirurgische Aspekte der Anästhesie und Intensivmedizin

Für die intraoperative Myokardprotektion und die postoperative Funktions-
erhaltung des operierten Myokards spielen neben der operativen Strategie
die Anästhesie und Intensivmedizin eine entscheidende Rolle.

Die intraoperative Myokardprotektion beginnt dabei bereits mit dem
Prämedikationsgespräch und der präoperativen Vorbereitung.

Prämedikationsvisite:
- ausreichend dämpfende Prämedikation zur Vermeidung von präoperati-
  vem Stress;
- die durch die Patienten gemachten Erfahrungen und damit verbundenen
  Ängste infolge der Voroperationen sollten Berücksichtigung finden;
- ausreichende Bereitstellung von Blut und Blutprodukten;
- Planung eines geeigneten invasiven hämodynamischen Monitorings zur
  verbesserten Patientenführung (z.B. Pulmonaliskatheter, PICCO ...);
- ausführliches Studium der präoperativen Befunde (Echo/Herzkatheter –
  mit den darin enthaltenen Hinweisen auf Druck- und Flussverhältnisse
  des Kreislaufs/Pathophysiologie des Vitiums);
- Suche auf Hinweise für verschlossene Gefäße oder Gefäßanomalien (z.B.
  linke obere Hohlvene) etc.

Für den in der Behandlung von EMAH-Patienten eingesetzten Anästhesisten sind langjährige Erfahrungen in der Behandlung angeborener Herzfehler unabdingbar. Es müssen ausführliche pathophysiologische Kenntnisse
(Vitienproblematik) für das zu behandelnde Krankheitsspektrum vorhanden sein, um die Patienten intra- und perioperativ optimal begleiten zu
können (Deanfield J et al., 2003).

Als Standardzugänge für eine Herzoperation sind ein zentraler Venenkatheter (ZVK) und eine arterielle Druckmessleitung anzusehen. Die Anlage der einzelnen Zugänge kann aufgrund multipler Voruntersuchungen
(verschlossene Gefäße) oder anatomischer Variationen durchaus längere
Zeit in Anspruch nehmen. Für einen Notfallanschluss der Herzlungen-
maschine an extrakardiale Gefäße (Hals-/Leistenregion) bei möglicher intrakardialer Verletzung im Rahmen der Sternotomie sollte Vorsorge getroffen werden (Zugangsmöglichkeiten zu Hals- und Leistenregion bei OP-
Abdeckung berücksichtigen, ggf. die Inguinalgefäße vor der Sternotomie
kanülieren).

Über eine Erweiterung des hämodynamischen Monitorings muss jeweils
für den gegebenen Fall entschieden werden. Ein Pulmonalarterien-Katheter
oder ein PICCO®-Katheter können für Messungen des Cardiac-Outputs
(CO) von Nutzen sein, sind aber nicht verpflichtend. Für Operationen am
Aortenbogen oder bei einer Isthmusstenose (nativ oder Rezidiv) empfiehlt
sich die Anlage zweier arterieller Messkatheter intraoperativ, um die Hämodynamik und Perfusionsverhältnisse vor und nach operativer Aufhe-

bung der vorhandenen Stenose sicher beurteilen zu können. Eine erste Druckmessleitung kann dazu z. B. in die rechte A. radialis eingelegt werden (Messung vor der Stenose), die zweite Druckmessleitung kann in der rechten oder linken Leiste gelegt werden (Druckmessung distal der Stenose). Auf das Vorhandensein einer A. lusoria ist hierbei zu achten.

Der intraoperative Einsatz des TEE ist durch seine vielfältigen Anwendungen hinsichtlich intraoperativer Diagnostik und intraoperativer Therapieentscheidung an vielen Zentren bereits zur Routine geworden. Das TEE ist daher aus einem modern geführten herzchirurgischen Operationssaal nicht mehr wegzudenken und hat sich einen festen Platz in der präoperativen Diagnostik und der postoperativen Qualitätskontrolle gesichert. Es kann intraoperativ je nach Ausbildungs- und Klinikstruktur von einem erfahrenen Kardiologen/Kinderkardiologen oder Anästhesisten durchgeführt werden.

Eine weitere Möglichkeit der intraoperativen Qualitätskontrolle neben dem TEE ist die quantitative, invasive Restshuntmessung durch Blutgasentnahmen aus dem rechten Vorhof und der Pulmonalarterie. Die Berechnung des Verhältnisses Qp/Qs erfolgt nach dem Fickschen Prinzip. Bei korrigierten intra- oder extrakardialen Stenosen ist eine invasive Messung des Restdruckgradienten möglich. Gleichwertige Informationen sind natürlich auch nicht-invasiv, indirekt durch eine gezielte intraoperative TEE-Untersuchung zu erhalten.

Das intraoperative anästhesiologische Management, die perioperative und intensivmedizinische Therapie müssen die spezielle individuelle Risikosituation des jeweiligen Patienten in das Behandlungsregime mit einbeziehen.

Zunächst unterscheidet man in der kongenitalen Herzchirurgie nach internationalem Konsens Vitien mit niedrigen technischen Ansprüchen und damit niedrigem operativen Risiko von komplexeren Erkrankungen mit einem höheren Behandlungsrisiko. Diese Unterscheidung erfolgt anhand des sog. RACHS-Score (Jenkins KJ et al., 2002) nach rein anatomischen Kriterien ohne jegliche Zusatzinformation über den zu operierenden Patienten.

Es ist jedoch gerade im Erwachsenenbereich möglich, dass einfache Operationen wie ein ASD-Verschluss mit niedriger Komplexität und daher niedriger zu erwartender Letalität durch Begleitumstände wie eine pulmonale Hypertonie mit Z. n. Rechtsherzdekompensation oder langjährig bestehendem chronischen Vorhofflimmern durchaus zu einem Hochrisikoeingriff „mutieren" können, weshalb versucht wurde, diese Gegebenheiten in den sog. „Aristotle-Score" (Lacour-Gayet F et al., 2005) zur Risikostratifizierung mit einzubeziehen. Leider ist dieser Score für Erwachsene mit angeborenen Herzfehlern noch nicht direkt anwendbar. Für einen geplanten operativen Eingriff sollten daher die folgenden Faktoren für die eigene Risikoabschätzung und Operationsplanung unbedingt in Betracht gezogen werden, die langfristig in die Evaluation von speziellen Risikoscores für diese Patientengruppe einbezogen werden müssen.

Risikostratifizierung – Kardiale Faktoren:
█ Anzahl der Voroperationen,
█ residuelle Shunts (Z. n. Shuntanlage, Rest-VSD, möglicher Rechts-Links-Shunt mit dem Risiko paradoxer Embolien),
█ Zyanose,
█ pulmonale Hypertonie,
█ eingeschränkte Ventrikelfunktion,
█ Arrhythmien,
█ Klappenprothesen (schwere Insuffizienz oder Stenose, therapeutische Antikoagulation ...),
█ univentrikuläre Physiologie (Palliationsstufe oder Fontanzirkulation).

Risikostratifizierung – begleitende Komorbiditäten:
█ arterielle Hypertonie,
█ Diabetes mellitus,
█ Niereninsuffizienz,
█ pulmonale Erkrankungen (auch unter Berücksichtigung von thorakalen Deformitäten und intrapulmonalen Fisteln).

Die Anästhesieführung und perioperative Katecholamintherapie unterscheiden sich im wesentlichen nicht von bereits bekannten Behandlungsprotokollen in der Kardioanästhesie und werden daher hier im einzelnen nicht abgehandelt, jedoch sind anhand der o. g. Risikofaktoren eventuell intraoperativ spezielle Behandlungsmaßnahmen sinnvoll, weshalb diese im Anschluss einzeln speziell aufgelistet werden.

█ **Pulmonale Hypertonie.** Das Vorhandensein einer schweren pulmonal-arteriellen Hypertonie kann jede Operation zu einem Hochrisikoeingriff werden lassen. In die präoperative Planung eines herzchirurgischen Eingriffs sollten daher bereits wirksame Maßnahmen für die postoperative Behandlung einbezogen werden. Im Idealfall ist das pulmonalvaskuläre Gefäßbett während der Herzkatheteruntersuchung auf seine Reagibilität auf verschiedene Substanzen getestet worden, wie z. B. Sauerstoff (O_2), NO, Ilomedin. Die postoperative kontinuierliche Messung von HZV und Pulmonalisdruck ist hierbei unerlässlich. Zur medikamentösen Therapie siehe Leitlinie PAH.

█ **Zyanose.** Eine lang bestehende Zyanose führt u. a. zu einer Veränderung der Blutviskosität und ist mit einem erhöhten Blutungsrisiko behaftet (gestörte Thrombozytenfunktion, Gerinnungsfaktorendepletion, höhere Gefäßdichte ...), weshalb für eine Operation ausreichend Blutprodukte zur Verfügung gestellt werden sollten.

█ **Eingeschränkte Ventrikelfunktion.** Eine deutlich eingeschränkte präoperative Ventrikelfunktion kann postoperativ nach prolongiertem und kompliziertem Eingriff zu einem therapierefraktären Low-cardiac-output-Syndrom führen, weshalb das behandelnde Team sich für eine mögliche perioperative Unterstützung vorher verschiedene Strategien zurechtgelegt haben sollte. Dabei muss man sich auch daran orientieren, ob es sich um ein biventrikuläres Versagen, ein isoliertes Linksherz- oder Rechtsherzversagen oder aber um das Versagen eines singulären Ventrikels als Systemventrikel handelt.

Die niedrigst invasive Methode stellt die perkutane Implantation einer intraaortalen Ballonpumpe (IABP) mit ihren limitierten Unterstützungsmöglichkeiten dar, was allerdings trotzdem oft bereits hilfreich sein kann. Bei schwerem postoperativem Low-output mit fehlender oder schwerst eingeschränkter Ventrikelfunktion sind apparative Unterstützungssysteme wie die Implantation einer extrakorporalen Membranoxygenierung (ECMO) oder eines „ventricular assist device" (VAD) erforderlich.

3.5 Risiken und Management nicht-kardialer Operationen

Die Anzahl Erwachsener mit angeborenen Herzfehlern hat in den letzten Jahren stetig zugenommen, weshalb sich auch die Häufigkeit von nicht-kardialen Operationen in dieser Patientengruppe deutlich gesteigert hat. Auch spielen für diese Patienten andere kardial belastende Ereignisse wie Geburten eine immer wichtigere Rolle.

Anatomisch muss man zum einen dabei unterscheiden, um welche kardiale Grunddiagnose es sich handelt. Zum anderen spielt es eine erhebliche Rolle, ob der vorhandene Herzfehler bereits operiert wurde und natürlich auch, ob es sich dabei nur um einen palliativen Eingriff oder eine anatomische Korrektur handelte.

Darüber hinaus muss auch erwähnt werden, dass es nach wie vor auch in Deutschland erwachsene Patienten mit angeborenen Herzfehlern ohne jegliche bisherige operative Behandlung gibt.

3.5.1 Korrigierte Vitien

Auch bei bereits operativ oder interventionell behandelten Patienten kann nur bei wenigen generell davon ausgegangen werden, dass sie herzgesund sind. Daher müssen alle Patienten mit Z.n. operativer Behandlung eines Herzfehlers vor einer nichtkardialen Operation ausführlich auf mögliche Restprobleme hin untersucht werden. Hierbei muss auf mögliche Restshunts (ASD, VSD, Fallot, Ductus), begleitende Klappenerkrankungen (z.B. Conduitobstruktion bei Z.n. Truncus-OP, Pulmonalklappeninsuffizienz nach Fallot-Korrektur) oder Reststenosen (Isthmus-Restenose, Aortenbogenstenose, Pulmonalisbifurkation) in Folge der Voroperationen untersucht werden.

Eine konsiliarische (kinder-)kardiologische Untersuchung sollte dem operativen Eingriff unbedingt vorangehen. Dabei hat die Art des Herzfehlers einen wesentlichen Einfluss auf die Wahl des Anästhesieverfahrens und die zu bevorzugende Technik des Eingriffs sowie die perioperative Überwachung (z. B. laparoskopischer vs. offener Zugang).

Spezielle Vorgaben der Endokarditisprophylaxe (z. B. Z. n. Klappenersatz/ Conduit) sind dabei stets zu beachten.

3.5.2 Palliierte oder nicht operierte kongenitale Vitien

Insbesondere in höherem Alter kann bei einem sonst leichten angeborenen Herzfehler das Risiko erhöht sein. Bei eingeschränkter Pumpfunktion mit Ödemen oder einer deutlichen Zyanose ist von einem sehr hohen perioperativen Risiko auszugehen. Bereits geringe Blutverluste und Flüssigkeitsverschiebungen sind dabei als kritisch anzusehen. Die Operationsindikation muss daher sehr streng gestellt werden. Eingriffe nur aus kosmetisch-plastischer Indikation sind für diese Patientengruppe daher abzulehnen.

Bei antikoagulierten Patienten ist darauf zu achten, dass rechtzeitig vor dem Eingriff die orale Antikoagulation beendet und auf eine adäquate i.v.-Heparinisierung umgestellt worden ist (cave: niedermolekulares Heparin). Bei Z. n. Fontan-Palliation muss darauf geachtet werden, dass eine Beatmung ohne PEEP vorgenommen wird, da sonst der zentrale Venendruck zu stark ansteigt und so den venösen Rückfluss in die Pulmonalgefäße kompromittieren kann.

Das operative Risiko von Patienten mit einer Eisenmenger-Reaktion ist bei jedem Eingriff als hoch anzusehen. Auch nach kleineren nicht-kardialen Eingriffen ist daher die perioperative Überwachung der Patienten auf einer Intensivstation zu empfehlen.

3.6 Thorakale Organtransplantation

Die orthotope Herztransplantation steht am Ende einer Liste mit allen konservativen, organerhaltenden Behandlungsmaßnahmen der schweren terminalen Herzinsuffizienz, hat jedoch bei Patienten mit angeborenen Herzfehlern eine deutlich höhere Hospitalletalität. Für Patienten mit einer Eisenmenger-Reaktion bei langjähriger pulmonaler Hypertonie stellt die Herz-Lungen-Transplantation (HLTx) die „ultima ratio" ihrer Behandlungswege dar.

Vorboten oder Begleiter der kardialen Dekompensation sind rezidivierendes Vorhofflimmern, Leistungsabfall, eine zunehmende hepatische Stauung, kardiale Dyspnoe und rezidivierende Ödeme. Die Voruntersuchungen zur Listung des Patienten unterscheiden sich nur wenig von denen anderer Patienten. Für die Listung sind aber auch individuelle anatomische Besonderheiten der Patienten unbedingt zu beachten (venöse Anomalien wie z. B. LSVC, separate Leberveneneinmündung, Azygos-Kontinuität/Bifurkationsstenosen oder Aortenbogenstenosen spielen ebenfalls eine Rolle), da sie spezielle Anforderungen an die Entnahme des Spenderorgans stellen.

In den offiziell publizierten Zahlen der International Society for Heart & Lung Transplantation (ISHLT) stellt die Transplantationsindikation bei angeborenem Herzfehler einen deutlichen Risikofaktor für eine reduzierte Ein-Jahres-Überlebensrate dar. Dagegen ist aber das Langzeitüberleben der Patienten, die das dritte Jahr nach Herztransplantation überleben, im Durchschnitt deutlich besser als bei anderen Indikationen. Diese erfreuliche statistische Aussage ist unabhängig vom Alter der transplantierten Patienten und ist für die Indikationsstellung und postoperative Behandlung dieser Patientengruppe ermutigend (Hesseinpor AR et al., 2006).

Eine Verbesserung der Akutbehandlung bei qualitativ optimaler operativer Behandlung in Kliniken mit ausgesprochener Expertise in der Behandlung angeborener Herzfehler könnte eventuell auch eine Verbesserung der akuten Ergebnisse nach Herztransplantation in diesem Patientenkollektiv mit sich bringen und damit die Langzeitergebnisse noch positiver beeinflussen. Der Transplantationschirurg muss erfahren sein in der Anatomie und Pathophysiologie der angeborenen Herzfehler, alleinige Erfahrung in Transplantationschirurgie ist ungenügend. Zudem müssen häufig Rekonstruktionen an Arterien/Venen vorgenommen werden.

4 Psychosoziale Aspekte

4.1 Psychosoziale Aspekte bei angeborenen Herzfehlern (AHF)

M. VIGL, U. BAUER

Neben der Bereitstellung hochspezialisierter medizinischer Leistungsangebote muss sich der EMAH-Patienten betreuende Arzt einer Reihe von psychosozialen Faktoren bewusst sein, welche nicht nur im subjektiven Empfinden der Betroffenen eine Rolle spielen, sondern auch für das Erreichen und Erhalten von psychischer und somatischer Gesundheit unabdingbar sind. Der psychosozialen Betreuung kommt daher eine zentrale Bedeutung zu.

Emotionale Anpassungsstörungen, kognitive Entwicklungsdefizite und eventuelle psychosoziale Risikofaktoren müssen frühzeitig erkannt und vom behandelnden Arzt in ein ganzheitliches Therapiekonzept integriert werden.

Die adäquate Betreuung dieser ehemals pädiatrischen Patienten erfordert nicht nur die enge Kooperation von Kinder- und Erwachsenenkardiologen, sondern auch das Miteinbeziehen von Psychologen und Sozialarbeitern, am besten in einer eigens dafür eingerichteten Sprechstunde. Nur so können die chirurgischen und medizinischen Fortschritte der letzten Jahrzehnte ohne Verluste in gelebte und empfundene Gesundheit der erwachsenen Patienten umgesetzt werden.

Lebensqualität

Gesundheitsbezogene Lebensqualität zu messen dient der Beurteilung krankheits- und therapiebedingter Auswirkungen auf das Leben des Patienten und erfasst Aspekte, die weit über die biologisch-klinische Manifestation der Erkrankung hinausreichen. Die Lebensqualität entsteht aus einem komplexen Zusammenspiel von objektiven Parametern wie medizinischer Betreuung, sozialer Integration und familiärem Umfeld, aus der subjektiven Bewertung derselben und dem daraus resultierenden Selbstbild der Betroffenen.

In der Gruppe der Erwachsenen herrscht z. Z. noch Unklarheit über den Langzeiteinfluss von angeborenen Herzfehlern auf die Lebensqualität. Ergebnisse aus der Literatur zeigen eine meistens nur geringfügig erniedrigte Lebensqualität, wobei Einschränkungen nicht nur in den physischen, sondern auch in den psycho-emotionalen Dimensionen gefunden wurden. In den meisten Studien findet sich kein oder nur ein schwacher Zusammenhang zwischen einer verringerten allgemeinen Lebensqualität und objektiven Parametern wie der physischen Belastbarkeit oder dem Schweregrad der Erkrankung (Lane DA et al., 2002; Popelova J et al., 2001). Die Ergebnisse widerspiegeln die große Heterogenität des Krankheitsbildes, zeigen auf der anderen Seite aber auch, dass in fast allen Fällen eine zufriedenstellende Lebensqualität erreichbar ist.

Psycho-emotionale Entwicklung
Auch wenn Angaben über die Inzidenz sich stark unterscheiden, treten depressive und ängstliche Störungen in dieser Population vermehrt auf (Horner T et al., 2000). Ein von fast allen Betroffenen angegebenes Gefühl des „Sich-Anders-Fühlens" scheint diesen emotionalen Anpassungsstörungen zugrunde zu liegen (Claessens P et al., 2005). Körperliche Einschränkungen, welche die Sozialisation mit Gleichaltrigen behindern und ein gestörtes Körperbild – bedingt durch die sichtbaren Zeichen der Erkrankung wie Hautkolorit, Narben oder Thoraxverformungen – verstärken dieses Gefühl vor allem während der Adoleszenz. Später in der Entwicklung spielen auch Fragen zur Lebenserwartung, zur beruflichen Integration und zur Fortpflanzung eine zunehmende Rolle. Ein familiäres Umfeld, welches nicht durch Überfürsorglichkeit, sondern durch die aktive Unterstützung effektiver Coping-Strategien (Krankheitsbewältigungsstrategien) des Kindes die Integration der Krankheit in den Alltag und eine frühe Selbstständigkeit der Heranwachsenden fördert, kann einer dysfunktionalen Anpassung im Erwachsenenalter vorbeugen (Claessens P et al., 2005).

Zur Wahl einer optimalen pharmakologischen oder nicht-pharmakologischen Behandlung psycho-emotionaler Störungen in der Gruppe der Erwachsenen mit AHF gibt es keine Evidenzbasis (Lip GY et al., 2003).

Kognitive Entwicklung
Für die neurologische und kognitive Entwicklung spielen angeborene und erworbene Faktoren eine Rolle. Genetische Syndrome wie Trisomie 21 und 22q11-Mikrodeletion oder ein beeinträchtigter zerebrovaskulärer Blutfluss beeinflussen die Entwicklung des ZNS bereits präpartal. Postpartal stehen die Risikofaktoren entweder im Zusammenhang mit der Erkrankung selbst oder mit den angewandten chirurgischen Verfahren. Neuropathologische Studien zeigen durch thrombembolische Ereignisse oder Hypoperfusion verursachte fokale und diffuse Schädigungen der grauen und weißen Substanz (Newburger JW et al., 2006).

Über die Auswirkungen dieser Schädigungen auf die neurokognitiven Leistungen im Erwachsenenalter gibt es bisher noch wenige Daten. Studien über die intellektuellen Leistungen junger Erwachsener mit nicht komplexen Herzfehlern zeigen überwiegend ermutigende Ergebnisse, einige Studien haben jedoch leicht erniedrigte IQ-Werte bei zyanotischen Herzfehlern, einschließlich der Fallot'schen Tetralogie und der Transposition der großen Arterien, aufgezeigt (Green A, 2004; Griffin K et al., 2003; Newburger JW et al., 2006).

Auch wenn die intellektuellen Leistungen von Patienten ohne genetische Syndrome im Normbereich liegen, ist die Rate an kognitiven Entwicklungsstörungen erhöht. Diese betreffen Bereiche der senso-motorischen Entwicklung, Verhaltensstörungen sowie Lern- und Aufmerksamkeitsstörungen (Wernovsky G et al., 2005). Besonders betroffen sind die visuell-räumliche und die visuell-motorische Entwicklung (Griffin KJ et al., 2003).

Abgesehen von strukturellen Abweichungen im Zusammenhang mit genetischen Syndromen spielen eine prä-, intra- und postoperative zerebrale Minderperfusion und lange Hospitalisierungen während der Kindheit eine entscheidende Rolle. Darüber hinaus wurden ein niedriger sozioökonomischer Status, ein univentrikuläres Herz, lange postoperative Intensivbetreuung und die kumulative Dauer des hypothermen Kreislaufstillstands als Risikofaktoren für eine ungünstige Entwicklung des IQ erkannt (Forbess JM et al., 2002).

▌ Soziale Integration

In Deutschland liegen die schulischen und akademischen Leistungen der Menschen mit angeborenen Herzfehlern sogar leicht über dem Durchschnitt der Gesamtbevölkerung und auch die Beschäftigungsrate liegt in den Ability-Index-Klassen I und II in der Norm. Trotz gesundheitlicher Einschränkungen können gut drei Viertel der Betroffenen in ihrem Wunschberuf arbeiten (Kaemmerer H et al., 1994).

Untersuchungen aus den Niederlanden und aus England zeigen aber, dass Patienten mit angeborenen Herzfehlern unabhängig vom Schweregrad der Erkrankung eine erhöhte Arbeitslosenquote aufweisen und mit krankheitsbedingten Problemen bei Berufsfindung und Karriereplanung zu kämpfen haben. Auch hier sind Personen mit zyanotischen Herzfehlern wiederum dem höchsten Risiko ausgesetzt. Mit einer gezielten Berufsberatung kann die Arbeitslosenquote aber signifikant gesenkt werden (Crossland D et al., 2005; Kamphuis M et al., 2002).

Auch der Wunsch nach finanzieller Absicherung durch private Versicherungen wird den Betroffenen oft verweigert oder erschwert. Daten aus England zeigen z. B., dass 34% der Patienten eine private Lebensversicherung verweigert und weiteren 37% nur mit erhöhten Beiträgen gewährt wurde. Dabei scheint die Ablehnungsrate unabhängig vom Schweregrad der Erkrankung zu sein. Erschwerend kommt hinzu, dass die Versicherer unterschiedliche und zum Teil veraltete Daten bezüglich des Mortalitätsrisikos verwenden (van Rijen EH et al., 2005).

▌ **Schlussfolgerungen**

Obwohl psychosoziale Faktoren in der Betreuung von Erwachsenen mit AHF eine entscheidende Rolle spielen, werden diese in der medizinischen Ausbildung und auch im klinischen Alltag nur unzureichend berücksichtigt.

Die Akzeptanz dieser Faktoren und ihre aktive Einbindung in die Beratung und Betreuung der Patienten führen zu verbesserten Langzeitergebnissen. An erster Stelle muss eine aktive Einbeziehung dieser Faktoren in die Beratungsgespräche mit den Patienten stehen. Die Patienten müssen umfassend und wiederholt über das zugrundeliegende medizinische Krankheitsbild, die daraus resultierende Prognose und mögliche Auswirkungen der Krankheit auf die oben diskutierten Bereiche aufgeklärt werden. Die meisten Ängste beruhen auf Informationsdefiziten und erlauben es den Betroffenen nicht, die Krankheit in ein positives ganzheitliches Lebenskonzept zu integrieren.

Psycho-emotionale Störungen müssen erkannt und die Patienten ggf. zur weiteren Abklärung an entsprechende Spezialisten überwiesen werden. Abhängig vom Alter des Patienten muss die Möglichkeit einer Berufsberatung angesprochen werden und auch intimere Bereiche wie Sexualität und Verhütung müssen vom behandelnden Arzt in das Beratungsgespräch einbezogen werden.

Um eine evidenzbasierte Grundlage für diese Beratungen zu schaffen, sollte die multidisziplinäre Forschung in diesen Bereichen gezielt gefördert und die Ergebnisse dieser Forschung verstärkt in die Ausbildung der Mediziner eingebracht werden.

4.2 Versicherbarkeit und sozialrechtliche Versorgung

E. NIGGEMEYER, M. VIGL, U. BAUER

Mit dem Erreichen des Erwachsenenalters wird die Frage der eigenen Versicherbarkeit relevant. Es gibt bislang keine aussagekräftigen Untersuchungen zur Versicherbarkeit von Patienten mit angeborenen Herzfehlern. Zudem sind die wenigen verfügbaren internationalen Daten und Ergebnisse aufgrund erheblicher Unterschiede der jeweiligen Versicherungssysteme nicht auf die deutsche Situation übertragbar, was es unerlässlich macht, mittels eigener Untersuchungen die für Deutschland spezifischen Probleme aufzudecken und adäquate Lösungen zu entwickeln (Von der Muhl et al., 2003; Hellstedt, 2004; Celermajer, Deanfield, 1993).

In einer Studie von Kaemmerer et al. (1996) waren alle 144 befragten Patienten ordentliche Mitglieder einer Krankenkasse. 131 von 144 (91,0%) gehörten einer gesetzlichen, 13 (9,0%) einer privaten Krankenversicherung an. Die jeweiligen Versicherungsträger deckten bislang alle Behandlungskosten vollständig. In 5 Fällen (3,5%) waren die Versicherungsbeiträge wegen der Herzerkrankung erhöht worden.

Weniger günstige Ergebnisse zeigte die Untersuchung hinsichtlich der Aufnahme in eine Lebensversicherung. Von 76 Patienten, die sich um eine Lebensversicherung bemühten, wurden 32,9% (n = 25) nicht akzeptiert. 26,3% (n = 20) wurden mit Einschränkungen und lediglich 40,8% (n = 31) ohne jede Einschränkung akzeptiert.

Es muss davon ausgegangen werden, dass ähnliche Probleme wie beim Abschluss einer Lebensversicherung beim Abschluss einer Berufsunfähigkeitsversicherung auftreten.

Bei allen Patienten, bei denen keine vollständige Heilung des Herzfehlers bescheinigt werden kann, wird das Risiko höher eingeschätzt und ein Risikozuschlag verlangt. Bei Herzfehlern, die voraussichtlich die Lebenserwartung beeinträchtigen, wird eine Versicherung gänzlich abgelehnt. Für diese Patienten ist lediglich der Abschluss von Versicherungen ohne Gesundheitsprüfungen möglich.

Zwar geben Nieminen HP et al. (2001) in ihrer populationsbezogenen Studie aus Finnland erstmals Zahlen zur Lebenserwartung einzelner Herzfehler an, doch ist die Datenlage ausgesprochen schmal; eine Verbesserung ist durch eine verstärkte Erfassung der EMAH-Patienten im Nationalen Register und eine diesbezügliche Datenauswertung zu erhoffen. Eine individuelle Gesundheitsprüfung mit Abschätzung von Operationserfolg, möglichen Residuen und Komplikationen ist deshalb für jeden einzelnen Patienten angezeigt.

Ähnlich unbefriedigend ist die Situation auf sozialrechtlichem Gebiet. Hier will der Gesetzgeber durch unterhaltssichernde und andere ergänzende Leistungen zur medizinischen Rehabilitation, zur Teilhabe am Arbeitsleben und am Leben in der Gemeinschaft beitragen (§ 5 SGB IX). Die „Anhaltspunkte für die ärztliche Gutachtertätigkeit im sozialen Entschädigungsrecht ..." des Bundesministeriums für Arbeit und Soziales (1996) werden in ihrer rein funktionellen Ausrichtung den Besonderheiten der angeborenen Herzfehler in keiner Weise gerecht. Für das Kindesalter hat die Sozialkommission der Deutschen Gesellschaft für Pädiatrische Kardiologie einen Katalog der Nachteilsmerkmale und ihrer Einstufung für Kinder mit Herzfehlern erarbeitet (DGPK, 2006). Dieser muss für das Erwachsenenalter fortgeschrieben und politisch durchgesetzt werden.

4.3 Sport bei Patienten mit angeborenen Herzfehlern

H. Gabriel

> Eine individuelle, angemessene Belastung ist sinnvoll und sollte nach entsprechender Evaluierung (Spiroergometrie!) angeraten werden. Regelmäßige sportliche Aktivität führt auch zu messbarer psychischer Stabilisierung und Verbesserung der Lebensqualität.

Da Patienten mit angeborenen Herzfehlern zunehmend ein höheres Alter erreichen, spielt auch die Prävention der Atherothrombose mit ihren Folgeerkrankungen durch forcierte Therapie von Risikofaktoren eine wichtige Rolle. Ein wesentlicher Punkt in diesem Zusammenhang besteht darin, den Patienten „lifestyle changes" vorzuschlagen, die u. a. auch regelmäßige adäquate körperliche Belastungen beinhalten. Dies sollte bei Patienten mit angeborenen Herzfehlern durch konkrete Einweisung in ein spezielles Trainingsprogramm geschehen.

Die Empfehlungen für Patienten mit angeborenen Herzfehlern, die in der „36th Bethesda Conference" (2005) und von der European Society of Cardiology (ESC) in einem Konsensusdokument (Pelliccia A et al., 2005) erstellt wurden, beziehen sich auf die Evaluierung von Patienten in Hinblick auf den Leistungssport und sind gegenüber den nicht leistungssportorientierten Patienten zurückhaltend, ohne den Nutzen einer adäquaten körperlichen Belastung zu betonen, wie dies in neueren Studien (Fredriksen PM et al., 2000; Reybrouck T et al., 2000; Therrien J et al., 2003) geschieht. Der Großteil der Patienten mit angeborenen Herzfehlern plant jedoch keine Teilnahme am Wettkampf, sondern wünscht sich einfach einen aktiven Lebensstil und eine diesbezügliche konkrete Beratung, welche nur in Kenntnis der hämodynamischen Veränderungen und nach einer leistungsphysiologischen Untersuchung (Spiroergometrie) erfolgen kann (Fredriksen PM et al., 2001; Kaplan S et al., 1991; Koster NK et al., 1994). Es wird daher versucht, die Betreuung solcher Patienten differenziert darzustellen und Empfehlungen in Bezug auf Freizeitsportaktivitäten zu geben. Dies bezieht auch grundlegende physiologische Veränderungen während körperlicher Belastungen sowie praktische Empfehlungen aufgrund der vorliegenden Daten ein, wie sie auch in den Empfehlungen der Arbeitsgruppe 22 (Grown-up Congenital Heart Disease) der ESC enthalten sind (Deanfield J et al., 2003).

4.3.1 Klassifikationen der körperlichen Belastungen

Während körperlicher Aktivität kommt es zu unterschiedlichen Belastungen im Bereich des kardiovaskulären Systems. Diese Veränderungen betreffen sowohl das Herzminutenvolumen und den arteriellen Blutdruck als auch den systemischen und den pulmonalen Gefäßwiderstand. Diese hämodynamischen Veränderungen können je nach Art des bestehenden kardiovaskulären Defektes zu unterschiedlichen Problemen führen. Bei einem Teil der angeborenen Herzfehler werden die Belastbarkeit und die dabei beobachteten Kreislaufreaktionen zur Risikostratifizierung in Bezug auf das Auftreten von bedrohlichen kardiovaskulären Ereignissen wie dem plötzlichen Herztod (Liberthson RR, 1999) sowie einer möglichen Progression der Erkrankung herangezogen.

Um eine differenzierte Empfehlung zu geben, ist es notwendig, körperliche Aktivitäten in Bezug auf die Belastungsart und die Intensität der Belastung zu definieren. Das Training kann seinen Komponenten nach in dynamische (isotone) oder statische (isometrische) Belastung (Mitchell JH et al., 2005) unterteilt werden. Dynamische Belastungsformen sind dadurch definiert, dass zyklische Bewegungsformen durchgeführt werden, welche zu Veränderungen in der Muskellänge führen und geringe Veränderungen des intramuskulären Druckes bewirken. Im Gegensatz dazu bewirken statische Belastungsformen geringe Veränderungen in der Muskellänge, jedoch einen großen Anstieg des intramuskulären Druckes. Keine körperliche Aktivität ist rein dynamisch oder statisch, so dass eine Beurteilung der überwiegenden Belastungskomponente ratsam ist.

Ein Beispiel für eine vorwiegend dynamische Belastungsform mit geringer statischer Komponente würde das Laufen darstellen. Im Gegensatz dazu wäre das Gewichtheben eine überwiegend statische körperliche Belastung. Der systolische Blutdruck steigt bei beiden Belastungsformen an, aber der diastolische Blutdruck zeigt nur bei den dynamischen Belastungsformen einen deutlichen Abfall, während er bei den statischen Belastungsformen ansteigt. Ebenso kommt es während dynamischer Belastungsformen zu einem Abfall des peripheren Gefäßwiderstandes, welcher jedoch bei statischen Belastungen unverändert bleibt oder sogar zunimmt.

4.3.2 Definition

Eine genaue Evaluation der individuellen Leistungsfähigkeit sollte in jedem Fall mittels (Spiro-) Ergometrie erfolgen, um unter anderem die adäquate Herzfrequenz für ein Grundlagenausdauertraining zu berechnen. Die für die leistungsphysiologische Beurteilung notwendigen Parameter sind unten angeführt. Danach werden die erhobenen Parameter (metabolische Äquivalente = MET's) zu den üblichen klinischen Belastungsklassifikationen (NYHA-Stadien/Ability Index) in Beziehung gesetzt.

Definition MET, VO$_2$ max:

▌ **MET (Metabolic Equivalent):**
1 MET = O$_2$-Verbrauch/min des Körpers unter Ruhebedingungen
1 MET = 3,5 ml O$_2$/kgKG/min
Normal 10 MET (= 30–40 ml O$_2$/kgKG/min)

▌ **VO$_2$ max (maximaler O$_2$-Verbrauch):**
VO$_2$ max/3,5 = MET max

Beziehung zwischen MET's und NYHA Class/Ability-Index/Specific Activity Scale 1–4

1 keine Einschränkung bei normaler Belastung
> 7 METs möglich: Tennis-Doppel, Surfen, Radfahren, In-line-skaten, Skifahren, Laufen (8–10 km/h),

2 leichte Einschränkungen bei normaler Belastung
5–7 METs: Rasenmähen, Golfen, Gehen (3–6 km/h),

3 starke Einschränkung bei normaler Belastung
2–4 METs: Spazierengehen 3 km/h, Duschen,

4 starke Einschränkung bei geringer Belastung
Belastungen > 2 METs nicht möglich.

Bei der individuellen Beratung ist das Risiko von körperlichen Verletzungen – verursacht durch Kollisionen mit Mitbewerbern oder durch das Auftreten von Synkopen – für die jeweilige Sportart besonders zu berücksichtigen.

Patienten mit schwerer pulmonalarterieller Hypertonie sollten körperliche Aktivitäten, die über ein symptomfreies Grundlagenausdauertraining hinausgehen, vermeiden (Galie N et al., 2004).

4.3.3 Häufige kongenitale Herzfehler

▌ **Vorhofseptumdefekt**
Die Patienten sind im jugendlichen Alter häufig asymptomatisch. Belastungsinduzierte Arrhythmien sind selten und die meisten dieser Arrhythmien sind supraventrikulärer Genese (Vorhofflattern 18%, Sinusknoten-Dysfunktion 39%) (Sealy WC et al., 1969; Vetter VL et al., 1982; Bink-Boelkens MTE et al., 1983).

Es existiert keine Evidenz, dass körperliche Aktivitäten eine Progression der hämodynamischen Wirksamkeit des Vorhofseptumdefekts bewirken.

Empfehlungen für Patienten mit Vorhofseptumdefekt
▮ *Präoperativ/präinterventionell*:
 – hämodynamisch nicht wirksam, asymptomatisch: keine Einschränkung,
 – hämodynamisch wirksam, symptomatisch: Belastungsformen mit niedriger dynamischer und statischer Komponente,
 – bei pulmonalarterieller Hypertension: Restriktion in Bezug auf körperliche Belastungen wie oben angeführt (Galie N et al., 2004).
▮ *Post-interventionell/-operativ:*
 ohne signifikanten Residualshunt: keine Einschränkung in Bezug auf die körperlichen Belastungen, wenn die Patienten asymptomatisch sind, keine Arrhythmien, keine pulmonalarterielle Hypertension sowie eine normale Linksventrikelfunktion vorliegen.

▮ Ventrikelseptumdefekt
Kleine, hämodynamisch nicht wirksame Defekte bleiben über lange Zeit oder immer asymptomatisch (Gabriel HM et al., 2002) und bewirken keinerlei Einschränkungen der Leistungstoleranz. Zumeist treffen wir in der Erwachsenen-Kardiologie auf Patienten mit bereits operativ korrigiertem Ventrikelseptumdefekt ohne Restshunt oder mit kleinem, hämodynamisch nicht wirksamem Defekt.

Empfehlungen für Patienten mit Ventrikelseptumdefekt
▮ *Präoperativ* bestehen bei asymptomatischen Patienten mit einem restriktiven Ventrikelseptumdefekt ohne pulmonale Hypertension keinerlei Einschränkungen.
▮ Patienten mit einem großen, nicht restriktiven Ventrikelseptumdefekt (Eisenmenger-Syndrom) sollten lediglich ein symptomfreies Grundlagen-Ausdauertraining durchführen.
▮ *Postoperativ* gelten die gleichen Überlegungen wie präoperativ.

▮ Aortenisthmusstenose (Coarctatio aortae)
Bei Patienten mit Aortenisthmusstenose kommt es auch nach Korrektur in bis zu 50% der Fälle zu einem signifikanten Anstieg des arteriellen Blutdrucks sowohl in Ruhe als auch unter Belastung (Clarkson PM, 1983; Kaemmerer H et al., 1998; Ruttenberg HD, 1999). In diesen Fällen sollte eine sorgfältige antihypertensive Therapie sowie eine neuerliche Reevaluation in Bezug auf eine katheterinterventionelle Dilatation oder eine Re-Operation durchgeführt werden (siehe Abschn. 5.7).

Empfehlungen für Patienten mit Aortenisthmusstenose
▮ *Präoperativ:* Patienten mit einer Coarctatio ohne Hinweis auf signifikante Druckdifferenz zwischen oberer und unterer Extremität, ohne höhergradige Dilatation des Aortenbulbus und mit normalem RR-Verhalten während des Belastungstests unterliegen keinerlei Einschränkungen ihrer Belastungsaktivitäten. Sollte der Druckgradient mehr als 20 mmHg betragen oder eine belastungsinduzierte Hypertonie auftreten, bei der der

systolische Blutdruck >230 mmHg beträgt, so sollte der Patient nur leicht eingeschränkte dynamische und eher keine statischen Übungen durchführen.

▐ *Postoperativ:* 6 Monate lang kein Leistungssport. Wenn danach ein unauffälliger Status vorliegt, bestehen keinerlei Einschränkungen. Sollte der Druckgradient zwischen oberer und unterer Extremität mehr als 20 mmHg betragen oder eine belastungsinduzierte Hypertonie auftreten, bei der der systolische Blutdruck >230 mmHg beträgt, so sollte der Patient vor allem jene Belastungen vermeiden, die eine hohe statische Komponente aufweisen.

▐ Fallot'sche Tetralogie

Unoperiert weisen solche Patienten eine inadäquate Herzfrequenz-Regulation sowohl bei maximaler als auch bei submaximaler Belastung auf. Nach operativer Korrektur ist jedoch bei richtiger Wahl des Operationszeitpunktes der Cardiac output sowohl in Ruhe als auch unter Belastung normal (Therrien J et al., 2003; Garson A Jr et al., 1980; Walsh EP et al., 1988; Wessel HU et al., 1999). Die Reduktion der Leistungsfähigkeit im Belastungstest kann durch eine hämodynamisch wirksame Pulmonalinsuffizienz bedingt sein.

Empfehlungen für Patienten mit Fallot'scher Tetralogie

▐ *Postoperativ* müssen asymptomatischen Patienten mit lediglich leichter rechtsventrikulärer Dilatation und normalem rechtsventrikulären Druck ohne Hinweis auf Restshunt oder signifikante Arrhythmien während des Belastungstests oder im Langzeit-EKG keine Restriktion in Bezug auf die körperliche Aktivität auferlegt werden. Bestehen relevante Residualbefunde und Folgezustände (siehe Abschn. 5.9), sollte eine individuelle Beurteilung der Belastbarkeit erfolgen und entsprechende Empfehlungen ausgesprochen werden.

▐ Transposition der Großen Arterien (TGA) – Vorhofumkehroperation nach Mustard oder Senning

Nach einer Vorhofumkehroperation ist der anatomisch rechte Ventrikel als Systemventrikel dem Systemdruck ausgesetzt, und auf Grund seiner morphologischen Eigenschaften wird angenommen, dass seine kontraktile Reserve geringer ist als die des anatomisch linken Ventrikels (Hurwitz RA et al., 1996). Darüber hinaus können relevante Residualbefunde und Folgezustände (z. B. atriale Arrhythmien) bestehen, wie sie in Abschn. 5.10 dargestellt werden.

*Empfehlungen für Patienten mit Transposition der Großen Arterien (TGA)
und Vorhofumkehroperation nach Mustard oder Senning*

Die Patienten können bis mittelgradig statische und dynamische Sportarten
ausführen, wenn folgende Bedingungen gegeben sind:

▮ der Systemventrikel ist höchstens leicht dilatiert,

▮ kein Vorhofflattern, keine supra- oder ventrikuläre Tachykardien,

▮ keine Synkopen.

Bestehen relevante Residualbefunde und Folgezustände (siehe Abschn. 5.10),
sollte eine individuelle Beurteilung der Belastbarkeit erfolgen und entsprechende Empfehlungen ausgesprochen werden.

▮ Transposition der Großen Arterien (TGA) – arterielle Switch-Operation

Nach einer arteriellen Switch-Operation besteht eine deutlich bessere Belastbarkeit, eine geringere Prävalenz ventrikulärer Dysfunktionen und von
Arrhythmien, als dies bei einer Vorhofumkehroperation gegeben ist (Reybrouck T et al., 2001). Darüber hinaus können relevante Residualbefunde
und Folgezustände (z. B. Anastomosenstenosen oder Dilatation der neuen
„Aorten"wurzel) bestehen, wie sie im Abschn. 5.10 dargestellt werden.

*Empfehlungen für Patienten mit Transposition der Großen Arterien (TGA)
nach einer arteriellen Switch-Operation*

▮ Patienten mit normaler Ventrikelfunktion, normalem Belastungstest und
ohne bedeutende Arrhythmien unterliegen keinen Restriktionen. Bei Patienten mit zumindest mittelgradiger Ventrikelfunktionseinschränkung
sollte eine individuelle Beurteilung der Belastbarkeit erfolgen und entsprechende Empfehlungen ausgesprochen werden.

▮ Patienten mit Zustand nach Fontan-Operation

Die Fontan-Operation ist ein palliatives Operationsverfahren, das ursprünglich für Patienten mit Trikuspidalatresie verwendet wurde und heute
auch bei Patienten mit komplexen Fehlbildungen angewandt wird, bei denen
eine biventrikuläre Korrektur nicht möglich ist (siehe Abschn. 5.12). Bedingt
durch den operativen Eingriff, bei dem der systemvenöse Rückfluss den rechten Ventrikel umgeht, besteht bei diesen Patienten eine eingeschränkte Leistungsfähigkeit und reduzierter Cardiac output sowohl in Ruhe als auch unter
Belastung (Larsson ES et al., 2003; Stromvall-Larsson E et al., 2003).

Empfehlungen für Patienten mit Zustand nach Fontan-Operation

▮ Es sollten eine individuelle Beurteilung der Belastbarkeit mittels (Spiro-)Er-
gometrie erfolgen und entsprechende Empfehlungen ausgesprochen werden.

4.3.4 Zusammenfassung

Für Patienten mit kongenitalen Herzfehlern sollten in Bezug auf Risiko und Nutzen regelmäßiger adäquater körperlicher Belastungen ähnliche Überlegungen angestellt werden wie für andere kardiologische Patienten. Ein generelles Sportverbot sollte nur in klar definierten Fällen ausgesprochen werden. Die meisten der Patienten mit kongenitalen Vitien bedürfen jedoch einer differenzierten Trainingsempfehlung, welche durch einen Kardiologen, der sowohl die leistungsphysiologischen Komponenten als auch die speziellen Veränderungen der Patienten mit angeborenen Herzfehlern kennt, festgelegt werden soll.

4.4 Patienten-Selbsthilfeorganisationen

E. Niggemeyer, U. Bauer

> Die Erfahrungen der Patienten- und Elternorganisationen stellen wichtige Informationen für medizinisches Fachpersonal dar und gewährleisten den Wissenstransfer zwischen medizinischer Wissenschaft und Praxis. Erhaltung, Pflege und Ausbau enger Kontakte ist deshalb von eminenter Wichtigkeit.

Wie in anderen europäischen Ländern (z.B. in der Schweiz) hat sich auch in Deutschland inzwischen ein dichtes Netzwerk aus Patientenorganisationen und Elternverbänden etabliert, die vor allem für die Betroffenen von großer Bedeutung sind. Sie dienen in erster Linie als Medium des Erfahrungsaustausches, der einen wichtigen Faktor zur psychischen Stärkung von Patienten und deren Angehörigen darstellt, welche ebenso wenig zu vernachlässigen ist wie eine adäquate medizinische Versorgung. Gemeinsame Treffen und Gespräche kommen hierbei ebenso zum Tragen wie durch die Selbsthilfegruppen organisierte Freizeit- und Sportangebote, durch welche Aktivität und Selbstvertrauen des Patienten gestärkt und einer oftmals empfundenen Isolation entgegengewirkt wird.

Die Patienten-Selbsthilfegruppen stellen ein Forum dar, in welchem mittels Broschüren, Zeitschriften und Internetauftritten ausführliche und seriöse, für Laien aufbereitete Fachinformationen verfügbar gemacht und auf dem neuesten Stand gehalten werden. Dazu zählt neben medizinischer und sozialrechtlicher Information auch die Bereitstellung von relevanten Adressen (z.B. von Herzzentren und anderen Betreuungseinrichtungen) und verfügbaren Versorgungsangeboten. Im Sinne einer ,patient education' finden in diesem Rahmen zudem regelmäßig deutschlandweit Seminare, Vorträge oder Symposien statt, welche Betroffenen die Gelegenheit bieten, direkt am medizinischen oder gesundheitspolitischen Diskurs teilzunehmen und wichtige Kontakte zu knüpfen. Das Ergebnis sind selbstbewusste, mündige Patienten, die in der Lage sind, ein eigenverantwortliches und gesellschaftlich integriertes Leben zu führen.

Eine wichtige Rolle spielt auch die Öffentlichkeitsarbeit der Vereine, durch welche der Bekanntheitsgrad des Krankheitsbildes angeborener Herzfehler gesteigert, die Akzeptanz der Betroffenen erhöht und Verständnis gefördert wird.

Ihre wachsende Bedeutung trägt dazu bei, dass eine verstärkte Einflussnahme dieser Organisationen auch im gesundheitspolitischen und medizinischen Bereich möglich ist. So stellen Selbsthilfevereine heute eine starke Lobby dar, die in Vertretung und zur Sicherung der Rechte von Patienten über gesundheitspolitische Entscheidungen mitbestimmen und aufgrund des hohen Eigeninteresses und einer erhöhten Medienpräsenz darin oft erfolgreicher sind als Akteure aus dem medizinischen Sektor allein. Auch für Spezialisten aus dem Versorgungsbereich sind die Vereine insofern von erheblicher Relevanz, als sie durch politische Beratung und vermehrt auch durch finanzielle Forschungsförderung aktiv an der Gestaltung dieses Bereiches mitwirken. Zudem stellen die Informationen und Erfahrungen der Patienten- und Elternorganisationen einen wichtigen Input für medizinisches Fachpersonal dar und gewährleisten den Wissenstransfer zwischen medizinischer Wissenschaft und Praxis. Erhaltung, Pflege und Ausbau enger Kontakte ist deshalb von großer Wichtigkeit.

5 Spezifische Herzfehler

5.1 Vorhofseptumdefekt

A.A. Schmaltz

Vorhofseptumdefekte sind die im Erwachsenenalter am häufigsten diagnostizierten angeborenen Herzfehler. Mit steigendem Alter nehmen die Zahl der Herzrhythmusstörungen – unabhängig ob operiert oder nicht – und die pulmonale Hypertonie (PH) zu (> 4. Lebensjahrzehnt PH-Häufigkeit 30–40%). Bei signifikantem Links-rechts-Shunt mit Volumenbelastung des rechten Ventrikels ist der Verschluss im Erwachsenenalter zu jedem Zeitpunkt indiziert und erfolgt bei Fossa-ovalis-Defekten (ASD II) interventionell mittels Occluder-Systemen.

5.1.1 Basisinformation – Pathophysiologie – Spontanverlauf

Vorhofseptumdefekte sind Substanzdefekte im Bereich des Vorhofseptums, die zu einem Links-rechts-Shunt führen und mit 7,5–8,5% aller angeborenen Herzfehler zu den häufigsten Rezirkulationsfehlern gehören. Im Erwachsenenalter sind es die am häufigsten diagnostizierten angeborenen Herzfehler. Nach ihrer Lokalisation (siehe Abb. 5.1.1) unterscheiden wir an erster Stelle

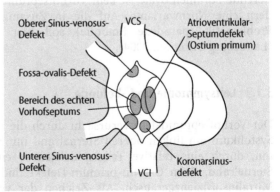

Abb. 5.1.1. Schematische Darstellung der Vorhofseptumdefekte aus der Blickrichtung des Chirurgen nach Eröffnung des rechten Vorhofes. (*VCI* Vena cava inferior, *VCS*, Vena cava superior). (Aus: Apitz [9])

Oberer Sinus-venosus-Defekt

VCS

Atrioventrikular-Septumdefekt (Ostium primum)

Fossa-ovalis-Defekt

Bereich des echten Vorhofseptums

Unterer Sinus-venosus-Defekt

Koronarsinus-defekt

VCI

den Sekundumdefekt im Bereich der Fossa ovalis. Seltenere Ursachen eines Links-rechts-Shunts sind der obere Sinus-venosus-Defekt, der in 93% der Fälle mit fehlmündenden Lungenvenen einhergeht, der untere Sinus-venosus-Defekt, der Primumdefekt unmittelbar oberhalb der AV-Klappenebene, der zu den atrioventrikulären Septumdefekten zählt und meistens mit Missbildungen der AV-Klappen einhergeht (siehe Abschn. 5.3), und den „unroofed coronary sinus". Ein gemeinsamer Vorhof („common atrium") entsteht durch das komplette Ausbleiben der Vorhofseptierungen und ist meistens mit Anomalien der AV-Klappen und des ventrikulären Anteils des AV-Septums kombiniert. Selten tritt der Vorhofseptumdefekt familiär mit autosomal-dominanter Vererbung sowie in Kombination mit einer Radiusaplasie, komplettem Rechtsschenkelblock oder AV-Block beim Holt-Oram-Syndrom auf. Das weibliche Geschlecht überwiegt in einem Verhältnis von 1,5–2,5 : 1 (Schmaltz AA, 2002).

Die *Hämodynamik* des Vorhofseptumdefektes hängt von der Defektgröße, dem geringen intraatrialen Druckunterschied zwischen linkem und rechtem Vorhof und der diastolischen Dehnbarkeit – der Compliance – der nachgeschalteten Ventrikel ab. Der Links-rechts-Shunt auf Vorhofebene bewirkt eine Dilatation des rechten Ventrikels, die das Septum nach hinten drängt und abflacht. Im verschmälerten linken Ventrikel ist dann das Mitralklappengewebe im Überschuss vorhanden, was zu dem oft beobachteten sekundären Mitralklappenprolaps führt.

Spontanverschlüsse von Sekundumdefekten sind häufig; 80% der Defekte mit einem Durchmesser < 5 mm verschließen sich spontan in den ersten 4 Lebensjahren (Helgason H et al., 1999). Operierte Sekundumdefekte haben eine der Normalbevölkerung vergleichbare Prognose (Roos-Hesselink JW et al., 2003), vorausgesetzt die Patienten wurden vor dem 24. Lebensjahr oder bei einem präoperativen systolischen Pulmonalisdruck < 40 mmHg operiert; die Inzidenz von Herzrhythmusstörungen ist gering. Mit steigendem Alter nehmen die Zahl der Herzrhythmusstörungen – unabhängig ob operiert oder nicht – und die pulmonale Hypertonie (PH) zu (> 4. Lebensjahrzehnt PH-Häufigkeit 30–40%, besonders bei Frauen und Sinus-venosus-Defekten – Konstantinides S et al., 1995; Vogel M et al., 1999). Das persistierende Foramen ovale ist kein Vorhofseptumdefekt im engeren Sinn, sondern eine Normvariante. Auf die in Zusammenhang damit entstehende Problematik (paradoxe Embolie) soll hier nicht eingegangen werden (Landzberg MJ et al., 2004).

5.1.2 Leitsymptome und -befunde

Der Vorhofseptumdefekt verursacht durch die relative Pulmonalstenose ein Systolikum am linken oberen Sternalrand mit fixiert gespaltenem 2. Herzton, durch eine relative Trikuspidalstenose ein Diastolikum am unteren Sternalrand. Beim Ostium-primum-Defekt findet sich häufig das typische Mitralinsuffizienzgeräusch. Als Zeichen der vermehrten Lungendurchblutung finden sich eine vermehrte Infektanfälligkeit und (Belastungs-)Dyspnoe. Ausgeprägte Herzinsuffizienzzeichen (Hepatosplenomegalie, Ödeme) sind selten.

Nach der Operation bilden sich Beschwerden und Befunde in der Regel zurück. Je später der Patient behandelt wird, desto häufiger können die o. g. Symptome in abgeschwächter Form persistieren.

5.1.3 Diagnostik

5.1.3.1 Zielsetzung

Lokalisation und Größenbestimmung des Defektes, seiner Ränder und Abschätzung seiner hämodynamischen Auswirkungen (Dilatation von rechtem Vorhof und Ventrikel, Ausschluss/Nachweis einer pulmonalen Drucksteigerung). Nachweis bzw. Ausschluss von zusätzlichen komplizierenden Begleitfehlbildungen (z. B. Lungenvenenfehlmündung, Systemvenenanomalien, Pulmonalstenose, Mitralklappenprolaps).

Nach Defektverschluss Kontrolle der hämodynamischen Auswirkungen und der Rhythmusstörungen (Ventrikelfunktion und -größe, Restdefekt, Lungenvenenfehlmündung).

5.1.3.2 Apparative Diagnostik und ihre Bewertung

EKG, Langzeit-EKG, ggf. Rö-Thorax, Echokardiographie mit Farb-, PW- und CW-Doppler, ggf. transösophageale und intrakardiale Echokardiographie. Invasive Diagnostik bei Verdacht auf pulmonale Drucksteigerung oder zur Vorbereitung der Intervention.

Das EKG zeigt die rechtsventrikuläre Volumenbelastung und erlaubt die Differenzierung zwischen Primum- (überdrehter Linkstyp) und Sekundumdefekt (Steil- bis Rechtstyp); Herzrhythmusstörungen werden mit dem Langzeit-EKG aufgedeckt. Die Lokalisation und Größenbestimmung des Defektes sowie die Darstellung der Lungenveneneinmündung erfolgt mit der transthorakalen und transösophagealen Echokardiographie. Die hämodynamische Bedeutung wird aus der Volumenbelastung des rechten Herzens und der paradoxen Septumbewegung sowie mittels Doppler aus dem Flussverhältnis von Pulmonalis und Aorta abgeschätzt.

Bestehen Zweifel an der hämodynamischen Relevanz oder der Verdacht auf zusätzliche Vitien, kann eine invasive Diagnostik indiziert sein.

5.1.4 Therapie

5.1.4.1 Indikation

Bei signifikantem Links-rechts-Shunt mit Volumenbelastung des rechten Ventrikels (RV-Vergrößerung, QP/QS >1,5–2) ist der Verschluss im Erwachsenenalter zu jedem Zeitpunkt indiziert. Retro- und prospektive Studien haben einen günstigeren Langzeitverlauf für Patient mit chirurgischem Verschluss des ASD gegenüber Spontanverlauf und medikamentöser Behandlung nachgewiesen (Attie F et al., 2001; Konstantinides S et al., 1995), Schwangerschaftskomplikationen treten seltener auf (Actis Dato GM et al., 1998).

Bei erhöhtem Pulmonalgefäßwiderstand ist ein Verschluss sicher nicht mehr indiziert, wenn der pulmonale Widerstand oder PAP 2/3 des Systemwiderstands bzw. Systemdrucks übersteigt und ein QP/QS-Verhältnis <1,5 vorliegt oder eine Vasoreagibilität nicht mehr gegeben ist (Fuster V et al., 1986; Conelly S et al., 1998; Therrien J et al., 2001).

In seltenen Fällen kann sich bei bestehender linksventrikulärer systolischer oder diastolischer Funktionsstörung eine linksatriale Drucksteigerung mit Lungenödem bei Verschluss des Defekts entwickeln.

5.1.4.2 Therapieoptionen

Bei der seltenen Herzinsuffizienz erfolgt deren Therapie, ohne den Defektverschluss wesentlich zu verzögern.

Defekte der Fossa ovalis (ASD II) werden heute mit einer Erfolgsquote von >90% und einer Restshuntquote von 5–10% interventionell mittels Occluder-Systemen verschlossen. Zur Steuerung dieses Eingriffs haben sich die transösophageale und intrakardiale Echokardiographie besonders bewährt (Bartel T et al., 2003). Dabei werden weniger Komplikationen beobachtet und ist der Krankenhausaufenthalt kürzer als beim chirurgischen Verschluss. Herzrhythmusstörungen treten – wenn nicht schon vorher beobachtet – seltener auf (Butera G et al., 2006; Fischer G et al., 2003).

Dem operativen Verschluss bleiben nur große, exzentrisch gelegene (Sinus venosus, ASD I) und Defekte mit Begleitfehlbildungen vorbehalten. Die operative Mortalität liegt im europäischen Gesamtkollektiv deutlich <1%, wird aber vom Alter, Cardiac index, und Pulmonalisdruck beeinflusst.

5.1.5 Nachsorge

Die Nachsorge zielt auf mögliche Komplikationen der Thorakotomie, der Perikardiotomie, möglicherweise eingebrachter Implantate (Patches, Verschlusssysteme), auf die Funktion beider Ventrikel, mögliche Restdefekte und auf Herzrhythmusstörungen (Gatzoulis MA et al., 1999; Roos-Heselink JW et al., 2003; Silversides CK et al., 2004). Nach interventionellem Verschluss Gabe von ASS und Endokarditisprophylaxe für 6 Monate. In einzelnen Zentren wird in den ersten drei Monaten Clopidogrel appliziert.

Bei operativem Verschluss im Kindesalter ohne residuelle Befunde (kein Shunt, normal große rechtsseitige Herzhöhlen) ist keine routinemäßige Nachsorge notwendig. Bei Verschluss im Erwachsenenalter richtet sich die Häufigkeit der Nachkontrolle nach den Restbefunden. Nach katheterinterventionellem Verschluss ist eine längerfristige Kontrolle indiziert. Eine Endokarditisprophylaxe kann sich auf die Frist von 6 Monaten nach Verschluss beschränken.

5.2 Ventrikelseptumdefekt

A. A. SCHMALTZ

Im Erwachsenenalter handelt es sich bei den Ventrikelseptumdefekten (VSD) entweder um kleine, bei denen im Kindesalter keine Operationsindikation bestand, oder Re- oder Restdefekte nach Verschlussoperation oder – sehr selten – solche mit pulmonaler Widerstandserhöhung. Eine Op-Indikation besteht bei einer Volumenbelastung des linken Ventrikels, einer Widerstandserhöhung < 2/3 des Systemwiderstands bzw. Vasoreagibilität, beim Auftreten einer Aorteninsuffizienz oder nach Endokarditis.

5.2.1 Basisinformation

Der Ventrikelseptumdefekt (VSD) ist mit 1,3–4,7 auf 1000 Lebendgeborenen der häufigste angeborene Herzfehler. Nach der anatomischen Lage, die in Abbildung 5.2.1 dargestellt ist, unterscheiden wir perimembranöse, muskuläre, infundibuläre und Inlet-Defekte. Ihre Häufigkeitsverteilung ist in Tabelle 5.2.1 wiedergegeben. Aufgrund des lauten Systolikums ist die Auf-

Tabelle 5.2.1. Häufigkeitsverteilung der unterschiedlichen Ventrikelseptumdefekte

Lokalisation	Echokardiographische Serie (Trowitzsch et al.)	Pathologische Serie	Chirurgische Serie (Kirklin)
▮ Perimembranös	25%	70%	80%
▮ Muskulär	68%	12%	5–10%
▮ Infundibulär	7%	8%	5%

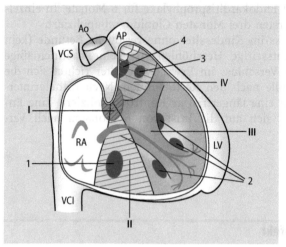

Abb. 5.2.1. Anteile des Ventrikelseptums und Lage verschiedener Ventrikelseptumdefekte. Blick auf das Ventrikelseptum nach Eröffnung des rechten Ventrikels. (*I* membranöses Septum, *II* (muskuläres) Inletseptum, *III* (muskuläres) trabekuläres Septum, *IV* (muskuläres) Auslassseptum; *1* muskulärer Inletseptumdefekt, *2* muskuläre trabekuläre Septumdefekte, *3* muskulärer Auslassseptumdefekt, *4* doppelt zugeordneter subarterieller Defekt; *Rot* Reizleitungssystem mit rechtem Tawara-Schenkel, *Ao* Aorta, *AP* A. pulmonalis, *LV* linker Ventrikel, *RA* rechter Vorhof, *VCI* Untere Hohlvene, *VCS* obere Hohlvene. (Aus: Apitz [9])

deckungsrate im Kindesalter hoch. Im Erwachsenenalter haben wir deshalb mit kleinen VSD's zu rechnen, für die im Kindesalter keine Operationsindikation bestand (Gabriel HM et al., 2002; Neumayer U et al., 1998), mit Patienten mit chirurgisch (oder künftig interventionell) verschlossenen VSD's bzw. Re(st)-VSD's (1, 8) oder den sehr seltenen Fällen von großen VSD's mit pulmonaler Druck- bzw. Widerstandserhöhung (Eisenmengerreaktion) (Kennan BR et al., 2003).

Bei kleinen VSD's kann komplizierend (in 1–15%) eine Endokarditis und besonders bei infundibulärer Lage durch Prolaps eines Aortenklappensegels (Schmaltz AA et al., 2004) eine Aorteninsuffizienz mit nachfolgender hämodynamischer Verschlechterung oder Herzrhythmusstörungen auftreten. Noch im Adoleszentenalter wird nicht selten ein Spontanverschluss des VSD's beobachtet (Onat T et al., 1989). Herzrhythmusstörungen treten besonders bei operierten Patienten auf. Der Einfluss der Operationsmethodik auf die Schenkelblockhäufigkeit ist umstritten. Jede Ventrikulotomienarbe birgt ein erhöhtes Arrhythmierisiko in sich (Houyel L et al., 1990). Postoperative AV-Blockierungen zeigen im Langzeitverlauf ein erhöhtes Rückfallrisiko (Roos-Hesselink JW et al., 2004). Zur Eisenmengerreaktion siehe Abschn. 2.4.

5.2.2 Leitsymptome und -befunde

Kleine VSD's fallen durch das laute Systolikum bei sonstiger Symptomfreiheit auf. Die körperliche Leistungsfähigkeit der Patienten ist nur selten (unter 4%) eingeschränkt. Dies gilt auch für Patienten mit operierten VSD's, bei denen häufiger als in der Normalbevölkerung Herzrhythmusstörungen (Erregungsüberleitungs- und Ausbreitungsstörungen, ventrikuläre Arrhythmien) auftreten.

5.2.3 Diagnostik

5.2.3.1 Zielsetzung

Nachweis und Lokalisation des Defekts sowie Abschätzung seiner hämodynamischen Auswirkungen, insbesondere auf den Lungenkreislauf. Ventrikelfunktion, Nachweis bzw. Ausschluss von Begleitfehlbildungen und Verlaufskomplikationen: Rhythmusstörungen, Endokarditis, Aorteninsuffizienz, Herzinsuffizienz.

Postoperativ: postoperative Restshunts, Ventrikelfunktion, das Verhalten des Lungengefäßwiderstands und einer Aorteninsuffizienz, Rhythmus- und Überleitungsstörungen.

5.2.3.2 Apparative Diagnostik und ihre Bewertung

EKG und Langzeit-EKG dienen der Aufdeckung von Herzrhythmusstörungen, besonders bei operierten Patienten. Das Röntgenthoraxbild zeigt die Herzgröße und das Ausmaß der Lungendurchblutung. Die Echokardiographie erlaubt die Bestimmung der Volumenbelastung des linken Ventrikels, die Lokalisation des Defekts und mit der Messung der Flussgeschwindigkeit über den VSD auch einen Rückschluss auf die intrakardialen Druckverhältnisse. Weiterhin können damit Verlaufskomplikationen wie das Auftreten einer Aorteninsuffizienz, eines Aortentaschenprolapses oder einer Endokarditis erkannt werden.

Die Bestimmung der Widerstandsverhältnisse im Hinblick auf eine noch mögliche Operabilität bei großem VSD ist nur auf invasivem Weg möglich. Zusätzliche Vitien werden dadurch ebenfalls aufgedeckt. Pharmakologische Tests (siehe Leitlinie Diagnostik der pulmonalen Hypertonie des Kompetenznetzes Angeborene Herzfehler, 2006) können Aufschluss über die Reversibilität der pulmonalen Drucksteigerung geben.

5.2.4 Therapie

5.2.4.1 Indikation

Unabhängig vom Lebensalter sollen VSD's, die zu einer Volumenbelastung des linken Ventrikels (LV-Vergrößerung, Qp/Qs > 2 : 1, erhöhter systolischer Pulmonalisdruck > 40 mmHg) führen, verschlossen werden. Bei fehlender hämodynamischer Wirksamkeit werden kleine Defekte bei infundibulärer Lage, beim Auftreten einer Aorteninsuffizienz oder nach einer Endokarditis verschlossen.

Bei pulmonaler Hypertonie ist der Verschluss bei Patienten mit pulmonalem Gefäßwiderstand von ≥ 2/3 des Systemwiderstands oder systolischem Pulmonalisdruck von ≥ 2/3 des Systemdrucks nur dann indiziert, wenn ein Qp/Qs-Verhältnis > 1,5 oder eine Vasoreagibilität vorliegt (Fuster V et al., 1986; Conelly MS et al., 1998; Therrien J et al., 2001).

5.2.4.2 Therapieoptionen

Bei bestehender Herzinsuffizienz medikamentöse Therapie derselben (siehe Leitlinie der DGK).

Für perimembranöse und muskuläre VSD's werden zunehmend mittels Katheterintervention Occludersysteme eingesetzt (Ewert P et al., 2004; Holzer R et al., 2004). Das Standardverfahren ist derzeit noch der chirurgische Verschluss unter Zuhilfenahme des kardiopulmonalen Bypasses. Das Mortalitätsrisiko liegt bei 1,4% im europäischen Gesamtkollektiv, nur bei vorbestehender pulmonaler Hypertonie ist mit einer signifikanten Spätmortalität zu rechnen (Moller JH et al., 1991).

5.2.5 Nachsorge

Die Nachsorge bezieht sich u. a. auf die Ventrikelfunktion, Herzrhythmusstörungen, einen postoperativen Restshunt, das Verhalten des Lungengefäßwiderstands und einer Aorteninsuffizienz. Ggf. ist eine Schrittmachernachsorge notwendig. Die Häufigkeit der Nachkontrolle richtet sich nach den Restbefunden. Eine Endokarditisprophylaxe ist jenseits der ersten 6 postoperativen Monate nach der neuen AHA-Guideline nur bei einem Restshunt in Patchnähe notwendig.

5.3 Atrioventrikulärer Septumdefekt (AVSD)

H. KAEMMERER

Beim partiellen (inkompletten) atrioventrikulären Septumdefekt (Vorhofseptumdefekt vom Primumtyp, ASD I) besteht ein tiefsitzender Vorhofseptumdefekt, der bis in die AV-Klappen-Ebene reicht (siehe Abb. 5.3.1), beim kompletten atrioventrikulären Septumdefekt (cAVSD) ein tiefsitzender Vorhofseptumdefekt vom Primumtyp, ein inlet-VSD sowie eine gemeinsame AV-Klappe. Der AVSD wird nicht selten von weiteren kardialen (u. a. offener Ductus arteriosus, Pulmonalstenose, Fallot'sche Tetralogie, Transposition der großen Gefäße oder Situsanomalien) und nicht-kardialen Anomalien (z. B. Trisomie 21) begleitet. Das klinische Erscheinungsbild hängt von der Größe des ASD, des VSD und dem Schweregrad der AV-Klappeninsuffizienz sowie von den pulmonalen Widerstandsverhältnissen ab. Nicht-operierte Erwachsene mit komplettem AVSD haben fast alle eine Eisenmenger-Reaktion. Therapie der Wahl ist die rechtzeitige operative Korrektur. Wegen vielfältiger postoperativer Residualbefunde gehören alle betroffenen Patienten in eine regelmäßige Verlaufskontrolle.

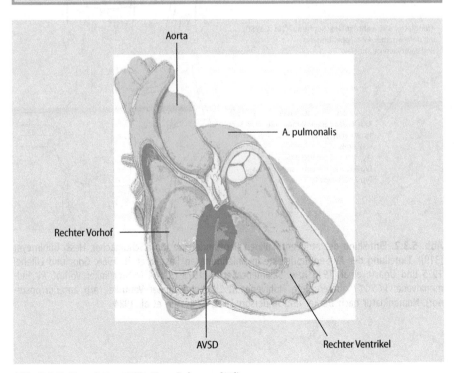

Abb. 5.3.1. Kompletter AVSD. (Aus: Erdmann [91])

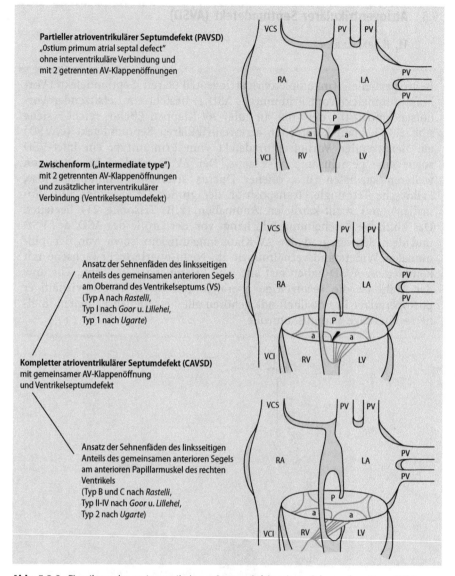

Partieller atrioventrikulärer Septumdefekt (PAVSD)
„Ostium primum atrial septal defect"
ohne interventrikuläre Verbindung und
mit 2 getrennten AV-Klappenöffnungen

Zwischenform („intermediate type")
mit 2 getrennten AV-Klappenöffnungen
und zusätzlicher interventrikulärer
Verbindung (Ventrikelseptumdefekt)

Ansatz der Sehnenfäden des linksseitigen
Anteils des gemeinsamen anterioren Segels
am Oberrand des Ventrikelseptums (VS)
(Typ A nach *Rastelli*,
Typ I nach *Goor* u. *Lillehei*,
Typ 1 nach *Ugarte*)

Kompletter atrioventrikulärer Septumdefekt (CAVSD)
mit gemeinsamer AV-Klappenöffnung
und Ventrikelseptumdefekt

Ansatz der Sehnenfäden des linksseitigen
Anteils des gemeinsamen anterioren Segels
am anterioren Papillarmuskel des rechten
Ventrikels
(Typ B und C nach *Rastelli*,
Typ II-IV nach *Goor* u. *Lillehei*,
Typ 2 nach *Ugarte*)

Abb. 5.3.2. Einteilung der atrioventrikulären Septumdefekte (aus: Schumacher, Hess, Bühlmeyer [319]). Einteilung der AV-Septumdefekte in Anlehnung an Rastelli et al. 1966, Goor und Lillehei 1975 und Ugarte et al. 1976 bzw. Salamanca et al. 1978 (*RA/LA* rechter/linker Vorhof, *PV* Pulmonalvene, *VCS/VCT* obere/untere Hohlvene, *RV/LV* rechter/linker Ventrikel, a/p anterior/posterior). Nomenklatur nach Becker und Anderson 1982, Anderson et al. 1984

5.3.1 Basisinformation – Pathophysiologie – Spontanverlauf

Beim *partiellen (inkompletten) AV-Septumdefekt* (Vorhofseptumdefekt vom Primumtyp: ASD I) besteht ein tiefsitzender Vorhofseptumdefekt, der bis in die AV-Klappen-Ebene reicht (Piccoli GP et al., 1979). Ein gemeinsames anteriores (anterior bridging leaflet) sowie ein posteriores Segel (posterior bridging leaflet) der beiden AV-Klappen sind bindegewebig so miteinander verbunden, dass beide AV-Klappen voneinander getrennt sind. In beiden AV-Klappen bestehen Appositionslinien, die auch als „Spalt" (Cleft) bezeichnet werden.

Beim *AVSD vom Intermediärtyp* besteht ein Vorhofseptumdefekt vom Primumtyp (ASD I) sowie ein Ventrikelseptumdefekt im Inlet-Bereich. Beide AV-Klappen liegen auf einer Ebene, und es bestehen jeweils separate Klappenringe.

Beim *kompletten atrioventrikulären Septumdefekt (cAVSD)* bestehen ein tiefsitzender Vorhofseptumdefekt vom Primumtyp, ein Inlet-VSD sowie eine gemeinsame AV-Klappe mit rechts- und linksseitigen AV-Klappenanteilen (siehe Abb. 5.3.2).

Die rechts- und linksseitigen AV-Klappenanteile befinden sich auf gleicher Höhe und bilden eine gemeinsame AV-Klappenöffnung, über die alle vier Herzhöhlen miteinander in Verbindung stehen können.

Die gemeinsame AV-Klappe besteht aus vier bis sieben Segeln. Die AV-Klappenanteile bilden ein gemeinsames anteriores (anterior bridging leaflet) sowie ein posteriores Segel (posterior bridging leaflet). Die Papillarmuskeln können Abnormitäten aufweisen (z. B. singuläre oder eng beieinanderliegende Papillarmuskeln).

Wenn die gemeinsame Klappe einem Ventrikel mehr zugeordnet ist als dem anderen, spricht man von einer „Links-" oder „Rechts-Dominanz", ansonsten vom „ausgewogenen" oder „balancierten Typ". AV-Klappen-Straddling bzw. Overriding kann zur Hypoplasie eines Ventrikels führen.

Beim AV-Septumdefekt ist die Aortenklappe nicht zwischen die AV-Klappen eingekeilt, sondern liegt weiter anterior und superior als normal („unwedged position"). Das Konusseptum ist sehr lang. Dies bedingt zusammen mit einem weit apikal gelegenen anterioren Papillarmuskel mit entsprechend verlängertem Segel einen verschmälerten und verlängerten linksventrikulären Ausflusstrakt („Schwanenhals-Deformität", Goose-neck-deformity). Letzterer kann eine mehr oder weniger ausgeprägte Obstruktion aufweisen.

Die Lage des Reizleitungssystems ist abnorm. Bei fehlenden Septumanteilen ist der AV-Knoten infero-posterior verlagert und liegt in der Hinterwand des Vorhofs (Rastelli G et al., 1966).

Häufige Begleitanomalien beim cAVSD sind ein offener Ductus arteriosus, eine Pulmonalstenose, eine Fallot'sche Tetralogie, ein Double outlet right ventricle, eine Transposition der großen Arterien oder Situsanomalien. Etwa 35% der Patienten mit AVSD haben eine Trisomie 21, etwa 15% der Patienten mit Trisomie 21 einen AVSD (Masuda M et al., 2005).

Ein *partieller (inkompletter) AV-Septumdefekt* führt durch einen Links-Rechts-Shunt auf Vorhofebene zu einer Volumenbelastung des rechten Herzens und der Lungengefäße. Der Spalt im anterioren Mitralklappensegel kann eine linksseitige AV-Klappeninsuffizienz bedingen. Die linksatriale Belastung ist meist nur gering, da der überwiegende Teil des regurgitierten Blutes direkt in den rechten Vorhof fließt.

Beim *kompletten AV-Septumdefekt* entsteht durch den ASD eine Volumenbelastung des rechten Herzens und des Lungenkreislaufs, durch den Links-Rechts-Shunt auf Ventrikelebene eine zusätzliche Volumenbelastung des linken Herzens. Letztere wird durch die bestehende linksseitige AV-Klappeninsuffizienz noch verstärkt.

Die *Shuntgröße* hängt von der Defektgröße und den Widerstandsverhältnissen in beiden Kreisläufen ab.

Im Spontanverlauf versterben die meisten Patienten im Kleinkindesalter. Das 5. Lebensjahr überleben weniger als 4%. Häufige *Todesursachen* sind Herzinsuffizienz, Atemwegsinfektionen, obstruktive Lungengefäßerkrankungen sowie Endokarditiden.

Bei den Überlebenden entwickelt sich häufig schon im ersten Lebensjahr eine irreversible obstruktive Lungengefäßerkrankung. Besonders gefährdet sind Patienten mit Trisomie 21.

5.3.2 Leitsymptome und -befunde

Das *klinische Erscheinungsbild* hängt von der Größe des ASD, des VSD und dem Schweregrad der AV-Klappeninsuffizienz sowie von den pulmonalen Widerstandsverhältnissen ab.

Bei partiellen oder intermediären Formen des AVSD können die Patienten durchaus asymptomatisch sein. Je nach Schweregrad finden sich Symptome einer Herzinsuffizienz mit Lungenüberflutung oder einer obstruktiven Lungengefäßerkrankung. Einige Patienten entwickeln spontan eine Obstruktion des linksventrikulären Ausflusstraktes, Vorhofrhythmusstörungen oder höhergradige AV-Blockierungen.

Nicht-operierte Erwachsene mit komplettem AVSD haben fast alle eine Eisenmenger-Reaktion (u.a. mit Zyanose, Leistungseinschränkung, Belastungs- und Ruhedyspnoe, Rechtsherzinsuffizienz, Vorhofrhythmusstörungen oder Blockbildern, Haemoptoe, Synkopen, Hirnabszess).

5.3.3 Diagnostik

5.3.3.1 Zielsetzung

Abklärung von Morphologie und Hämodynamik der Läsion sowie der postoperativen Folgezustände.

5.3.3.2 Apparative Diagnostik und ihre Bewertung

Oximetrie, EKG, Langzeit-EKG, Rö-Thorax, Echokardiographie sowie ggf. Herzkatheteruntersuchung.

▌ Das Langzeit-EKG deckt die besonders postoperativ auftretenden Herzrhythmusstörungen auf.

▌ Die Echokardiographie kann alle morphologisch relevanten Fragen beantworten: Lokalisation und Größe des ASD und VSD, AV-Klappen-Anatomie und -Funktion, Insertion der Chordae tendineae, Zahl und Position der Papillarmuskeln, Goose-neck-Deformität und Subaortenstenose, Größe der Vorhöfe, der Ventrikel, des Truncus pulmonalis und der Aorta, Ventrikelfunktion, assoziierter Herzfehler.

▌ Die transösophageale Echokardiographie (TEE) ist besonders wichtig für die Beurteilung der AV-Klappen-Morphologie und -Funktion (Straddling, Overriding).

▌ Im Hinblick auf eine mögliche Operation dient die Katheteruntersuchung der Quantifizierung der Shuntverhältnisse und der Lungengefäßwiderstände, bei Erwachsenen interessiert zudem der Koronarstatus (Webb GD et al., 2001).

5.3.4 Therapie

5.3.4.1 Indikation

Die elektive Operation erfolgt innerhalb der ersten sechs Lebensmonate, um einer irreversiblen pulmonalen Hypertonie oder einer Herzinsuffizienz vorzubeugen (Hanley FL et al., 1993).

Palliativoperationen (Pulmonalarterienbanding) erfolgen heute nur noch, wenn ausgeprägte Ventrikeldominanz oder Begleitanomalien eine primäre Korrektur nicht zulassen.

Indikation zur Operation bei noch operablen Erwachsenen sind Symptome wie eine relevante AV-Klappeninsuffizienz, paradoxe Embolien oder eine linksventrikuläre Ausflusstraktobstruktion (peak-to-peak-Kathetergradient oder mittlerer Echo-Gradient > 50 mmHg plus linksventrikuläre Hypertrophie).

Bei Patienten mit pulmonalem Gefäßwiderstand von 2/3 des Systemwiderstands oder systolischem Pulmonalisdruck von 2/3 des Systemdrucks ist ein Verschluss nur dann indiziert, wenn ein Qp/Qs-Verhältnis > 1,5 vorliegt oder eine Vasoreagibilität gegeben ist (Therrien J et al., 2001).

Wichtige Indikationen zur Behandlung oder auch zur Re-Operation im postoperativen Verlauf sind persistierende oder neu aufgetretene hämodynamisch und/oder klinisch relevante Septumdefekte, Insuffizienzen oder Stenosen der linksseitigen AV-Klappe, subaortale Obstruktionen, Vorhofarrhythmien oder Verschlechterung der Ventrikelfunktion.

5.3.4.2 Therapie-Optionen

Beim *balancierten kompletten AVSD* kann die Korrekturoperation mit Single-patch- oder besser Double-patch-Technik erfolgen (Crawford FA Jr et al., 2001). Die AV-Klappe wird rekonstruiert oder ersetzt.

Beim *unbalancierten AVSD* kann evtl. eine Kreislauftrennung im Sinne einer partiellen kavopulmonalen Anastomose (PCPC) mit nachfolgender totaler kavopulmonaler Anastomose (TCPC) indiziert sein.

In erfahrenen Zentren liegt die ursprünglich hohe Operationsletalität bei cAVSD im Kindesalter < 5%. Komplikations- und Letalitätsrate hängen vom Alter zum OP-Zeitpunkt, vom Vorhandensein von Ventrikelhypoplasien, der präoperativen Funktionsklasse, dem Pulmonalarteriendruck und Lungengefäßwiderstand, dem Schweregrad der AV-Klappeninsuffizienz sowie von assoziierten Anomalien (z. B. multiple VSD, Double orifice mitral valve) ab. Sowohl in sehr jungem, als auch in höherem Alter sind Komplikations- und Letalitätsrate erhöht.

Die post-operative Überlebensrate liegt nach 20 Jahren > 80%, die Re-Operations- bzw. Re-Interventionsrate < 10%.

Besteht eine *Eisenmenger-Reaktion,* so bleibt als einzige chirurgische Option die Herz-Lungentransplantation.

Je nach Art der Rhythmusstörungen kann eine Indikation zur antiarrhythmischen Behandlung oder zur Schrittmacherversorgung bestehen.

5.3.5 Nachsorge

Zu den typischen postoperativen Residualbefunden gehören die Schlussunfähigkeit der rekonstruierten linksseitigen AV-Klappe, seltener der rechtsseitigen AV-Klappe, eine Stenose der linksseitigen AV-Klappe, Restdefekte auf Vorhof- oder Kammerebene, die Entwicklung einer Subaortenstenose sowie ein Fortschreiten der obstruktiven Lungengefäßerkrankung (Bando K et al., 1995; Deanfield J et al., 2003; Lange R et al., 2001).

Blockbilder (AV-Blockierungen, Rechtsschenkelblock) finden sich häufig bei Patienten mit komplettem AVSD. Zu den häufigsten Rhythmusstörungen gehören supraventrikuläre Arrhythmien (z. B. AV-Dissoziationen, Vorhofflattern, AV-Knotentachykardien). Komplexe ventrikuläre Arrhythmien sind seltener (El-Najdawi EK et al., 2000; Formigari R et al., 2000).

Auch postoperativ ist das Endokarditisrisiko erhöht, so dass eine Indikation zur Endokarditisprophylaxe nach den bisherigen Vorstellungen bestand. Die Auswirkungen der neuen AHA-Guideline bleiben abzuwarten. Eine regelmäßige, zumindest jährliche Verlaufskontrolle wird empfohlen.

5.4 Persistierender Ductus arteriosus (PDA)

H. Gabriel

> Der PDA ist bei erwachsenen Patienten eine selten auftretende Läsion und wird gelegentlich als dilatative Kardiomyopathie fehlinterpretiert. Bei Verschluss im Erwachsenenalter richtet sich die Häufigkeit der Nachkontrolle nach den Restdefekten und Folgezuständen. Der katheterinterventionelle Verschluss ist für den Großteil dieser Patienten die Methode der Wahl; eine längerfristige Kontrolle ist indiziert.

5.4.1 Basisinformation

Der persistierende Ductus arteriosus ist die Gefäßverbindung zwischen der deszendierenden Aorta distal der linken A. subclavia und der Pulmonalarterie. Bei einem Fetus bedingt diese eine direkte Weiterleitung des Blutes direkt vom rechten Ventrikel in die deszendierende Aorta, um so den nicht benötigten pulmonalen Kreislauf zu umgehen. Bei der Geburt kommt es jedoch zu einer Umkehr dieser Flussrichtung, so dass Blut von der deszendierenden Aorta in die Pulmonalarterien gelangt. Die Größe und die Form eines PDA variieren sehr stark und bedingen sowohl den zugrunde liegenden pathophysiologischen Impact als auch die Wahl des adäquaten Verschlusssystems (Rudolph AM et al., 1964).

5.4.2 Leitsymptome und -befunde

Der PDA ist bei erwachsenen Patienten eine selten auftretende Läsion und wird gelegentlich als dilatative Kardiomyopathie fehlinterpretiert. Die Vorstellung der Patienten erfolgt dann zumeist wegen Dyspnoe und Einschränkung der Leistungsfähigkeit.

Klinisch lässt sich der Ductus arteriosus im Erwachsenenalter wie folgt klassifizieren:
- *Unbedeutender Duktus*: Hier kann der Duktus nur echokardiographisch nachgewiesen werden (4). Ein Herzgeräusch ist nicht auskultierbar („silent duct").
- *Kleiner PDA*: Es liegt ein kontinuierliches Geräusch vor, der Duktus ist aber zu klein für eine erkennbare hämodynamische Auswirkung (unauffälliger linker Ventrikel, normaler Pulmonalisdruck). Der Patient ist beschwerdefrei.
- *PDA mit hämodynamischer Auswirkung und nach wie vor reinem Links-Rechts-Shunt*: Es besteht ein kontinuierliches Herzgeräusch. Offensicht-

lich unabhängig von der Größe des Duktus können zwei Verlaufsformen beobachtet werden: Bei einem Teil der Patienten steht die Volumenbelastung des linken Ventrikels mit LV-Dilatation im Vordergrund. Dies wird gelegentlich auch als dilatative Kardiomyopathie fehlinterpretiert und die Vorstellung der Patienten erfolgt dann zumeist wegen Symptomen der Linksherzinsuffizienz (Dyspnoe und Einschränkung der Leistungsfähigkeit, Zeichen der Lungenstauung). Beim anderen Teil steht die Entwicklung einer pulmonalarteriellen Hypertonie im Vordergrund (Dyspnoe, Leistungseinschränkung, Rechtsherzinsuffizienz-Zeichen, im Echokardiogramm dominieren Zeichen der Druckbelastung des rechten Ventrikels).

▌ *PDA mit Eisenmenger-Reaktion* (kommt im Erwachsenenalter sehr selten vor): Es liegt eine nicht reversible schwere Pulmonalgefäßerkrankung mit Shuntumkehr vor. Klinisch resultiert daraus die Differentialzyanose (Zyanose in der unteren Körperhälfte, evtl. auch linker Arm, bei normaler Sauerstoffsättigung in der oberen Körperhälfte), ein kontinuierliches Herzgeräusch ist nicht mehr auskultierbar (siehe Abschn. 2.4: Eisenmenger-Reaktion).

5.4.3 Diagnostik

5.4.3.1 Zielsetzung

Nachweis des Duktus sowie Abschätzung seiner hämodynamischen Auswirkungen, insbesondere auf den Lungenkreislauf.

5.4.3.2 Apparative Diagnostik und ihre Bewertung

Die Echokardiographie ist die Methode der Wahl zur Diagnosestellung (Houston AB et al., 1989) (siehe Abb. 5.4.1). Bei ungenügender Bildqualität erlaubt die MRT die Diagnose und Planung des Verschlusses. Eine Abklärung mittels Herzkatheter ist bei Verdacht auf pulmonale Drucksteigerung oder zum anschließenden interventionellen Verschluss indiziert.

5.4.4 Therapie

5.4.4.1 Indikation

Die Indikation zum Verschluss ist bei allen Patienten mit hämodynamischer Auswirkung des offenen Duktus (Volumenbelastung des linken Ventrikels, erhöhter Pulmonalisdruck) gegeben, solange noch keine schwere Pulmonalgefäßerkrankung vorliegt.

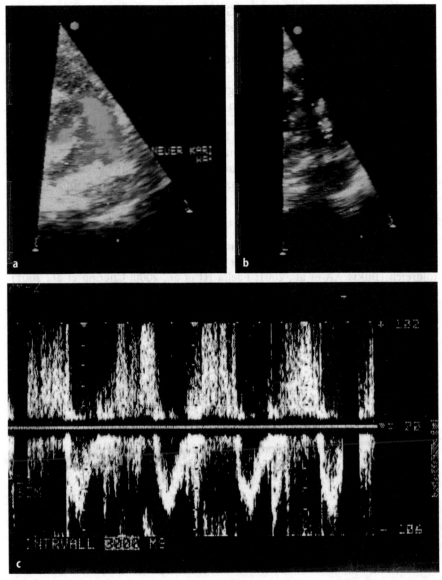

Abb. 5.4.1. Farbdopplerechokardiographie mit einem Patienten mit stummem Restshunt nach Ductusligatur: **a** systolischer Fluss in die A. pulmonalis mit deren Aufzweigung; **b** diastolischer Rückfluss von der Bifurkation ausgehend; **c** Registrierung des gepulsten Dopplers mit systolisch antegradem Fluss und diastolischem Rückflussphänomen. (Aus: Apitz [9])

Bei Patienten mit pulmonalem Gefäßwiderstand von mehr als 2/3 des Systemwiderstands oder systolischem Pulmonalisdruck von mehr als 2/3 des Systemdrucks ist ein Verschluss nur dann indiziert, wenn noch ein Qp/Qs-Verhältnis > 1,5 vorliegt oder eine Vasoreagibilität nachweisbar ist.

Selbst bei kleinem Duktus ohne wesentliche hämodynamische Auswirkung ist man heute wegen der Möglichkeit eines katheterinterventionellen Verschlusses mit niedrigem Risiko mit der Indikation zum Verschluss großzügig. Als Argument wird in dieser Situation auch eine Verminderung des Endarteriitisrisikos verwendet (Rashkind W et al., 1979; Mavroudis C et al., 1994), das aber als niedrig einzustufen sein dürfte.

Bei stummem Duktus erlaubt die unzureichende Datenlage keine definitive Empfehlung bezüglich des Verschlusses und der Endokarditisprophylaxe.

5.4.4.2 Therapieoptionen

Der katheterinterventionelle Verschluss ist für den Großteil dieser Patienten die Methode der Wahl. Er ist in bis zu 98% der Fälle nach einem Jahr erfolgreich (Bilkis AA et al., 2001; Faella HJ et al., 2000; Cheung et al., 2001). In Ausnahmefällen kann der Duktus zu groß für einen katheterinterventionellen Verschluss und damit eine chirurgische Therapie erforderlich sein.

5.4.5 Nachsorge

Bei Verschluss im Kindesalter ohne residuelle Befunde (kein Shunt, normal große Herzhöhlen, normale Ventrikelfunktion, normaler Pulmonalisdruck) ist eine routinemäßige Nachsorge nicht notwendig. Bei Verschluss im Erwachsenenalter richtet sich die Häufigkeit der Nachkontrolle nach den Restdefekten und Folgezuständen (Rekanalisation, Aneurysmen). Nach katheterinterventionellem Verschluss ist eine längerfristige Kontrolle indiziert (Rekanalisation, Hämolyse). Eine Endokarditisprophylaxe ist nach komplettem Verschluss nicht notwendig (außer erste 6 Monate). Bei stummem Duktus ist die Datenlage hinsichtlich der Empfehlung zur Endokarditisprophylaxe nicht eindeutig (Therrien J et al., 1999, 2001), nach der neuen AHA-Guideline ist sie nicht notwendig.

5.5 Linksventrikuläre Ausflusstrakt-Obstruktion

H. BAUMGARTNER

Die valvuläre Aortenstenose ist eine chronisch progrediente Erkrankung mit sehr variabler Progressionsgeschwindigkeit. Die Prognose ist selbst bei schwerer Stenose gut, solange der Patient eindeutig beschwerdefrei ist, was im Zweifelsfall durch einen Belastungstest verifiziert werden soll. Sobald Beschwerden auftreten, ist die Prognose sehr schlecht und die dringliche Intervention angezeigt. Bei asymptomatischen Patienten erlauben v.a. Echokardiographie und Belastungstest eine Risikostratifizierung mit Identifikation solcher Patienten, bei denen bereits eine elektive Operation zu erwägen ist.

Die einzige Behandlungsmöglichkeit stellt derzeit im Erwachsenenalter der Klappenersatz dar. Lediglich in Ausnahmefällen von sehr jungen Patienten mit nicht verkalkter Klappe kann eine Ballonvalvuloplastie eine sinnvolle Palliativmaßnahme darstellen.

Valvuläre Aortenstenose

5.5.1 Basisinformation – Pathophysiologie – Spontanverlauf

Obstruktionen des linksventrikulären Ausflusstrakts sind am häufigsten durch eine Verengung der Aortenklappe bedingt. Daneben werden seltener die verschiedenen Formen subvalvulärer und supravalvulärer Aortenstenosen (siehe Abb. 5.5.1) oder Kombinationen beobachtet.

Die valvuläre Aortenstenose (AS) ist heute in Europa und den USA die dritthäufigste kardiale Erkrankung nach der arteriellen Hypertonie und der koronaren Herzerkrankung (Stewart BF et al., 1997; Lindroos M et al., 1993). Allerdings ist dabei die kalzifizierende AS in den industrialisierten Ländern mit Abstand die häufigste Ätiologie und aufgrund der alternden Bevölkerung zunehmend zu beobachten. Häufig liegt dieser Erkrankung zwar eine angeborene Veränderung der Aortenklappe zugrunde (bikuspide Klappe, Prävalenz ca. 1–2%), trotzdem wird sie aber wegen der Stenoseentwicklung erst im fortgeschrittenen Erwachsenenalter den erworbenen Klappenfehlern zugeordnet. Mit weitem Abstand ist die angeborene Stenose aber dann die nächsthäufige Ätiologie, während die postrheumatische Form heute in Ländern mit hohem medizinischen Standard eine Seltenheit geworden ist. In der Erwachsenen-Literatur werden in den meisten Untersuchungen die Ätiologien nicht getrennt analysiert. In der Bevölkerung über 65 Jahren wurde eine Inzidenz der AS zwischen 2% und 9% berichtet (Stewart BF et al., 1997; Lindroos M et al., 1993).

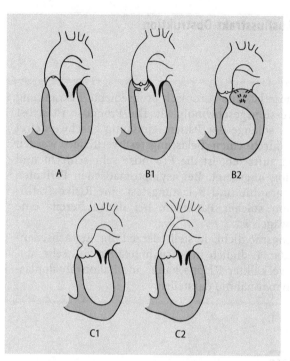

Abb. 5.5.1. Schematische Darstellung der Formen der Aortenstenose: **A** valvuläre Aortenstenose, **B** subvalvuläre Aortenstenose (**B1** subvalvuläre, membranartige Aortenstenose, **B2** tunnelförmige muskuläre Subaortenstenose), **C** supravalvuläre Aortenstenose (**C1** kurzstreckig, **C2** mit langstreckiger Aortenbogenhypoplasie). (Aus: Apitz [9])

Der linke Ventrikel reagiert auf die chronische Druckbelastung mit der Entwicklung konzentrischer Hypertrophie. Dadurch kann der systolische Wandstress über lange Zeit im Normbereich gehalten werden. Infolge der Hypertrophie entwickelt sich aber eine diastolische Dysfunktion und eine verminderte koronare Flussreserve. Wenn die Hypertrophie inadäquat ist und die relative Wanddicke nicht proportional zunimmt, steigt der Wandstress an und die hohe Nachlast verursacht eine Abnahme der Auswurffraktion. Bei vielen Patienten, bei denen im Spätstadium der Erkrankung eine reduzierte Auswurffraktion vorliegt, besteht aber eine Kombination aus exzessiver Nachlast und reduzierter Myokardkontraktilität.

Der natürliche Verlauf von Patienten mit schwerer Aortenstenose ist zunächst durch eine relativ lange asymptomatische Latenzphase gekennzeichnet. Prospektive Studien haben gezeigt, dass selbst Patienten mit schwerer Aortenstenose dann noch eine gute Prognose haben. Der plötzliche Herztod ist in dieser Phase der Erkrankung mit einer Inzidenz von wahrscheinlich weniger als 1% pro Jahr ein sehr seltenes Ereignis (Rosenhek R et al., 2000; Pellikka PA et al., 1990). Die Prognose ändert sich allerdings schlagartig mit dem Auftreten von Symptomen. Die durchschnittliche Überlebensdauer nach Symptombeginn beträgt nur zirka 2 bis 3 Jahre (Ross J et al., 1968). In der symptomatischen Krankheitsphase ist der plötzliche Herztod ein relativ häufiges Ereignis. Der Aortenklappenersatz führt zu einem ausgezeichneten Langzeitverlauf.

Die häufig assoziierte Ektasie der Aorta ascendens ist unabhängig vom Ausmaß der funktionellen Klappenveränderung und kann per se zu Komplikationen führen (v. a. Dissektion, besonders bei Aortendurchmesser über 55 mm).

Bei einer kongenitalen Aortenklappenanomalie (bikuspiden, monokuspiden oder quadrikuspiden Aortenklappe) müssen assoziierte Vitien ausgeschlossen werden. Die bikuspide Aortenklappe ist gelegentlich mit einer Aortenisthmusstenose oder anderen, zusätzlichen Stenosen im linksventrikulären Ein- und Ausflusstrakt assoziiert (Shone-Komplex).

5.5.2 Leitsymptome und -befunde

Die klassischen Symptome der Aortenstenose sind belastungsinduzierte Dyspnoe, Angina pectoris und Schwindel bzw. Synkope. Ihre sorgfältige Erhebung ist für das Management dieser Patienten von höchster Bedeutung. Sie kann dadurch erschwert sein, dass Patienten unwillkürlich ihre Aktivitäten reduzieren, um keine Beschwerden zu verspüren. Ein Belastungstest ist in dieser Situation hilfreich (s. u.). Der plötzliche Herztod bei körperlicher Anstrengung ist nur sehr selten die Erstmanifestation und wird meist erst im symptomatischen Krankheitsstadium beobachtet (s. o.).

Der erste Hinweis auf eine Aortenstenose bei der physikalischen Untersuchung ist ein spindelförmiges, hochfrequentes, raues Systolikum mit punctum maximum im 2. ICR rechts parasternal, welches typischerweise in die Karotiden fortgeleitet ist, mitunter auch ein palpierbares Schwirren.

5.5.3 Diagnostik

5.5.3.1 Zielsetzung

Nachweis und Quantifizierung der AS sowie Abschätzung der Auswirkungen auf den linken Ventrikel (Hypertrophie, Funktion), die Mitralklappe (sekundäre Insuffizienz) und den kleinen Kreislauf (pulmonale Hypertension vor allem durch diastolische Linksventrikelfunktionsstörung). Nachweis und Quantifizierung einer Ektasie der Aorta ascendens. Nachweis von Verlaufskomplikationen: Endokarditis.

5.5.3.2 Apparative Diagnostik und ihre Bewertung

Dem EKG, in dem vor allem beim älteren Patienten nicht zwingend Links-hypertrophiezeichen vorliegen müssen, und dem Rö-Thorax kommen in der Diagnostik nur eine untergeordnete Bedeutung zu.

Die Echokardiographie nimmt in der Diagnostik die Schlüsselstellung ein. Sie erlaubt einerseits eine morphologische Beschreibung der Aorten-klappe, andererseits die Festlegung des Schweregrads der AS über die Doppler-sonographische Messung des mittleren und maximalen Gradienten sowie über die mittels Kontinuitätsgleichung berechnete Aortenklappenöff-nungsfläche. Da Gradienten stark flussabhängig sind, wäre aus theoreti-scher Sicht die Klappenöffnungsfläche das sicherste Maß zur Quantifizie-rung. In der Praxis ist ihre Berechnung aber mit einer Reihe von Fehler-quellen behaftet und wesentlich weniger zuverlässig als die Gradientenbe-rechnung. Klinische Entscheidungen sollten daher nie allein auf der Größe der Öffnungsfläche mit starrer Anwendung von Grenzwerten beruhen, son-dern auf einer Zusammenschau mit Gradienten, Flussrate, Linksventrikel-funktion und klinischem Bild. Bei einer Öffnungsfläche von 1,0 cm^2 bzw. 0,6 cm^2/m^2 Körperoberfläche und weniger muss mit einer höhergradigen Stenose gerechnet werden. Bei normalen Flussverhältnissen (normale Vent-rikelfunktion) ist allerdings eine schwere Stenose sehr unwahrscheinlich, wenn der mittlere Gradient unter 50 mmHg liegt. Entscheidend ist, sicher-zustellen, dass tatsächlich die maximalen Flussgeschwindigkeiten über der Aortenklappe registriert werden. Dazu ist Voraussetzung, dass unbedingt auch eine Registrierung von rechts parasternal und suprasternal durch-geführt wird. Die Echokardiographie ist heute eine hervorragende Methode zur Diagnosestellung und Quantifizierung der Aortenstenose. Eine entspre-chende Erfahrung des Untersuchers ist aber Voraussetzung dafür, dass eine Reihe von Fehlerquellen vermieden werden, die zu gravierenden Fehlein-schätzungen (sowohl Unter- wie auch Überschätzung des Klappenprob-lems) führen können.

Auch die Linksventrikelfunktion und das Ausmaß der Linksventrikel-hypertrophie sowie evtl. begleitende Veränderungen an den anderen Klap-pen und der Pulmonalisdruck werden echokardiographisch bestimmt. Da-mit ist eine Koronarangiographie bei den meisten Patienten nur mehr vor der Operation erforderlich, um bei entsprechendem Alter bzw. Vorliegen von Risikofaktoren eine koronare Herzkrankheit zu evaluieren. Dies ist dann indiziert, wenn klinische Hinweise für eine KHK bzw. ein oder meh-rere vaskuläre Risikofaktoren vorliegen, wenn die Linksventrikelfunktion reduziert ist, und generell bei Männern über 40 und bei Frauen postmeno-pausal.

Die Aortenektasie ist meist echokardiographisch untersuchbar, kann aber eine Zusatzdiagnostik mit CT oder MR erforderlich machen.

5.5.4 Therapie

5.5.4.1 Indikation

Wie oben beschrieben haben Patienten mit höhergradiger Aortenstenose ab dem Auftreten von Symptomen eine sehr schlechte Prognose. Wird zu diesem Zeitpunkt aber eine Intervention durchgeführt, ist damit ein ausgezeichneter weiterer Verlauf erreichbar. Es ist daher unumstritten, dass symptomatische Patienten rasch operiert werden müssen.

▮ **Asymptomatischer Patient:** Im Gegensatz dazu wird die beste Vorgehensweise bei Patienten mit schwerer Aortenstenose, die noch keine Beschwerden haben und bei denen keine Herzoperation aus anderen Gründen geplant ist, kontrovers beurteilt. Obwohl bei jungen Erwachsenen die Operationsindikation bei hochgradiger Stenose (Öffnungsfläche < 0.6 cm^2) zum Teil großzügiger gestellt wird, ist diese Vorgehensweise durch wissenschaftliche Daten eigentlich nicht belegt.

Obwohl ein sehr seltenes Ereignis (wahrscheinlich deutlich weniger als 1% pro Jahr), ist selbst beim asymptomatischen Patienten ein plötzlicher Herztod nicht völlig ausgeschlossen (Rosenhek R et al., 2000; Pellikka PA et al., 1990). Weiterhin nimmt die operative Mortalität des Klappenersatzes mit steigendem Beschwerdestadium signifikant zu, und das Risiko einer Akut- bzw. Notoperation ist signifikant höher als das eines elektiven Eingriffs. Schließlich muss berücksichtigt werden, dass sich Patienten oft nicht sofort beim Auftreten von Beschwerden beim behandelnden Arzt melden, ab diesem Zeitpunkt aber gefährdet sind, und dass es in einzelnen Ländern wegen langer Wartelisten nicht möglich ist, Patienten beim Auftreten von Beschwerden entsprechend rasch zu operieren. Der Tod auf der Warteliste war bei der Aortenstenose kein ungewöhnliches Ereignis (Lund O et al., 1996).

Auf der anderen Seite ist die Variabilität des individuellen Krankheitsverlaufs sehr groß. Ein Teil der Patienten bleibt über Jahre hin beschwerdefrei. Zudem muss das Operationsrisiko in die Überlegungen einbezogen werden. Beim optimalen Patienten (kein hohes Alter, keine relevante Komorbidität und niedriges Beschwerdestadium) kann dieses zwar im besten Fall im Bereich von 2% liegen. Bei älteren Patienten oder bei Bestehen von Zusatzerkrankungen ist aber bald ein Bereich von 10%, ggf. auch mehr erreicht. Außerdem sind die Folgerisiken eines Klappenersatzes – Thromboembolie, Blutung, Endokarditis, paravalvuläres Leak, Klappenthrombose und Klappenversagen – mit in die Überlegungen einzubeziehen (Vongpatanasin W et al., 1996; Akins CW 1991). Somit ist eine generelle Einweisung zum Klappenersatz bei asymptomatischen Patienten nicht gerechtfertigt, eine Risikostratifizierung ist bei diesen Patienten unbedingt erforderlich.

▮ **Risikostratifizierung:** Patienten mit nicht oder nur leicht verkalkten Aortenklappen stellen eine Untergruppe mit relativ niedrigem Risiko dar. Sie können auch über längere Zeit asymptomatisch bleiben, eine frühzeitige

96

elektive Operation erscheint nicht gerechtfertigt (Rosenhek R et al., 2000). Es ist allerdings insbesondere bei jüngeren Patienten sinnvoll, sich mit einem Belastungstest davon zu überzeugen, dass tatsächlich Symptomfreiheit und eine normale Kreislaufreaktion bei Belastung vorliegen (Amato MC et al., 2001; Das P et al., 2005). Jährliche Verlaufskontrollen, verbunden mit der eindringlichen Instruktion der Patienten, sich beim Auftreten von Beschwerden sofort zu melden, erscheinen hier als adäquate Vorgehensweise.

Patienten mit mittel- und höhergradig verkalkter Aortenklappe haben eine schlechtere Prognose und müssen dementsprechend sorgfältig betreut werden. Eine Hochrisikogruppe stellen jene Patienten dar, die zusätzlich eine rasche hämodynamische Progression mit schneller Zunahme der transvalvulären Flussgeschwindigkeit (> 0,3 m/s/Jahr) haben (Rosenhek R et al., 2000). Bei diesen Patienten sollte ein elektiver Klappenersatz in Betracht gezogen werden.

Während Belastungstests (Ergometrie) bei Patienten mit symptomatischer höhergradiger Aortenstenose absolut kontraindiziert sind, kommt ihnen beim asymptomatischen Patienten, wie bereits oben erwähnt, ein bedeutender Stellenwert zu. Es ist möglich, die Belastbarkeit zu objektivieren und Symptome zu demaskieren (Amato MC et al., 2001; Das P et al., 2005). Die abnorme Blutdruckregulation oder das Auftreten von ST-Senkungen allein ohne Symptome oder Leistungseinschränkung sind nach neuesten Daten relativ unspezifisch und von niedrigem positivem Vorhersagewert für das Ereignis (Das P et al., 2005). Umgekehrt hat aber ein unauffälliger Belastungstest einen sehr hohen negativen Vorhersagewert und rechtfertigt ein konservatives Vorgehen (Amato MC et al., 2001; Das P et al., 2005).

Weiterhin stellt das Vorliegen einer eingeschränkten Linksventrikelfunktion – ein bei asymptomatischen Patienten allerdings sehr seltener Befund – eine allgemein akzeptierte Operationsindikation dar.

Die schwere Linksventrikelhypertrophie, ventrikuläre Rhythmusstörungen oder allein die Tatsache, dass eine sehr hochgradige Stenose vorliegt, sind beim ansonsten asymptomatischen Patienten wegen fehlender entsprechender Daten derzeit nicht allgemein als Operationsindikation anerkannt.

In jüngster Zeit wurden auch Hinweise gefunden, dass ein Anstieg von Neurohormonen wie BNP und proBNP eine baldige Symptomentwicklung vorhersagen könnte und dass hohe Hormonwerte mit ungünstigem operativen und postoperativen Verlauf korrelieren (Bergler-Klein J et al., 2004).

Tabelle 5.5.1 fasst die Indikationsstellung zum Klappenersatz zusammen.

▌ **Schwangerschaft:** Eine höhergradige Aortenstenose (nativ oder nach Eingriff im Kindes- oder Jugendalter) stellt für eine Schwangerschaft ein signifikantes Risiko dar. Selbst bei asymptomatischen Patienten ist daher bei Kinderwunsch eine Intervention vor Eintritt einer Schwangerschaft zu erwägen. Dabei ist zu beachten, dass die Implantation einer mechanischen Klappe wegen der Problematik der Antikoagulation einen gravierenden Nachteil mit neuerlich hohem Risiko bei Schwangerschaft darstellen kann. Eine Bioprothese hat das Problem der raschen Degeneration. Eine Valvulo-

Tabelle 5.5.1. Indikationen zum Aortenklappenersatz bei Aortenstenose

	Klasse
▌ Patienten mit schwerer AS und Symptomen	IB
▌ Patienten mit schwerer AS, bei denen eine aortokoronare Bypass-Operation oder ein chirurgischer Eingriff an der aszendierenden Aorta oder an anderen Herzklappen durchgeführt wird	IC
▌ Asymptomatische Patienten mit schwerer AS und systolischer LV-Dysfunktion (LV EF < 50%) ohne andere erklärbare Ursache	IC
▌ Asymptomatische Patienten mit schwerer AS und abnormem Belastungstest im Sinne einer Entwicklung von AS-typischen Beschwerden unter Belastung	IC
▌ Asymptomatische Patienten mit schwerer AS und abnormem Belastungstest im Sinne eines Blutdruckabfalls bei Belastung unter den Ausgangswert	IIaC
▌ Patienten mit mittelgradiger AS*, bei denen eine aortokoronare Bypass-operation oder ein chirurgischer Eingriff an der aszendierenden Aorta oder an anderen Herzklappen durchgeführt wird	IIaC
▌ Asymptomatische Patienten mit schwerer AS und mittel- oder höhergradiger Klappenverkalkung und rascher hämodynamischer Progression mit Zunahme der Spitzenflussgeschwindigkeit über die Klappe ≥0,3 m/s/Jahr	IIaC
▌ AS mit niedrigem Gradienten (mittlerer Gradient < 40 mmHg) und LV-Dysfunktion (niedrigem Cardiac output) bei Nachweis einer kontraktilen Reserve	IIaC
▌ Asymptomatische Patienten mit schwerer AS und abnormem Belastungstest im Sinne eines Auftretens komplexer ventrikulärer Arrhythmien	IIbC
▌ Asymptomatische Patienten mit schwerer AS und schwerer LV-Hypertrophie (≥15 mm) ohne anderweitige Erklärung wie arterielle Hypertonie	IIbC
▌ AS mit niedrigem Gradienten (mittlerer Gradient < 40 mmHg) und LV-Dysfunktion (niedrigem Cardiac output) ohne nachweisbare kontraktile Reserve	IIbC

* Mittelgradige AS ist definiert als Klappenfläche 1,0 bis 1,5 cm^2 (0,6 cm^2/m^2 zu 0,9 cm^2/m^2 BSA) oder mittlerer Gradient 30 bis 50 mmHg unter normalen Flussverhältnissen

AS: Aortenstenose
EF: Auswurffraktion
LV: Linker Ventrikel

Indikationsklassen:
I: Evidenz und/oder Expertenkonsens liegt dafür vor, dass die Behandlung nutzbringend, brauchbar und effektiv ist
II: Kontroverse Datenlage und/oder divergierende Expertenmeinungen
IIa: Daten/Expertenmeinungen favorisieren eher Brauchbarkeit und Effektivität der Behandlung
IIb: Brauchbarkeit/Effektivität der Behandlung sind weniger etabliert
    – Evidenz Level A: Mehrere randomisierte Studien oder Metaanalysen
    – Evidenz Level B: Eine einzelne randomisierte Studie oder nicht randomisierte Studien
    – Evidenz Level C: Expertenkonsens und/oder kleine Studien, retrospektive Studien, Register

plastie kann bei noch nicht vorliegender oder nur geringer Verkalkung eine Palliativmaßnahme darstellen, die vorübergehend das Risiko für eine Schwangerschaft senkt.

5.5.4.2 Therapieoptionen

▌ **Ballonvalvuloplastie:** Sie hat im Erwachsenenalter einen niedrigen Stellenwert. Bei verkalkter Klappe konnte kein anhaltender Effekt dieser Maßnahme gezeigt werden. Sobald eine Indikation zur Intervention besteht, wird daher in der Regel der Klappenersatz angestrebt werden. Eine Ausnahme kann der junge Erwachsene mit einer unverkalkten Klappe (selten) sowie die Frau mit Kinderwunsch oder bestehender Schwangerschaft (s. o.) darstellen.

▌ **Klappenersatz:** Im Falle eines Klappenersatzes wird bei jungen Erwachsenen von einem Teil der Experten der Autograft (Ross-Operation) bevorzugt. Der Vorteil der komplexeren und besondere Erfahrung erfordernden Operation liegt in der optimalen Hämodynamik, vor allem aber in der dann nicht erforderlichen Antikoagulation (vgl. auch Schwangerschaft). Der Nachteil liegt neben der Komplexität des Eingriffs in einer höheren Reoperationswahrscheinlichkeit. Obwohl die Haltbarkeit eines Homografts in Pulmonalposition bei regelrechter Anatomie wesentlich günstiger sein dürfte als bei anderen Indikationen (komplexere Vitien), ist eine dauerhafte Lösung für Jahrzehnte unwahrscheinlich. Der Vorteil einer mechanischen Klappe liegt in der guten Haltbarkeit, der Nachteil in der Notwendigkeit der Antikoagulation und einer Blutungs- und Thromboembolierate von jeweils zumindest 1–2% pro Jahr. Bioprothesen sollten erst in höherem Alter (über 65 bis 70 Jahre), ggf. bei Frauen mit Kinderwunsch als Interimslösung verwendet werden (Degeneration bei jüngeren Patienten zu rasch).

▌ **Aorta:** Eine Dilatation der aszendierenden Aorta (orientierender Grenzwert 50 mm bei bikuspider, 55 mm bei trikuspider Klappe) erfordert eine Operation per se, in der Regel mit einem so genannten Composite-Graft. Eine schwer verkalkte Aorta asc. (Rö-Thorax!) erhöht das Risiko des Aortenklappenersatzes und kann ggf. eine Kontraindikation darstellen.

5.5.5 Nachsorge

Die Nachsorge bezieht sich in erster Linie auf die sorgfältige Antikoagulation bei mechanischen Klappen und die regelmäßige Überprüfung der Klappen- bzw. Prothesenfunktion sowie die Beobachtung der Dimensionen der Aorta ascendens. Eine Endokarditisprophylaxe ist sowohl bei unkorrigierter wie operierter AS – nach der 05/2007 veröffentlichten Leitlinie der AHA nur noch bei Klappenprothesen indiziert.

Subvalvuläre Aortenstenose

5.5.6 Basisinformation

Seltene Form der Ausflusstraktobstruktion; bei Erwachsenen ist sie meist als diskrete bzw. membranöse Form gegeben und häufig langsam progredient. Sie kann sekundär eine Aorteninsuffizienz nach sich ziehen, wobei neuere Daten vor allem im Erwachsenenalter eine geringere Progression der sekundären Aortenklappenveränderungen zeigen als früher angenommen. Häufig sind auch assoziierte Defekte (z.B. Ventrikelseptumdefekt, AVSD, Shone-Komplex).

5.5.7 Leitsymptome und -befunde

Wie valvuläre AS.

5.5.8 Diagnostik

5.5.8.1 Zielsetzung

Nachweis und Quantifizierung der subvalvulären AS sowie Abschätzung der Auswirkungen auf die Aortenklappe (Verdickung, Insuffizienz), den linken Ventrikel (Hypertrophie, Funktion), die Mitralklappe (sekundäre Insuffizienz) und den kleinen Kreislauf. Nachweis von Verlaufskomplikationen: Endokarditis sowie zusätzliche Läsionen.

5.5.8.2 Apparative Diagnostik und ihre Bewertung

Vgl. valvuläre AS. Die Echokardiographie nimmt eine Schlüsselstellung ein, die Quantifizierung erfolgt dopplersonographisch. Die Darstellung der Membran ist von transthorakal manchmal schwierig, von transösophageal aber sehr gut. Indirekte Hinweise sind die Flussbeschleunigung bereits subvalvulär in der Farbdoppleruntersuchung und die typische Bewegung der Aortenklappentaschen im M-Mode (frühsystolische Schlussbewegung mit folgenden hochfrequenten Oszillationen).

Die morphologische und funktionelle Beurteilung der Aortenklappe (Insuffizienz), der Nachweis zusätzlicher Läsionen und weitere Sekundärveränderungen (wie bei valvulärer AS) sind ebenfalls echokardiographisch möglich.

5.5.9 Therapie

5.5.9.1 Indikation

Die Indikationsstellung ist großzügiger als bei der valvulären AS, da kein Klappenersatz erforderlich ist. Die Stenose oder Progredienz der Stenose per se sind keine Operationsindikationen. Diese ist gegeben bei Symptomen, bedingt durch die Subaortenstenose, und/oder bei einem maximalen systolischen Gradienten >50 mmHg im Herzkatheter bzw. maximalen instantanen Gradienten >70 mmHg in der Dopplerechokardiographie, bei progredienter Aorteninsuffizienz oder bei höhergradiger Aorteninsuffizienz (im letzteren Fall siehe Kriterien unter Aorteninsuffizienz, da dann ein zusätzlicher Klappenersatz erforderlich ist) (Choi JY et al., 1991; de Vries AG et al., 1992).

5.5.9.2 Therapieoptionen

Chirurgische Resektion der Membran in der Regel mit Myektomie, bei mittel- oder höhergradiger Aorteninsuffizienz zusätzlich Klappenrekonstruktion oder Klappenersatz.

5.5.9.3 Nachsorge

Die Hauptaufmerksamkeit gilt dem nicht seltenen Rezidiv (bis zu 20% über 10 Jahre; bei der selteneren fibromuskulären Form noch häufiger) und dem weiteren Verlauf der Aortenklappenveränderungen.

5.6 Rechtsventrikuläre Ausflusstrakt-Obstruktion (Pulmonalklappenstenose, Pulmonalarterienstenose)

H. Gabriel

Bei den kongenitalen rechtsventrikulären Ausflusstraktobstruktionen unterscheiden wir zwischen subvalvulären, valvulären und supravalvulären Pulmonalstenosen (PS) sowie peripheren Pulmonalarterienstenosen. Klinisch relevant ist bei Erwachsenen vor allem die valvuläre PS. Der Spontanverlauf bei Patienten mit einer valvulären PS unterscheidet sich grundlegend von dem bei Patienten mit einer valvulären Aortenstenose, da die valvuläre PS im Erwachsenenalter sehr selten progredient ist.

Behandlungsbedürftig sind Patienten mit einer höhergradigen und/oder symptomatischen valvulären PS.

Die perkutane Ballonvalvuloplastie ist als Methode der Wahl akzeptiert. Sollte diese Intervention nicht erfolgreich sein, weil z. B. eine dysplastische Klappe vorliegt, ist meist eine chirurgische Valvulotomie oder ein Pulmonalklappenersatz notwendig.

5.6.1 Basisinformation

Die valvuläre Pulmonalstenose (siehe Abb. 5.6.1) ist eine isoliert auftretende kongenitale Anomalie und betrifft 7–10% der Patienten mit angeborenen Herzfehlern. Gelegentlich kann diese Veränderung mit anderen ange-

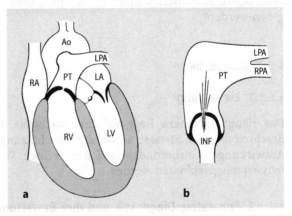

Abb. 5.6.1. Pulmonalklappenstenose: verdickte Pulmonalklappentaschen mit Domstellung in der Systole, Zentralstrahl und poststenotischer Dilatation des Pulmonaltrunkus: **a** p.-a.-Ansicht, **b** seitlich. (*AO* Aorta, *INF* Infundibulum, *LA* linker Vorhof, *LPA* linke Pulmonalarterie, *LV* linker Ventrikel, *PT* Pulmonaltrunkus, *RA* rechter Vorhof, *RPA* rechte Pulmonalarterie, *RV* rechter Ventrikel). (Aus: Apitz [9])

borenen Herzfehlern wie z.B. einem Vorhofseptumdefekt oder einer peripheren Pulmonalarterienstenose kombiniert sein oder ist mit genetischen Defekten (z.B. Noonan-Syndrom) vergesellschaftet. Sie ist die häufigste Form einer rechtsventrikulären Ausflusstraktobstruktion und resultiert aus einer Fusion der Klappenkommissuren. Bei Neugeborenen sind höhergradige Pulmonalstenosen gelegentlich durch dysplastische Klappen mitverursacht und mit einem hypoplastischen rechten Ventrikel verbunden. Im Erwachsenalter wird eine Pulmonalstenose meist durch eine Routineuntersuchung entdeckt. Bedingt durch die in der Regel geringe hämodynamische Alteration sind die Patienten jahrelang beschwerdefrei, bevor es zu einer rechtsventrikulären Dilatation und einer Reduktion des Cardiac output kommt (Kopecky SL et al., 1988; Krabill KA et al., 1985). Der Spontanverlauf bei Patienten mit einer valvulären PS unterscheidet sich grundlegend von dem bei Patienten mit einer valvulären Aortenstenose, da die valvuläre PS im Erwachsenenalter sehr selten progredient ist (Currie PJ et al., 1986).

5.6.2 Leitsymptome und -befunde

Der klinische Status der Patienten hängt von dem Schweregrad der Obstruktion des rechten Ventrikels ab (Currie PJ et al., 1986). Es findet sich ein gespaltener 2. Herzton sowie ein systolisches, im allgemeinen 3–5/6 Grad lautes Austreibungsgeräusch mit P.m. im 2. ICR links parasternal. Bei symptomatischen Pulmonalklappenstenosen werden von den Patienten belastungsabhängige Dyspnoe, Leistungseinschränkung, geringer Brustschmerz oder Präsynkopen angegeben. Der Schweregrad der Obstruktion kann durch den invasiv gemessenen systolischen Spitzengradienten über der Pulmonalklappe angegeben werden.

5.6.3 Diagnostik

5.6.3.1 Zielsetzung

Das Hauptaugenmerk liegt auf dem Nachweis und der morphologischen Beschreibung der Stenose sowie der Abschätzung ihrer hämodynamischen Auswirkungen, insbesondere auf den rechten Ventrikel. Assoziierte Vitien müssen ausgeschlossen werden.

5.6.3.2 Apparative Diagnostik und ihre Bewertung

Im EKG finden sich zumeist ein Rechtstyp, Zeichen der rechtsventrikulären Hypertrophie und ein P-pulmonale, wenn eine mittel- bis höhergradige (>50 mmHg Druckgradient) Pulmonalstenose vorliegt. Bei leichter Obstruktion ist das EKG meist unauffällig.

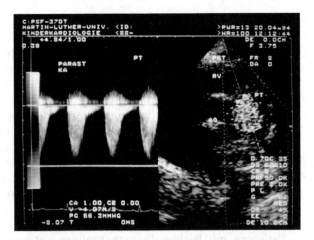

Abb. 5.6.2. Echokardiogramm – parasternal kurze Achse – mit cw-Leitstrahl im Pulmonaltrunkus. Beschleunigter turbulenter Fluss im Pulmonaltrunkus, V_{max} um 4 m/s, PG um 66 mmHg. (Aus: Apitz [9])

Im Thorax-Röntgen findet sich ein prominentes Pulmonalissegment als Ausdruck der poststenotischen Dilatation des Pulmonalis-Hauptstamms. Die Methode der Wahl, um ein solches Vitium nachzuweisen, ist jedoch die Echokardiographie (Nishimura RA et al., 1993). Sie ermöglicht nicht nur die Darstellung der Klappenanatomie, sondern auch die Quantifizierung der Stenose (siehe Abb. 5.6.2). Eine Magnetresonanztomographie ist in der Regel entbehrlich. Die Herzkatheterisierung ist i. d. R. nur in Verbindung mit einer Intervention indiziert.

5.6.4 Therapie

5.6.4.1 Indikation

Patienten mit einer mittel- bis höhergradigen Pulmonalstenose (maximaler systolischer Gradient bei invasiver Druckmessung >50 mmHg bei gleichzeitigen Hinweisen auf eine rechtsventrikuläre Hypertrophie) sollten einer Katheterintervention auch dann zugeführt werden, wenn keine Symptome vorliegen (Therrien J et al., 2001).

5.6.4.2 Therapieoptionen

Die perkutane Ballonvalvuloplastie ist als Methode der Wahl akzeptiert. Sollte diese Intervention nicht erfolgreich sein – z. B. aufgrund einer dysplastischen Klappe – ist zu prüfen, ob eine chirurgische Valvulotomie oder ein Pulmonalklappenersatz notwendig ist (Hayes CJ et al., 1993; McCrindle BW et al., 1991, 1994; Stanger P et al., 1990; Chen CR et al., 1996).

5.6.5 Nachsorge

Patienten mit einem systolischen Spitzengradienten, der unter 25 mmHg liegt, bedürfen keiner regelmäßigen kardiologischen Beobachtung und unterliegen keinen Restriktionen im Alltag. Eine Endokarditis-Prophylaxe wird bei diesen Patienten kontrovers diskutiert. Beträgt dieser Gradient mehr als 25 mmHg oder hat eine Intervention stattgefunden, so bedürfen diese Patienten einer langfristigen Kontrolle in einem speziellen Zentrum für angeborene Herzfehler, um den richtigen Zeitpunkt für eine Intervention oder Re-Intervention zu erkennen. Dabei sollte vor allem auf die Progression der Stenose, die rechtsventrikuläre Funktion und besonders eine mögliche Insuffizienz geachtet werden. Das Risiko einer Endokarditis ist bei diesen Patienten äußerst gering, daher kann die Durchführung einer Endokarditis-Prophylaxe nicht generell empfohlen werden.

Patienten mit leichter Pulmonalstenose unterliegen keinerlei Einschränkungen in Bezug auf körperliche Belastungen. Sie können sowohl ein Grundlagenausdauertraining als auch Leistungssport, Krafttraining oder Körperkontakt-Sportarten ausüben. Patienten mit leicht- bis mittelgradiger Pulmonalstenose und normaler biventrikulärer Funktion sollten motiviert werden, vor allem ein Grundlagenausdauertraining zu betreiben. Patienten mit einer rechtsventrikulären Ausflusstraktobstruktion mit einem systolischen Gradienten von mehr als 50 mmHg sollten normalerweise einer elektiven Intervention oder Re-Intervention zugeführt werden, um auch eine uneingeschränkte körperliche Belastbarkeit zu ermöglichen.

5.7 Aortenisthmusstenose

H. Kaemmerer

Die Aortenisthmusstenose (CoA) ist keine simple Anomalie, sondern eine komplexe, generalisierte Gefäßerkrankung. Leitsymptome der Aortenisthmusstenose sind: Hypertonie der oberen Körperhälfte, Hypotonie der unteren Körperhälfte und manchmal ein tastbarer Kollateralkreislauf. Beschwerden sind meist Folge eines arteriellen Hypertonus, der auch postoperativ oder postinterventionell häufig persistiert. Die Behandlung erfolgt in allen Altersgruppen chirurgisch oder interventionell (Ballonangioplastie, mit oder ohne Stent-Implantation). Auch nach erfolgreicher Behandlung ist die Letalität und Morbidität infolge kardiovaskulärer Komplikationen und einer arteriellen Hypertonie höher als in der Normalbevölkerung. Typische Residualbefunde machen eine regelmäßige Verlaufskontrolle erforderlich.

5.7.1 Basisinformation – Pathophysiologie – Spontanverlauf

Die Aortenisthmusstenose (CoA) gehört mit ca. 8% zu den häufigsten angeborenen Herzfehlern. Das Verhältnis von männlichen zu weiblichen Patienten liegt bei etwa 1,3–1,7:1.

Eine organische Stenose an der physiologischen Enge zwischen Abgang der A. subclavia sinistra und der aortalen Mündung des Ductus arteriosus bezeichnet man als Aortenisthmusstenose (Coarctatio aortae, CoA). Selten sind ektope Formen in der aszendierenden (Arcusstenose) oder deszendierenden Aorta. Grundsätzlich ist zu unterscheiden zwischen diskreter bzw. umschriebener Aortenisthmusstenose und tubulärer Hypoplasie des distalen Aortenbogens (Abb. 5.7.1).

Die typische CoA entsteht durch Duktusgewebe, das die Aortenwand zangenartig umgibt und durch postnatale Schrumpfung eine Stenose verursacht. Als häufigere Begleitanomalien findet man eine bikuspide Aortenklappe (bis zu 85%), einen Ventrikelseptumdefekt, eine Subaortenstenose und seltener eine Mitralklappenanomalie (Parachute-Mitralklappe) (Shone-Komplex) oder intrakranielle Aneurysmen im Bereich des Circulus Willisii.

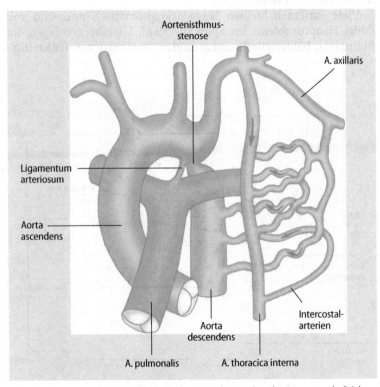

Abb. 5.7.1. Aortenisthmusstenose. (Aus: Erdmann [91]; Mod. mit Genehmigung nach Brickner ME, Hillis LD, Lange RA (2000a) Congenital heart disease in adults. First of two parts. N Engl J Med 342:256–263.

Eine Aortenisthmusstenose verursacht eine brachiozephale Hypertonie und eine relative abdomino-femorale Hypotonie. Die Perfusion der unteren Körperhälfte erfolgt in unterschiedlichem Ausmaße antegrad sowie zusätzlich über Kollateralgefäße, deren Ausprägung vom Stenosegrad abhängt. Über die Kollateralgefäße gelangt Blut zu den Aa. intercostales und den A. mammariae internae, die unterhalb der Isthmusstenose in die Aorta einmünden. Sie können den Druckgradienten zwischen oberer und unterer Körperhälfte mildern und über den eigentlichen Schweregrad der Stenose hinwegtäuschen (Abb. 5.7.2).

Abhängig von Stenosegrad und assoziierten kardiovaskulären Fehlbildungen sterben im ersten Lebensjahr 60% der unbehandelten Patienten mit symptomatischer, hochgradiger Aortenisthmusstenose sowie 90% der Patienten mit komplizierter Aortenisthmusstenose. Patienten, die unbehandelt das Erwachsenenalter erreichen, haben meist eine milde postduktale Aortenisthmusstenose. In älteren Studien zum Spontanverlauf der CoA lag die mittlere Lebenserwartung bei etwa 35 Jahren. Von den Patienten, die die ersten 2 Jahre überlebten, starben die Hälfte bis zum 32. Lebensjahr und Dreiviertel bis zum 46. Lebensjahr. Einzelne Patienten erreichten spontan die 9. oder 10. Lebensdekade.

Viele Patienten bleiben lange asymptomatisch und sind voll leistungsfähig. Hauptprobleme im Spontanverlauf: Linksherzversagen, intrakranielle Blutungen, bakterielle Endokarditiden, Aortenruptur, frühzeitig auftretende

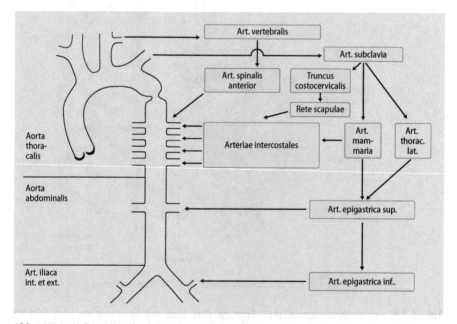

Abb. 5.7.2. Kollateralkreislauf bei Aortenisthmusstenose. (Aus: Schumacher, Hess, Bühlmeyer [319])

KHK und arterielle Hypertonie (auch im Langzeitverlauf nach der Operation). Die CoA ist bei Erwachsenen eine seltene Ursache der arteriellen Hypertonie und wird dann häufig übersehen.

5.7.2 Leitsymptome und -befunde

Leitsymptome der Aortenisthmusstenose sind: Hypertonie der oberen Körperhälfte, Hypotonie der unteren Körperhälfte und ein manchmal tastbarer Kollateralkreislauf, abgeschwächte und verzögerte Femoral- und Fußpulse bei kräftigen Armpulsen, mittellautes systolisches Herzgeräusch, vorallem im Rücken interscapulär. Die Beschwerden sind überwiegend Folge des arteriellen Hypertonus: Kopfschmerzen, Nasenbluten, Schwindel, Tinnitus, kalte Füße, Claudicatio intermittens oder Herzinsuffizienz. Die Palpation eines Pulses in der A. femoralis schließt eine CoA nicht aus (gute Kollateralen!).

5.7.3 Diagnostik

5.7.3.1 Zielsetzung

Überprüfung von Lokalisation und Schweregrad der CoA, Kollateralkreislauf, Funktion des linken Ventrikels, Koronarstatus, assoziierte Vitien, extrakardiale Anomalien (z. B. Turner-Syndrom).

5.7.3.2 Apparative Diagnostik und ihre Bewertung

Die apparative Diagnostik umfasst EKG, Echokardiographie, Röntgen, MRT oder CT sowie ggf. Angiokardiographie, wobei den bildgebenden Verfahren eine zentrale Bedeutung zukommt. Die konventionelle Echokardiographie ist diesen Verfahren bei Erwachsenen in der Beurteilung der Isthmusregion eindeutig unterlegen.

Aussage der einzelnen Verfahren:
- ▌ **Röntgen:** Herzgröße; Erweiterung der Aorta ascendens oder descendens, Knickbildungen oder Doppelkonturen im Bereich der Aorta descendens (3-er-Zeichen, Epsilonzeichen beim Bariumbreischluck, Verbreiterung der Arteria subclavia sin. Usuren am Unterrand der 3.–4. (–8.) Rippe (meist erst nach dem 5. Lebensjahr).
- ▌ **Echokardiographie:** Die Aortenisthmusregion ist bei Kindern relativ gut, bei Erwachsenen nur bedingt von suprasternal zu erkennen: Morphe, Ausmaß und Lokalisation der Stenose. Linksventrikuläre Diameter (Hypertrophie), Ventrikelfunktion, Erfassung assoziierter kardialer Anomalien (bikuspide Aortenklappe, Shone-Komplex!). Doppler-Untersuchung: turbulentes Flussmuster peripher von der Stenose mit erhöhter Fluss-

geschwindigkeit und diastolischem „run-off" (Gradientenschätzung über die *erweiterte* Bernoullie-Gleichung; cave: Doppler-Gradient unzuverlässig!); bei höhergradiger Stenose Fluss auch in der Diastole über der Stenose sowie diastolischer Vorwärtsfluss in der Aorta abdominalis.

█ **Magnetresonanztomographie** und Computertomographie: beide Verfahren erlauben eine detaillierte, überlagerungsfreie Darstellung der gesamten Aorta. Mittels neuer MRT-Techniken ist auch eine Fluss- und Gradientenbestimmung möglich (Baum U et al., 2005; Hager A et al., 2004).

█ **Herzkatheterdiagnostik:** Darstellung der Anatomie im Bereich der Aorta und der supraaortalen Gefäße sowie der Kollateralzirkulation zur unteren Körperhälfte, Bestimmung des Druckgradienten über die Isthmusregion, Nachweis assoziierter kardialer Anomalien, Beurteilung der linksventrikulären Funktion, Beurteilung des Koronarstatus (gehäuft KHK!), heute nur noch bei *gleichzeitiger Durchführung* einer Ballonangioplastie und ggf. Stentimplantation indiziert.

5.7.4 Therapie

5.7.4.1 Indikation

Eine CoA gilt als signifikant bei einem invasiv gemessenen Gradienten > 20 mmHg, falls keine größeren Kollateralen vorliegen. Ein direkter Vergleich des Kathetergradienten mit dem aus der Doppler-echokardiographisch gemessenen maximalen und mittleren Flussgeschwindigkeit ermittelten Gradienten ist problematisch. Bei ausgeprägter Kollateralisation haben auch höhergradige Stenosen keinen nennenswerten Gradienten.

Eine Behandlungsindikation besteht bei symptomatischen Patienten mit einem invasiven Gradienten > 20 mmHg, bei asymptomatischen Patienten, wenn an den oberen Extremitäten ein arterieller Hypertonus mit einer signifikanten linksventrikulären Hypertrophie besteht (Kaemmerer H, 2003).

Die Bedeutung eines pathologischen Blutdruckverhaltens unter Ergometrie oder eine Gradientenzunahme unter Belastung werden kontrovers diskutiert.

Die Indikation zur invasiven Therapie ist abhängig von der anatomischen Situation, so z. B. wenn das Aortenlumen im Stenosebereich im MR, CT oder in der Angiographie kleiner als 50% des Aortendurchmessers auf Zwerchfellhöhe ist, und zwar unabhängig vom systolischen Druckgradienten.

5.7.4.2 Therapieoptionen

█ **Interventionelle Behandlung**
Die Ballondilatation i. d. R. mit Stent-Implantation ist in erfahrenen Zentren inzwischen ein etabliertes Therapieverfahren, insbesondere bei Re- oder Reststenosen nach vorausgegangener Operation, zunehmend häufiger aber

auch bei nativen Isthmusstenosen, allerdings abhängig von der Morphologie der Stenose und deren Umgebung (Cilliers AM et al., 2003; Ince H et al., 2003; Mahadevan V et al., 2004; Pilla CB et al., 2005; Eicken A et al., 2006).

▌ Chirurgische Behandlung

Die wichtigsten Verfahren: Resektion und End-zu-End-Anastomose, Resektion und Überbrückung durch Protheseninterponat, (bei Kindern) die Subklaviaplastik nach Waldhausen („subclavian flap repair") (Abb. 5.7.3). Die Art des Eingriffs richtet sich nach Art, Lokalisation, Ausdehnung der Stenose und dem Alter der Patienten (Ramnarine I, 2005; Rao PS, 2005).

Prinzipiell wird die Frühkorrektur angestrebt, um Spätletalität und Morbidität niedrig zu halten. Bei späterem Op-Zeitpunkt besteht ein erhöhtes

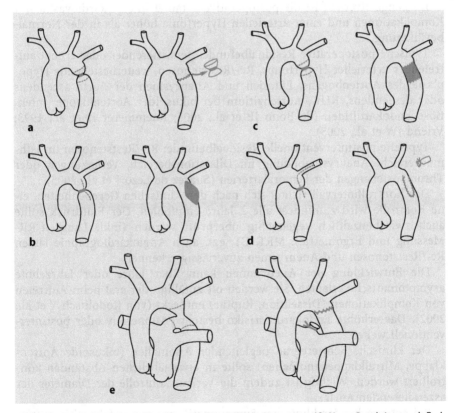

Abb. 5.7.3. Chirurgische Behandlung der Aortenisthmusstenose (CoA). **a** Resektion und End-End-Anastomose; **b** Patch-Plastik; **c** Graft-Interposition; **d** Subclavian-Flap-Technik; **e** Resektion und „extended" End-End-Anastomose. (Aus: Erdmann [91]; Mod. nach Rocchini AP (2000) Co-arctation of the aorta and interrupted arch. In: Moller JH, Hoffman JIE (eds) Pediatric cardiovascular medicine, p 577. Copyright © 2000, mit Genehmigung von Elsevier)

Risiko für eine persistierende arterielle Hypertonie. Ältere Kinder oder Erwachsene sollten bald nach Diagnosestellung operiert werden.

Nach dem 30. oder 40. Lebensjahr steigt das peri- und postoperative Risiko infolge degenerativer Aortenwandveränderungen, koexistenter bikuspider Aortenklappen, Mitralklappenanomalien, KHK sowie hypertoniebedingter Organschäden.

Eine gefürchtete, aber seltene Komplikation ist die perioperative Paraplegie infolge Rückenmarksischämie (Minderdurchblutung der A. spinalis anterior) bei Patienten, die über keine gut entwickelten Kollateralen verfügen.

5.7.5 Prognose und Nachsorge

Die Operation verbessert im Kurzzeitverlauf die Blutdrucksituation, die klinische Symptomatik und erhöht die Lebensdauer.

Im Langzeitverlauf ist die postoperative Letalität infolge kardiovaskulärer Komplikationen und einer arteriellen Hypertonie höher als in der Normalbevölkerung.

Typische postoperative Residualbefunde: persistierender oder erneut auftretender arterieller Hypertonus, Re-/Reststenosen, weiterbestehende Hypoplasie des Aortenbogens, Ektasien und Aneurysmen der Aorta ascendens oder descendens, KHK, Aortenvitium bei bikuspider Aortenklappe, infektiöse Endokarditiden (de Bono JP et al., 2005; Kaemmerer H et al., 1993; Vriend JW et al., 2005).

Typische postinterventionelle Residualbefunde: Re-/Reststenosen im Isthmusbereich, Aneurysmabildung im Dilatationsbereich, Verletzungen oder Thrombosierungen der Femoralarterien (Suarez de Lezo J et al., 2005).

Das Kontrollintervall richtet sich nach den klinischen Gegebenheiten, eine Kontrolle wird zumindest alle 2 Jahre empfohlen. Der Blutdruck sollte auch zwischenzeitlich regelmäßig überprüft werden (inkl. Langzeit-RR-Messung und Ergometrie). MRT, CT, ggf. auch Angiokardiographie lassen Re-/Reststenosen und Aneurysmen zuverlässig erkennen.

Die Entwicklung der Aneurysmen kann über Jahre oder Jahrzehnte asymptomatisch verlaufen. Sie werden oft zufällig oder erst beim Auftreten von Komplikationen (Dissektion, Ruptur) entdeckt (von Kodolitsch Y et al., 2002). Das erhöhte Endokarditisrisiko besteht postoperativ oder postinterventionell weiter.

Der klinische Schweregrad begleitender Anomalien (bikuspide Aortenklappe, Mitralklappenanomalien) sollte in etwa jährlichen Abständen kontrolliert werden. Wichtig ist zudem die Verlaufskontrolle der Diameter der aszendierenden Aorta.

Bei entsprechender klinischer Symptomatik muss eine frühzeitig auftretende KHK oder eine Aneurysmablutung zerebraler Gefäße in Erwägung gezogen werden.

5.8 Ebstein'sche Anomalie

H. Kaemmerer

Bei der Ebstein'schen Anomalie sind ein oder mehrere Segel der Trikuspidalklappe (TK) fehlgebildet und verlagert. Die Apikalverlagerung der TK-Segel unterteilt das rechte Herz in einen rechten Vorhof, einen atrialisierten rechten Ventrikel sowie einen Restventrikel (Abb. 5.8.1). Die Ebstein-Anomalie ist nicht nur eine Erkrankung des rechten Herzens, sondern auch des linken Herzens. Das sehr variable klinische Bild reicht von trivialen Symptomen bis hin zum Vollbild eines hochgradig zyanotischen Herzfehlers. Die operative Korrektur erfolgt symptomorientiert, vorzugsweise durch Trikuspidalklappenrekonstruktion. Die Operationsergebnisse sind von der spezifischen Erfahrung des Chirurgen abhängig. Die früher hohe Operationsletalität konnte in erfahrenen Zentren drastisch gesenkt werden. Typische postoperative Residualbefunde machen eine regelmäßige Verlaufskontrolle erforderlich.

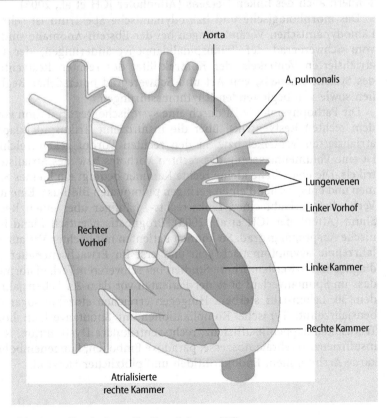

Abb. 5.8.1. Ebstein-Anomalie. (Aus: Erdmann [91])

5.8.1 Basisinformation – Pathophysiologie – Spontanverlauf

Die Ebstein-Anomalie gehört mit < 1% zu den seltenen angeborenen Herzfehlern. Sie tritt gehäuft auf, wenn Mütter während der Schwangerschaft mit Lithium oder Benzodiazepinen behandelt wurden.

Bei der Ebstein-Anomalie sind ein oder mehrere Segel der Trikuspidalklappe (TK) fehlgebildet (Attenhofer JCH et al., 2005). Die unterschiedlich ausgeprägte, spitzenwärts gerichtete Verlagerung des septalen und Anheftung des muralen Segels bestimmt im wesentlichen den Schweregrad der Malformation. Die Apikalverlagerung der TK-Segel unterteilt das rechte Herz in einen rechten Vorhof, einen atrialisierten rechten Ventrikel sowie einen Restventrikel. Häufig bestehen gleichzeitig eine TK-Insuffizienz, eine Funktionsstörung des linken Ventrikels, Mitralklappenanomalien, eine interatriale Verbindung (offenes Foramen ovale oder Vorhofseptumdefekt) und (häufig mehrere) akzessorische Leitungsbahnen (WPW-Syndrom). Assoziierte Anomalien sind u. a. Ventrikelseptumdefekte, Pulmonalstenosen oder -atresien, eine Fallot-Tetralogie oder eine Aortenisthmusstenose (Frescura C et al., 2000). Die Ebstein-Anomalie ist nicht nur eine Erkrankung des rechten Herzens, sondern auch des linken Herzens (Attenhofer JCH et al., 2005).

Das morphologische und hämodynamische Spektrum ist sehr weit. Die hämodynamischen Veränderungen bei der Ebstein-Anomalie sind abhängig vom Schweregrad der Trikuspidalklappenveränderungen, der Größe des atrialisierten Ventrikels, der Kontraktilität des rechten Restventrikels und des Systemventrikels, von Art und Schweregrad potenzieller Begleitanomalien sowie von begleitenden Rhythmusstörungen.

Die Pathophysiologie ist durch eine systolische Regurgitation von Blut aus dem rechten Restventrikel über die insuffiziente Trikuspidalklappe in den atrialisierten Ventrikel bzw. in den rechten Vorhof gekennzeichnet. Folge ist eine Volumenbelastung des rechten Vorhofes bzw. des atrialisierten Ventrikels. Die eigentliche kleine rechte Kammer bedingt ein kleines Schlagvolumen und entsprechend einen geringen pulmonalen Blutfluss. Eine interatriale Verbindung erlaubt einen Links-rechts-, häufiger aber einen Rechts-links-Shunt (Attenhofer JCH et al., 2005). Prognostisch entscheidend ist der klinische Ausprägungsgrad. So können Patienten mit leichter Verlaufsform über Jahrzehnte asymptomatisch sein und erst im Erwachsenenalter per Zufall diagnostiziert werden. Ältere Studien bei schwereren Verlaufsformen zeigen, dass im Spontanverlauf 50% der Patienten vor dem 20. Lebensjahr, 80% vor dem 30. Lebensjahr sterben. Hingegen erreichen einzelne sogar das 9. Lebensjahrzehnt. Typische Komplikationen im Spontanverlauf: hochgradige Trikuspidalklappeninsuffizienz, rechtsventrikuläre Dysfunktion, Rechtsherzinsuffizienz, zerebrale Abszesse, paradoxe Embolien, Lungenembolien, tachykarde Arrhythmien, Endokarditiden und plötzlicher Herztod.

5.8.2 Leitsymptome und -befunde

Das klinische Bild reicht von trivialen Symptomen bis hin zum Vollbild eines hochgradig zyanotischen Herzfehlers. Häufige Beschwerden sind Dyspnoe, Müdigkeit, Belastungseinschränkung, Herzschmerzen und Palpitationen. Typische Symptome sind rechtsventrikuläre Einflussstauung, Herzinsuffizienz, periphere und/oder zentrale Zyanose sowie Arrhythmien (Attenhofer JCH et al., 2005; Flores Arizmendi A et al., 2004).

5.8.3 Diagnostik

5.8.3.1 Zielsetzung

Abklärung des anatomischen und hämodynamischen Schweregrads sowie Aufdeckung möglicher Komplikationen, insbesondere von Herzrhythmusstörungen.

5.8.3.2 Apparative Diagnostik und ihre Bewertung

Die apparative Diagnostik umfasst Oximetrie, EKG, Langzeit-EKG, Ergometrie, Röntgen, transthorakale (TTE) und transösophageale Echokardiographie (TEE). MRT, CT, Herzkatheteruntersuchung und elektrophysiologische Untersuchungen bleiben speziellen Fragestellungen vorbehalten.

Die Echokardiographie (TTE und TEE) beantwortet meist alle relevanten Fragen (Oechslin E et al., 2000): Anatomie und Funktion der Trikuspidalklappe, Distalverlagerung des septalen bzw. posterolateralen (muralen) Segels (bei Erwachsenen $\geq 0,8$ cm/m^2 Körperoberfläche), Größe des anterioren Segels, Ausmaß der Anheftung („tethering") des septalen oder posterioren Trikuspidalklappensegels an Septum bzw. Ventrikelwand, Größe und Funktion der einzelnen Herzabschnitte (rechter Vorhof, atrialisierter Ventrikel, rechtsseitiger Restventrikel, linker Ventrikel), rechtsventrikuläre Ausflusstraktobstruktion, Begleitanomalien.

Die Katheteruntersuchung dient vor allem dem Ausschluss einer KHK. Bei Rhythmusstörungen ist eine elektrophysiologische Untersuchung/Behandlung indiziert.

5.8.4 Therapie

5.8.4.1 Indikation

Die Behandlung erfolgt symptomorientiert (Spitaels SE, 2002).

Eine konservative medikamentöse Behandlung kann übergangsweise Beschwerden lindern und eine günstige Ausgangsposition für die Operation schaffen (Chauvaud S et al., 2003).

Rhythmusstörungen werden medikamentös oder durch Katheterablationsverfahren behandelt (Furer SK et al., 2005; Greason KL et al., 2003; Hebe J, 2000; Khositseth A et al., 2004). Bei Thrombemboliegefahr und bei Rechts-links-Shunt kann eine Antikoagulation erforderlich werden oder der Verschluss der interatrialen Verbindung diskutiert werden (Device).

Operationsindikation: abnehmende Leistungsfähigkeit, Progredienz zur NYHA-Funktionsklasse III oder IV, Vergrößerung des Herz-Thorax-Quotienten auf $> 0{,}60$, progrediente Herzgrößenzunahme, hochgradige und symptomatische Trikuspidalklappeninsuffizienz, höhergradige oder progrediente Zyanose (arterielle Ruhe-Sättigung $< 90\%$), paradoxe Embolien, relevante rechtsventrikuläre Ausflusstraktobstruktion (Attenhofer JCH et al., 2005; Mair DD et al., 1985). Heutzutage wird auch ein früherer Operationszeitpunkt in Erwägung gezogen.

5.8.4.2 Therapieoptionen

Die operative Korrektur erfolgt vorzugsweise durch Trikuspidalklappenrekonstruktion mit Bildung einer „Monocusp valve". Ist eine Rekonstruktion technisch nicht durchführbar, kann ein Klappenersatz notwendig werden. Im Rahmen des Primäreingriffs ggf. ASD-Verschluss, Resektion redundanter Anteile des rechten Vorhofs, Plikatur des atrialisierten rechten Ventrikels oder Trikuspidalklappenanuloplastie (Danielson GK et al., 1992; Dearani JA et al., 2005). Bei einem für eine Korrektur zu kleinen rechten Ventrikel oder bei ausgeprägter Ventrikeldysfunktion kann eine bidirektionale kavopulmonale Anastomose mit nachfolgender Komplettierung oder eine modifizierte Fontan-Operation vorgenommen werden.

Bei tachykardem Vorhofflattern/-flimmern kann intraoperativ eine Ablation erfolgen oder eine Maze-Prozedur vorgenommen werden. Akzessorische Bündel sollten möglichst schon präoperativ beseitigt sein (Furer SK et al., 2005; Greason KL et al., 2003; Hebe J, 2000; Khositseth A et al., 2004).

5.8.5 Prognose und Nachsorge

Die Operationsergebnisse sind stark von der spezifischen Erfahrung des Chirurgen abhängig. Die früher hohe Operationsletalität ($> 25\%$), konnte in spezialisierten Zentren auf $< 6\%$ gesenkt werden. Mehr als 90% von einem erfahrenen Chirurgen operierten Patienten befinden sich nach mehr als einem Jahr in NYHA-Funktionsklassen I und II. Spättodesfälle sind wahrscheinlich überwiegend auf tachykarde Rhythmusstörungen zurückzuführen. Die Reoperationsrate nach 1–14 Jahren liegt bei 4%.

Typische postoperative Residualbefunde: persistierende oder neu auftretende Trikuspidalklappeninsuffizienz, die üblichen Komplikationen nach Klappenersatz, Versagen des rechten oder linken Ventrikels, Rest-Shunts auf Vorhofebene, supraventrikuläre und ventrikuläre Arrhythmien, höhergradige Blockbilder.

Das Kontrollintervall richtet sich nach den klinischen Gegebenheiten (mindestens einmal jährlich). Überprüfungsbedürftig sind die Funktion der Trikuspidalklappe bzw. einer TK-Prothese, die Ventrikelfunktion sowie das Rhythmusverhalten. Bei Trikuspidalklappenersatz stellt die Antikoagulation eine besondere Herausforderung dar. Auch postoperativ besteht ein erhöhtes Endokarditisrisiko.

5.9 Fallot'sche Tetralogie

P. Trigo-Trindade

Die Fallot'sche Tetralogie ist mit einer Inzidenz von 10% der häufigste angeborene zyanotische Herzfehler. Im Erwachsenenalter handelt es sich um sehr wenige nicht operierte Patienten oder palliierte Patienten, die meisten sind (teil-)korrigiert. Unabhängig vom Lebensalter ist eine biventrikuläre Korrektur bei unoperierten Patienten oder – bei genauer Kenntnis der Pulmonalarterienanatomie – nach einer palliativen Chirurgie anzustreben. Nach korrigierter Fallot'scher Tetralogie sind eine signifikante Pulmonalinsuffizienz, ein relevanter VSD-Restshunt, eine rechtsventrikuläre Ausflusstraktobstruktion oder periphere Pulmonalstenose und eine Aorteninsuffizienz eine Indikation zu einer methodisch vielfältigen Re-Intervention. Die Notwendigkeit zur Nachsorge und Endokarditisprophylaxe gilt lebenslang.

5.9.1 Basisinformation

Ungefähr 15% der Patienten haben eine Deletion des Chromosoms 22q11 (Goldmuntz E et al., 1998). Die Fallot'sche Tetralogie entsteht durch eine Verschiebung des infundibulären Septums und zeichnet sich aus durch:

❚ einen großen subaortalen Ventrikelseptumdefekt (VSD),
❚ eine rechtsventrikuläre Ausflusstraktobstruktion,
❚ eine sekundäre Hypertrophie des rechten Ventrikels und
❚ eine reitende Aorta (< 50%) (Abb. 5.9.1).

Gelegentlich können auch andere Anomalien vorhanden sein, wie z.B. ein muskulärer VSD, ein Vorhofseptumdefekt, ein rechter Aortenbogen oder aorto-pulmonale Kollateralen. Die meisten Kinder haben eine signifikante rechtsventrikuläre Ausflusstraktobstruktion, die zu einem Rechts-links-Shunt und einer Zyanose führt und die Indikation zu einer frühen korrektiven Chirurgie darstellt. Die azyanotische Form der Fallot'schen Tetralogie

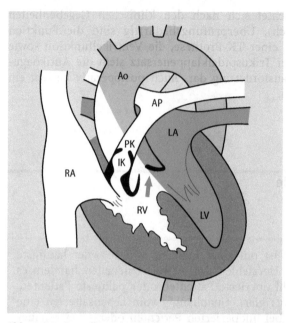

Abb. 5.9.1. Darstellung der Anatomie und der Strömungsverhältnisse bei der typischen Fallot-Tetralogie: Das rechte Herz (*RA*, *RV* und *AP*) wird mit venösem Blut durchströmt, linker Vorhof (*LA*) und linker Ventrikel (*LV*) mit Sauerstoff-angereichertem arteriellem Blut. Durch eine infundibuläre und valvuläre Pulmonalstenose ist der Druck im rechten Ventrikel erhöht, und es kommt über einen Ventrikelseptumdefekt (Pfeil) zu einem Rechts-links-Shunt in die überreitende Aorta, die dadurch mit arteriovenösem Mischblut gefüllt wird. (*Ao* Aorta, *AP* A. pulmonalis, *IK* Infundibulumkanal, *PK* Pulmonalklappe, *RA* rechter Vorhof, *RV* rechter Ventrikel). (Aus: Apitz [9])

ist weitaus seltener; sie beruht auf einer leichten rechtsventrikulären Ausflusstraktobstruktion und erklärt, warum Patienten erwachsen werden können, ohne operiert worden zu sein. Im Erwachsenenalter haben wir deshalb mit sehr wenigen unoperierten Patienten zu tun, mit Patienten, die chirurgisch nur palliativ behandelt wurden (Blalock-Taussig-Shunt oder eine Modifikation desselben, Waterston-Shunt, Potts-Shunt, infundibuläre Resektion nach Brock oder RV-PA-Conduit ohne VSD-Verschluss) und Patienten, bei denen eine chirurgische Korrektur angestrebt wurde (Resektion des infundibulären Muskels, pulmonaler transannulärer Patch, Kommissurotomie der Pulmonalklappe, VSD-Verschluss).

Siebzig Prozent der Patienten sterben vor dem 10. Lebensjahr und 95% vor dem 40. Lebensjahr, wenn kein chirurgischer Eingriff durchgeführt wird (Betranou EG et al., 1978). Bei den unoperierten Patienten, die das Erwachsenenalter erreichen, stellen sich eine progressive Zyanose, verminderte körperliche Leistungsfähigkeit und Herzrhythmusstörungen ein. Das Risiko einer Thrombose und eines zerebralen Abszesses ist erhöht. Die kardialen Todesursachen sind meistens auf eine Herzinsuffizienz und auf Herzrhythmusstörungen zurückzuführen.

5.9.2 Leitsymptome und -befunde

Patienten, die nur palliativ behandelt wurden, können durch eine leichte Zyanose auffallen. Sie können aber auch Symptome und Befunde einer rechtsseitigen Herzinsuffizienz aufweisen, die mit einer pulmonalen Hypertonie (vor allem nach Potts- oder Waterston-Shunt) oder einer eingeschränkten Auswurffraktion des rechten Ventrikels einhergeht.

Patienten, die eine chirurgische Korrektur im Kindesalter hatten, sind häufig symptomfrei und haben eine gute Prognose (Murphy JG et al., 1993; Nollert G et al., 1997). Bei diesen Patienten sollte die Sauerstoffsättigung normal sein. Ein diastolisches Geräusch deutet auf eine Pulmonalinsuffizienz hin, aber eine Quantifizierung fällt klinisch schwer. In seltenen Fällen besteht eine Aorteninsuffizienz. Bei Zeichen einer Rechtsherzinsuffizienz müssen eine residuelle rechtsventrikuläre Ausflusstraktobstruktion oder eine signifikante Pulmonalinsuffizienz vermutet werden. Ein Systolikum tritt bei einem VSD oder einer Trikuspidalinsuffizienz auf. Herzrhythmusstörungen (Erregungsüberleitungs- und Ausbreitungsstörungen, Vorhofflimmern, ventrikuläre Arrhythmien) sind häufiger als in der Normalbevölkerung und können in seltenen Fällen zum plötzlichen Herztod führen. Alle Patienten sollten auf Symptome und Befunde einer Endokarditis untersucht werden.

5.9.3 Diagnostik

5.9.3.1 Zielsetzung

Bei unoperierten Patienten: Nachweis und Lokalisation des VSD und der rechtsventrikulären Ausflusstraktobstruktion sowie Abschätzung der hämodynamischen Auswirkungen, insbesondere auf den Lungenkreislauf und die Funktion beider Ventrikel. Nachweis bzw. Ausschluss von Begleitfehlbildungen, Bestimmung des rechtsventrikulären Drucks.

Nach palliativer Chirurgie: Kenntnis der Anatomie der Pulmonalarterien, des pulmonalen Druckes und der systolischen Funktion des linken (Volumenbelastung durch VSD) und des rechten Ventrikels (Druckbelastung durch Pulmonalstenose). Nachweis bzw. Ausschluss von Begleitfehlbildungen, Bestimmung des rechtsventrikulären Drucks.

Nach biventrikulärer Reparatur: Quantifizierung der Pulmonalinsuffizienz (siehe Abb. 5.9.2), Bestimmung des Volumens und der Funktion des rechten Ventrikels, Nachweis einer peripheren Stenose der Pulmonalarterien (siehe Abb. 5.9.3), Ausschluss eines ASD- und/oder VSD-Restshunts und einer residuellen rechtsventrikulären Ausflusstraktobstruktion, Bestimmung des Diameters der Aortenwurzel, Ausschluss einer Aorteninsuffizienz, Bestimmung des rechtsventrikulären Drucks.

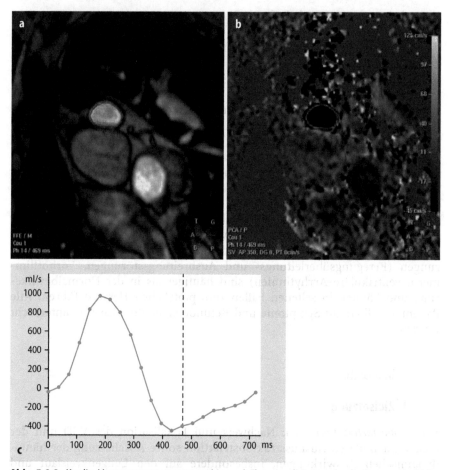

Abb. 5.9.2. Kardio-Magnetresonanztomographie und Flussvisualisierung („velocity mapping") im Pulmonalisstamm zur Beurteilung des systolischen und diastolischen Pulmonalflusses. Die berechnete pulmonale Regurgitationsfraktion spricht für eine schwere Pulmonalinsuffizienz. (Mit freundlicher Genehmigung von D. Didier, Hôpitaux Universitaires de Genève, Schweiz)

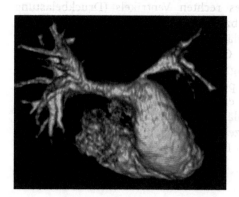

Abb. 5.9.3. Kardio-Magnetresonanztomographie mit drei-dimensionaler Rekonstruktion einer schweren Stenose am Abgang der linken Pulmonalarterie

5.9.3.2 Apparative Diagnostik und ihre Bewertung

Das EKG erlaubt die Messung der QRS-Dauer, die bei operierten Patienten von prognostischer Bedeutung ist (Gatzoulis MA et al., 1995). Das Langzeit-EKG hilft bei der Aufdeckung von Herzrhythmusstörungen, die bei operierten Patienten häufiger auftreten (Gatzoulis MA et al., 2000). Ein unauffälliges Langzeit-EKG schließt aber das Risiko eines plötzlichen Herztodes nicht aus. Das Röntgenthoraxbild zeigt die Herzgröße und das Ausmaß der Lungendurchblutung (Lungenüberflutung, asymmetrische Lungenperfusion). Die Echokardiographie kann bei operierten Patienten die Pulmonalinsuffizienz, eine residuelle rechtsventrikuläre Ausflusstraktobstruktion zeigen und die Größe und systolische Funktion des rechten Ventrikels bestimmen. Weiterhin erkennt diese Methode eine Trikuspidalinsuffizienz, eine Dilatation der Aortenwurzel und Aorteninsuffizienz sowie einen ASD- und/oder VSD-Restshunt. Die Grenzen der Echokardiographie bei der Quantifizierung der Pulmonalinsuffizienz, des Volumens und der systolischen Funktion des rechten Ventrikels führen dazu, dass bei dieser Indikation die Kernspintomographie (MRT) immer häufiger eingesetzt wird (Therrien J et al., 2005; Valsangiacomo E et al., 2005) (Abb. 5.9.2 und 5.9.3). Das MRT erlaubt außerdem eine weitaus bessere Bildgebung der Pulmonalarterien (Oosterhof T et al., 2006) und der Koronarien.

Wie bei anderen Vitien können die Widerstandsverhältnisse im Hinblick auf eine noch mögliche Operabilität bei unoperierten Patienten oder nach palliativer Chirurgie nur auf invasivem Weg geklärt werden. Vor einer korrektiven Chirurgie ist bei Erwachsenen auch eine Koronarangiographie indiziert.

5.9.4 Therapie

5.9.4.1 Indikation

Unabhängig vom Lebensalter ist bei unoperierten Patienten oder nach einer palliativen Chirurgie eine *biventrikuläre Reparatur* anzustreben. Nach korrigierter Fallot'scher Tetralogie sind folgende Situationen eine Indikation zu einer Re-Intervention: eine signifikante Pulmonalinsuffizienz mit hämodynamischer Wirksamkeit auf den rechten Ventrikel (Yemets IM et al., 1997; Oechslin EN et al., 1999; Therrien J et al., 2000; Valsangiacomo Buechel ER et al., 2005), ein relevanter ASD/VSD-Restshunt, der zu einer Volumenbelastung des linken Ventrikels führt, eine rechtsventrikuläre Ausflusstraktobstruktion oder eine periphere Stenose einer Pulmonalarterie (Oechslin EN et al., 1999) sowie eine starke Dilatation der Aortenwurzel (> 55 mm) mit einer Aorteninsuffizienz (Niwa K et al., 2002).

Indikation zur Reintervention bei bedeutsamer Pulmonalinsuffizienz: Die Indikation und der optimale Zeitpunkt des Pulmonalklappenersatzes sind noch umstritten. Bei der Indikationsstellung ist besonderes Augenmerk zu richten auf folgende Parameter: RV-Größe und -Funktion, objektivierte Belastungsfähigkeit, Rhythmusstörung und Symptome. Heute wird früher ein Pulmonalklappenersatz angestrebt als noch vor wenigen Jahren, damit das Remodeling und die Funktion des rechten Ventrikels nicht irreversibel gestört sind.

Indikation zur Reintervention bei rechtsventrikulärer Ausflusstraktobstruktion: Wenn der systolische rechtsventrikuläre Druck > 2/3 des systolischen Systemdrucks beträgt. Vor jeder Operation ist eine vollständige morphologische und hämodynamische Evaluation notwendig, damit alle relevanten Befunde behoben werden können.

5.9.4.2 Therapieoptionen

Bei bestehender rechtsventrikulärer Herzinsuffizienz kann eine medikamentöse Therapie angesetzt werden (siehe Leitlinie der DGPK).

Eine rechtsventrikuläre subvalvuläre Ausflusstraktobstruktion erfordert einen chirurgischen Eingriff; hingegen werden bei peripheren Stenosen der Pulmonalarterien Katheterinterventionen mittels Ballon und Stent eingesetzt. Für die Pulmonalinsuffizienz ist das Standardverfahren derzeit noch die chirurgische Implantation einer biologischen Klappe, evtl. Homograft (Yemets IM et al., 1997). Die Erfahrung mit der perkutanen Klappenimplantation mittels Katheterintervention nimmt zu (Khambakone S et al., 2005); es ist jedoch noch zu früh, diese Methode routinemäßig zu empfehlen. Der Verschluss eines VSDs (bei einem Shunt ≥ 1,5 : 1 oder bei operativem Eingriff aufgrund anderer Indikation) erfolgt meistens chirurgisch. Weitere chirurgische Eingriffe zielen auf einen Aortenklappen- oder einen Aortenwurzelersatz oder Trikuspidalklappenrekonstruktion.

In besonderen Fällen müssen AICDs implantiert oder zum Zeitpunkt der Reoperation perkutane oder chirurgische Ablationen durchgeführt werden.

5.9.5 Nachsorge und Langzeitbetreuung

Bei den seltenen erwachsenen Patienten, die ohne Chirurgie überlebten, und bei Patienten, bei denen lediglich eine palliative Chirurgie durchgeführt wurde, muss eine Korrektur in Erwägung gezogen werden.

Nach korrigierter Fallot'scher Tetralogie handelt es sich in der Nachsorge hauptsächlich darum, die Funktion des rechten Ventrikels zu wahren z.B. durch rechtzeitige Implantation einer Pulmonalklappe oder das Beheben einer rechtsventrikulären Ausflusstraktobstruktion); gleichermaßen muss der linke Ventrikel bei einem signifikanten VSD oder einem palliativen Shunt entlastet werden, um die linksventrikuläre Funktion zu erhalten. Außerdem gilt es, das Risiko für Arrhythmien oder einen plötzlichen Herztod zu reduzieren (Korrektur der Hämodynamik, Implantation eines AICDs). Um diese Ziele zu erreichen, bedürfen diese Patienten einer lebenslangen regelmäßigen Kontrolle (Abstand 6–12 Monate, je nach klinischem Bild) in einer EMAH-qualifizierten Einrichtung, um den richtigen Zeitpunkt einer Intervention oder einer Re-Intervention zu erkennen. Eine lebenslange Endokarditisprophylaxe ist nach der neuen AHA-Guideline nur bei implantierten Conduits, Klappenprothesen bzw. Klappenrekonstruktionen mit prothetischem Material und Restdefekten in Patchnähe indiziert.

5.10 Transposition der großen Arterien

E. OECHSLIN

Die atrio-ventrikuläre Konkordanz und ventrikulo-arterielle Diskordanz mit d-Transposition der großen Arterien (in diesem Kapitel komplette Transposition der großen Arterien genannt) ist ein häufiger, zyanotischer Herzfehler, dessen Behandlung in den letzten 40 Jahren einen großen Wandel erfahren hat.

Vorhofumkehr bei kompletter Transposition der großen Arterien

Die Vorhofumkehr ist eine physiologische, aber keine anatomische Korrektur der kompletten Transposition der großen Arterien. Die Morbidität wird durch den Lungen- und Systemvenenkanal zur Umleitung des Blutes auf Vorhofebene, den subaortal lokalisierten rechten Ventrikel und die Trikuspidalklappe als systemische AV-Klappe bestimmt.

5.10.1 Basisinformation – Pathophysiologie – Verlauf

∎ Basisinformation und Pathophysiologie

Bei der kompletten Transposition der großen Arterien (d-TGA), einem klassischen zyanotischen Vitium, bestehen eine atrio-ventrikuläre Konkordanz (Konnektion der Vorhöfe mit dem entsprechenden Ventrikel) und ventrikulo-arterielle Diskordanz: Der morphologisch rechte Ventrikel ist mit der Aorta und der morphologisch linke Ventrikel mit der Pulmonalarterie konnektiert (Colman J et al., 2003). Es bestehen zwei parallele Kreisläufe (rechter Vorhof → rechter Ventrikel → Aorta und linker Vorhof → linker Ventrikel → Pulmonalarterie). Kinder mit dieser Physiologie hatten früher keine Überlebenschancen, wenn keine Verbindung zwischen dem Lungen- und Systemkreislauf auf atrialer, ventrikulärer oder arterieller Ebene bestand. Nur ein assoziiertes Shunt-Vitium erlaubte Kindern mit kompletter TGA ohne Operation

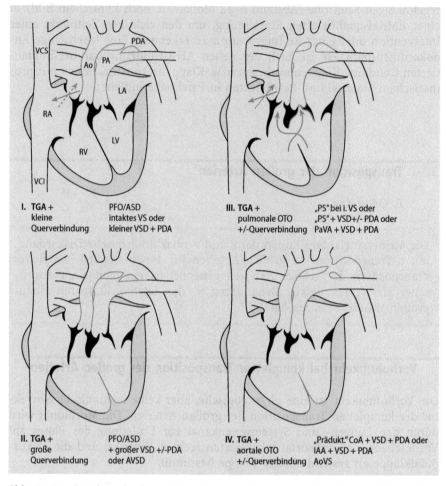

Abb. 5.10.1. Einteilung der kompletten TGA nach hämodynamischen Kriterien. *OTO* Ausflusstraktobstruktion, *VSD* Ventrikelseptumdefekt, *PFO* persistierendes Foramen ovale, *ASD* Vorhofseptumdefekt, *i. VS* intaktes Ventrikelseptum, *PDA* persistierender Ductus arteriosus, *„PS"* Pulmonalstenose, *LVOTO* linksventrikuläre Ausflusstraktobstruktion, *PaVA* Pulmonalklappenatresie, *AVSD* AV-Septumdefekt, *CoA* Aortenisthmusstenose, *IAA* unterbrochener Aortenbogen, *AoVS* Aortenklappenstenose. (Aus: Schumacher, Hess, Bühlmeyer [319])

ein spontanes Überleben ins Erwachsenenalter. Abbildung 5.10.1 zeigt die Einteilung der Transposition nach hämodynamischen Kriterien.

Senning führte 1959 als erster erfolgreich die Vorhofumkehr als *physiologische* ,Korrektur' ein, nachdem die anatomische Korrektur (arterielle Switch-Operation) gescheitert war (Senning A, 1958; Senning A, 1959). Sie war sehr anspruchsvoll: Die Kanäle auf Vorhofebene (baffles) zur Umleitung des systemvenösen Blutes zur Mitralklappe und zum subpulmonal gelegenen, morphologisch linken Ventrikel bzw. des pulmonal-venösen Blutes

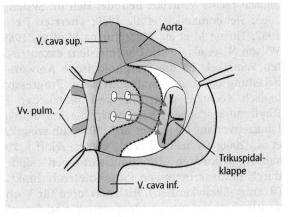

Abb. 5.10.2. Schematische Darstellung der Vorhofumkehroperation in der Technik nach Mustard. (Aus: Apitz [9])

zur Trikuspidalklappe und zum subaortal gelegenen, morphologisch rechten Ventrikel wird mit autologem Material (Gewebe des Septums und der Seitenwände der Vorhöfe) gebildet. Mustard vereinfachte die Technik und konstruierte die Baffles nach der Exzision des Vorhofseptums aus Dacron-Patch (Mustard W, 1964) (Abb. 5.10.2). Die Vorhofumkehr ist aber nur eine physiologische, keine anatomische Korrektur. Die Operationsmortalität, abhängig von der Erfahrung der Zentren und den assoziierten Vitien, betrug im Mittel 5%, in Zentren mit großen Operationszahlen und Erfahrung war sie < 1%.

Durch die Einführung der *Ballon-Atrioseptostomie* (Rashkind und Miller) konnte die Anzahl der Kinder, die das Säuglingsalter überlebten, auf über 80% erhöht werden (Rashkind WJ et al., 1966). Der in den ersten Lebenstagen vorzunehmende Eingriff führt zu einem wesentlich besseren Austausch von arteriellem und venösem Blut auf Vorhofebene und damit zu einem Anstieg der arteriellen Sauerstoff-Sättigung auf > 70%.

In den letzten 20 Jahren wurde die Vorhofumkehr durch die arterielle Switch-Operation abgelöst (Jatene AD et al., 1976), die meistens in den ersten zwei Lebenswochen durchgeführt wird und somit einer anatomischen Korrektur der kompletten TGA entspricht (siehe Abschn. „Arterielle Switch-Operation bei TGA", S. 131 f.).

Ein Drittel der Kinder haben assoziierte Vitien: Der Ventrikelseptumdefekt ist am häufigsten, gefolgt von Stenosen im linksventrikulären Ausflusstrakt (valvuläre und/oder subvalvuläre Pulmonalstenose), Vorhofseptumdefekt und offenem Ductus arteriosus. Sehr selten findet sich eine Aortenisthmusstenose.

▌ Verlauf

Der Langzeitverlauf, die Morbidität und Mortalität nach der Vorhofumkehr werden durch die Pathophysiologie und durch die Operationstechnik (Konstruktion der Baffles) bestimmt. Der subaortal positionierte, morphologisch rechte Ventrikel befindet sich im Systemkreislauf (Deanfield J et al., 2003; Siebenmann R et al., 1989; Therrien J et al., 2001; Trusler GA et al., 1987; Turina M et al., 1988; Turina M et al., 1989; Williams WG et al., 1988; Wilson NJ et al., 1998). Die (meistens exzentrische) Hypertrophie des rechten Ventrikels ist die morphologische Antwort auf die chronische Druckbelastung durch den Systemkreislauf. Progressive Insuffizienz des morphologisch rechten Ventrikels und plötzlicher Herztod (supraventrikuläre Rhythmusstörungen) bestimmen die Morbidität und die Todesursache im Langzeitverlauf (Dos L et al., 2005; Lubiszewska B et al., 2000; Oechslin E et al., 2000; Oechslin E et al., 2000; Perloff J, 2003; Peters et al., 2001). Die supraventrikulären Rhythmusstörungen sind einerseits charakterisiert durch Bradyarrhythmien (Sinusknotendysfunktion) und Tachyarrhythmien (Reentry-Tachykardien). Risikofaktoren für Vorhofflattern sind: perioperative Rhythmusstörungen, Reoperation und Sinusknotendysfunktion (Derrick G et al., 2004; Dos L et al., 2005; Gelatt M et al., 1997; Puley G et al., 1999; Sarkar D et al., 1999).

Das Langzeitüberleben (> 20 Jahre) und die Lebensqualität sind meistens gut, das Überleben ist aber leicht besser bei Patienten mit einfacher Transposition der großen Arterien und liegt zwischen 70 und 80%.

Risikofaktoren für die Spätmortalität sind: assoziierter Ventrikelseptumdefekt, supraventrikuläre Tachykardien, frühe Zeitperiode der Vorhofumkehr-Operation, pulmonale Hypertonie und schwere Dysfunktion des rechten Ventrikels. Progressive Herzinsuffizienz und plötzlicher Herztod sind die häufigsten Todesursachen.

5.10.2 Leitsymptome und -befunde

Die Lebensqualität der Erwachsenen ist meistens gut, und zwar unabhängig von den Operationsverfahren nach Senning oder Mustard (Moons P et al., 2004). Supraventrikuläre Rhythmusstörungen sind das Hauptproblem:

▌ Bradyarrhythmien infolge Verlust der Sinusknotenfunktion mit AV-Ersatzrhythmus, inadäquater chronotroper Antwort während der Belastung oder längere Pausen mit Synkope.
▌ Supraventrikuläre Tachykardien (intraatriale Reentry-Tachykardien, Vorhofflattern, seltener Vorhofflimmern). Obwohl der plötzliche Herztod wahrscheinlich arrhythmisch bedingt ist, sind die genauen Mechanismen nicht bekannt.

Symptome der Herzinsuffizienz finden sich beim Versagen des Systemventrikels.

Hämodynamisch relevante Stenosen im System- und Lungenvenenkanal sind bei Erwachsenen selten. Patienten mit Vorhofumkehr haben wegen der Transpositionsstellung eine Prädisposition zur Entwicklung einer pulmonalen Hypertonie, vor allem bei später Durchführung der Operation bzw. assoziiertem Ventrikelseptumdefekt.

5.10.3 Diagnostik

5.10.3.1 Zielsetzung

Die klinische und apparative Diagnostik dient der Dokumentation von Spätkomplikationen: Rhythmusstörungen (Verlust der Sinusknotenfunktion, Bradykardien, supraventrikuläre Tachykardien), Herzinsuffizienz mit Beurteilung der Funktion des morphologisch rechten Systemventrikels und des morphologisch linken, subpulmonalen Ventrikels, Trikuspidalinsuffizienz (systemische AV-Klappe), Obstruktion des system- und pulmonalvenösen Einflusstraktes (Stenosen im System- und Lungenvenenkanal), Shunt zwischen den beiden Kanälen (baffles), dynamische Stenosen im pulmonalen Ausflusstrakt, residueller Ventrikelseptumdefekt und Endokarditis (Deanfield J et al., 2003; Therrien J et al., 2001).

5.10.3.2 Apparative Diagnostik und ihre Bewertung

▌ Das *EKG* und das *Langzeit-EKG* dienen der Feststellung und Dokumentation von Rhythmusstörungen (Sinusknotendysfunktion, Bradykardien), wobei ein unauffälliges Langzeit-EKG einen plötzlichen Herztod durch Kammertachykardie/Kammerflimmern nicht ausschließt.

▌ Das *Thoraxröntgenbild* ist hilfreich zur Erkennung einer Kardiomegalie (v. a. im Verlauf) und dem Bild einer Lungenstauung bei hämodynamisch relevanter Stenose im Lungenvenenkanal.

▌ Die *Echokardiographie* sollte folgende Fragen beantworten: Druck- und Volumenbelastung und systolische Funktion des morphologisch rechten und linken Ventrikels. Die Auswurffraktion des rechten Ventrikels kann wegen der komplexen Geometrie nicht berechnet werden. Die longitudinale Verkürzung des Trikuspidalanulus (Tricuspid Annular Motion = TAM, Norm: > 17 mm), die Flächenverkürzungsfraktion des rechten Ventrikels (fac, normal > 32%; end-diastolische Fläche minus end-systolische Fläche dividiert durch end-diastolische Fläche) und der Myocardial Performance Index sind Marker für die systolische Funktion (Salehian O et al., 2004).

Die Farb-Doppler-Echokardiographie ist die Methode der Wahl zur Beurteilung einer Trikuspidalinsuffizienz, Nachweis eines residuellen Ventrikelseptumdefekts und einer Stenose im pulmonalen Ausflusstrakt, bedingt durch ein „Bulging" des Septums nach links und durch eine systolische Vorwärtsbewegung der Mitralklappe. Der Nachweis einer Stenose im System- oder Lungenvenenkanal kann schwierig sein. Ein Shunt zwischen beiden Kanälen kann durch die Injektion von Bubbles mittels transthorakaler Echokardiographie leicht diagnostiziert werden.

▌ Das *MRT* ist die Methode der Wahl bei der Berechnung der Größe (EDVI, enddiastolischer Volumenindex) und der Auswurffraktion des rechten Ventrikels. Stenosen in den Kanälen können mit dem MRT leicht nachgewiesen werden.

▌ Die *Spiroergometrie* mit Bestimmung der maximalen Sauerstoffaufnahme und der anaeroben Schwelle dient der objektiven Beurteilung der Leistungsfähigkeit und ist der Fahrradergometrie (mit alleiniger Bestimmung der Arbeitskapazität) vorzuziehen.

▌ Die *Herzkatheter-Untersuchung* hat nur einen Stellenwert bei der hämodynamischen Abklärung der pulmonalen Hypertonie (z. B. bei Stenose im Lungenvenenkanal) oder bei interventionellen Eingriffen (z. B. bei der Dilatation einer Stenose und Stentimplantation im Systemvenenkanal oder Verschluss eines Baffles-Lecks).

5.10.4 Therapie

5.10.4.1 Indikation

Folgende Probleme können eine Therapie erfordern: Symptomatische Rhythmusstörungen (Bradykardien und/oder Tachykardien), schwere Dysfunktion des rechten und/oder linken Ventrikels/Herzinsuffizienz, hämodynamisch relevante Trikuspidalinsuffizienz, relevante Stenosen im System- oder Lungenvenenkanal oder im links-/rechtsventrikulären Ausflusstrakt oder ein hämodynamisch relevanter Shunt (Qp:Qs >1,5:1) (Deanfield J et al., 2003; Therrien J et al., 2001).

5.10.4.2 Therapieoptionen

▌ **Rhythmusstörungen.** Symptomatische Bradykardien und Sinusknotendysfunktion erfordern die Implantation eines Schrittmachers (durch EMAH-erfahrenes Team). Je nach Zentrum und Erfahrung wird ein endokardiales, transvenöses oder ein epikardiales Schrittmachersystem bevorzugt. Bei der Implantation eines endokardialen Schrittmachersystems müssen vor der Implantation ein Shunt zwischen den beiden Kanälen bzw. eine Stenose im Systemvenenkanal ausgeschlossen werden.

Symptomatische Tachyarrhythmien werden z. B. mittels β-Blockern oder Amiodarone behandelt; bei bekannten Bradyarrhythmien besteht eine relative Kontraindikation dieser bradykardisierenden Medikamente (allenfalls in Kombination mit Implantation eines Schrittmachers). Tachyarrhythmien (intraatriale Reentry-Tachykardien/Vorhofflattern) können mittels Ablationstechniken behandelt werden, wobei 3-dimensionale Mapping-Systeme sehr hilfreich sind. Alternativen sind ein Antitachykardie-Schrittmacher oder eine AV-Knoten-Modifikation bei therapierefraktären Tachykardien.

▌ **Dysfunktion der Ventrikel/Herzinsuffizienz.** Medikamentöse, klassische Herzinsuffizienztherapie bei Zeichen der Herzinsuffizienz. Obwohl entsprechende Studiendaten derzeit fehlen, ist bei systolischer, asymptomatischer Dysfunktion zur Verbesserung der Langzeitprognose ein ACE-Hemmer/β-Blocker zu erwägen. Die Herztransplantation ist bei schwerer Herzinsuffizienz bzw. deutlich eingeschränkter Lebensqualität eine letzte Option (die Herzinsuffizienz kann bei diesen Patienten sehr rasch progredient sein). Die ‚sekundäre‘ anatomische ‚Korrektur‘ (arterielle Switch-Operation und ‚Take-down‘ der Vorhofkanäle) nach vorherigem Banding der Pulmonalarterie und Training des morphologisch linken Ventrikels ist im Erwachsenenalter experimentell und sehr kontrovers; solche Protokolle müssen in ein Transplantationsprogramm integriert sein und gehören an hochspezialisierte Zentren (Duncan BW et al., 2005; Poirier NC et al., 2004).

▌ **Stenose im pulmonalen Ausflusstrakt.** Ein dosiertes Banding der Pulmonalarterie und somit Druckbelastung des linken Ventrikels beeinflusst die Geometrie des linken Ventrikels und die systolische Vorwärtsbewegung der Mitralklappe günstig.

▌ **Schwere Trikuspidalinsuffizienz.** Die Ursache der Trikuspidalinsuffizienz ist entscheidend: Ausdruck eines Versagens des rechten Ventrikels (Anulusdilatation, Störung der Geometrie des rechten Ventrikels, eingeschränkte systolische Funktion) oder morphologisches Substrat an der Trikuspidalklappe. Ein dosiertes Banding der Pulmonalarterie beeinflusst die Geometrie des linken und rechten Ventrikels günstig (bessere Koaptation der Trikuspidalsegel). Wenn die systolische Funktion des rechten Ventrikels erhalten oder nur leicht reduziert ist, ggf. Trikuspidalklappenersatz. Bei schwerer Trikuspidalinsuffizienz infolge Versagen des rechten Ventrikels ist eine Herztransplantation zu erwägen.

▌ **Stenose im Systemvenenkanal.** Eine Stenose im Systemvenenkanal kann meistens interventionell behandelt werden (Ballondilatation und Stent). Alternative: Operation.

▌ **Stenose im Lungenvenenkanal.** Eine hämodynamisch relevante Stenose mit pulmonaler Hypertonie erfordert eine Re-Operation mit erneuter Rekonstruktion der Kanäle. Wenn eine pulmonal-arterielle Hypertonie seit längerer Zeit besteht, der morphologisch linke Ventrikel eine normale Muskelmasse und normale Auswurffraktion hat und als Systemventrikel vorbereitet ist, kann auch eine arterielle Switch-Operation mit Take-down der Kanäle diskutiert werden.

5.10.5 Nachsorge

Jährliche Nachsorge in einer EMAH-qualifizierten Einrichtung in enger Zusammenarbeit mit dem überregionalen Zentrum (Deanfield J et al., 2003; Kaemmerer H et al., 2006; Therrien J et al., 2001).

Rastelli-Operation bei kompletter Transposition der großen Arterien

Die Rastelli-Operation ist eine physiologische und anatomische Korrektur der kompletten Transposition der großen Arterien bei Patienten mit einem Ventrikelseptumdefekt als assoziiertem Vitium. Die Morbidität wird bestimmt durch die Tunnellierung der linksventrikulären Ausflussbahn in die Aorta und Wiederherstellung der Kontinuität zwischen dem rechten Ventrikel und der Pulmonalarterie durch einen Conduit.

5.10.6 Basisinformation – Pathophysiologie – Verlauf

∎ Basisinformation und Pathophysiologie

Bei eine Minderheit von Patienten (< 10%) mit kompletter Transposition der großen Arterien, einem großen Ventrikelseptumdefekt und einer Stenose im pulmonalen Ausflusstrakt wird die Rastelli-Operation durchgeführt, die im Jahre 1969 beschrieben wurde (Rastelli GC et al., 1969; Therrien J et al., 2001). Zwischen dem linken Ventrikel und der Aorta wird über den Ventrikelseptumdefekt eine anatomische Verbindung hergestellt, indem innerhalb des rechten Ventrikels ein ‚Kanal' zur Tunnellierung des linken Ventrikels über den Ventrikelseptumdefekt in die Aorta geschaffen wird. Die anatomische Verbindung zwischen dem rechten Ventrikel und der Pulmonalarterie wird durch die Implantation eines klappentragenden Conduits hergestellt; die Verbindung zwischen linkem Ventrikel und Pulmonalarterie wird verschlossen. Der linke Ventrikel wird somit der subaortale Ventrikel (Abb. 5.10.3). Der Nachteil ist, dass Folgeoperationen zum Wechsel des Conduit vorprogrammiert sind.

Die Operationsmortalität war früher hoch (bis zu 30%), mit der Erfahrung sank sie in großen Zentren auf < 5% (Dearani JA et al., 2001; Kreutzer C et al., 2000).

∎ Verlauf

Die Lebensqualität und die Funktionsklasse sind meistens gut, obwohl die Arbeitskapazität im Vergleich zur Bevölkerung eingeschränkt ist. Die progressive Stenose des klappentragenden Conduit ist unausweichlich und erfordert häufig mehrere Operationen im Langzeitverlauf (Dearani JA et al., 2001; Kreutzer C et al., 2000).

Der plötzliche Herztod nach der Rastelli-Operation ist ein Problem, wobei die meisten Todesfälle rhythmogen sind (supraventrikuläre und ventrikuläre Rhythmusstörungen, AV-Block). Ventrikuläre Rhythmusstörungen sind nicht selten assoziiert mit Stenosen des Conduits und Druckbelastung des rechten Ventrikels. Eine systolische Dysfunktion des linken Ventrikels ist nicht selten und ein Substrat für Rhythmusstörungen.

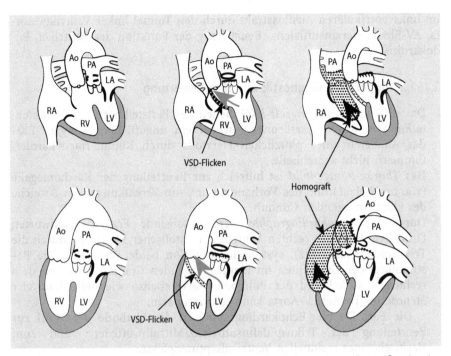

Abb. 5.10.3. Rastelli-Operation zur Korrektur einer komplexen Transposition der großen Arterien mit großem VSD und schwerer Pulmonalstenose. *Obere Reihe*: frontale Ansicht, *untere Reihe*: laterale Ansicht (*Ao* Aorta, *LA* linker Vorhof, *LV* linker Ventrikel, *PA* Pulmonalarterie, *RA* rechter Vorhof, *RV* rechter Ventrikel). (Aus: Apitz [9]; Mod. nach Neches WN, Park SC, Ettedgui JA (1990) Transposition of the great arteries. In: Garson Jr A, McNamara DG (eds) The Science and Practice of Pediatric Cardiology. Lea & Febiger, Philadelphia London, pp 1175–1212)

5.10.7 Leitsymptome und -befunde

Die Lebensqualität der Erwachsenen ist meistens gut. Die Obstruktion des klappentragenden Conduits ist das Hauptproblem. Supraventrikuläre oder ventrikuläre Rhythmusstörungen bzw. ein AV-Block, ein residueller Ventrikelseptumdefekt oder Stenosen der linken oder rechten Pulmonalarterie können auftreten (Deanfield J et al., 2003; Therrien J et al., 2001).

5.10.8 Diagnostik

5.10.8.1 Zielsetzung

Die klinische und apparative Diagnostik dient der Dokumentation von Spätkomplikationen: Obstruktion des klappentragenden Conduit, Stenose im linksventrikulären Ausflusstrakt durch den Tunnel linker Ventrikel-Aorta, AV-Block, Herzinsuffizienz, Beurteilung der Funktion der Ventrikel, Endokarditis.

5.10.8.2 Apparative Diagnostik und ihre Bewertung

▌ Das *EKG* und das *Langzeit-EKG* dienen der Feststellung und Dokumentation von Rhythmusstörungen, wobei ein unauffälliges Langzeit-EKG das Auftreten eines plötzlichen Herztods durch Kammertachykardie/-flimmern nicht ausschließt.

▌ Das *Thorax-Röntgenbild* ist hilfreich zur Beurteilung der Kardiomegalie (v. a. im Verlauf) und des Vorhandenseins von Verkalkungen im Bereiche des klappentragenden Conduit.

▌ Durch die *Echokardiographie* werden folgende Fragen beantwortet: Druckbelastung des rechten Ventrikels (systolischer RV-Druck durch die Trikuspidalinsuffizienz), systolische Funktion beider Ventrikel. Die Bestimmung des Gradienten im klappentragenden Conduit zwischen dem rechten Ventrikel und der Pulmonalarterie ebenso wie bei subaortaler Stenose im Tunnel LV-Aorta kann schwierig sein.
Die Farb-Doppler-Echokardiographie ist die Methode der Wahl zur Beurteilung der Trikuspidalinsuffizienz/Mitralinsuffizienz und zum Nachweis eines residuellen Ventrikelseptumdefekts.

▌ Das *MRT/Spiral-CT-Thorax* kann hilfreich sein zur Darstellung einer Stenose im Conduit oder im ‚Tunnel' vom linken Ventrikel zur Aorta. Sie sind die diagnostischen Mittel der Wahl zum Ausschluss bzw. Nachweis einer Pulmonalarterienstenose (linke oder rechte Pulmonalarterie).

▌ Die *Spiroergometrie* mit Bestimmung der maximalen Sauerstoffaufnahme und der anaeroben Schwelle dient der objektiven Beurteilung der Leistungsfähigkeit und ist der Fahrradergometrie (mit alleiniger Bestimmung der Arbeitskapazität) vorzuziehen.

▌ Die *Herzkatheter-Untersuchung* ist die Methode der Wahl zur Quantifizierung der Stenose im Conduit, im ‚Tunnel' vom linken Ventrikel zur Aorta oder einer Pulmonalarterienstenose, bei ungenügender Information durch Doppler-Echokardiographie bzw. MRT/CT.

5.10.9 Therapie

5.10.9.1 Indikation

Die Indikation zum Conduit-Austausch wegen einer Stenose des Conduits oder im ‚Tunnel' vom linken Ventrikel zur Aorta besteht einerseits bei Beschwerden, die mit hoher Wahrscheinlichkeit auf die Stenose zurückzuführen sind. Andererseits ist die Reoperation auch ohne Leidensdruck des Patienten zu erwägen, wenn der Druck im rechten Ventrikel 2/3 des Systemdrucks überschreitet, die Leistungsfähigkeit nachweislich abnimmt oder eine Abnahme der RV-Funktion, eine Progredienz einer sekundären Trikus-pidalinsuffizienz oder zunehmende Rhythmusstörungen dokumentiert werden oder ein hämodynamisch relevanter Shunt (Qp:Qs >1,5:1) besteht (Deanfield J et al., 2003; Therrien J et al., 2001).

5.10.9.2 Therapieoptionen

▌ **Stenose im Conduit oder im ‚Tunnel' vom linken Ventrikel zur Aorta.** Ersatz des Conduits oder Revision des ventrikulo-arteriellen Tunnels (Deanfield J et al., 2003; Therrien J et al., 2001).

▌ **Rhythmusstörungen.** Symptomatische Bradykardien erfordern die Implantation eines Schrittmachers (durch ein EMAH-erfahrenes Team). Symptomatische supraventrikuläre oder ventrikuläre Arrhythmien werden nach den internationalen Richtlinien behandelt (Fuster V et al., 2006; Zipes DP et al., 2006). Tachyarrhythmien (intraatriale Reentry-Tachykardien/Vorhofflattern) können mittels Ablationstechniken behandelt werden, wobei 3-dimensionale Mapping-Systeme sehr hilfreich sind. Alternativen sind ein Antitachykardie-Schrittmacher oder eine AV-Knoten-Modifikation bei therapierefraktären Tachykardien.

▌ **Herzinsuffizienz.** Nach Ausschluss struktureller Ursachen medikamentöse, klassische Herzinsuffizienztherapie bei Zeichen der Herzinsuffizienz (Swedberg K et al., 2005).

5.10.10 Nachsorge

Jährliche Nachsorge in einer EMAH-qualifizierten Einrichtung in enger Zusammenarbeit mit dem überregionalen Zentrum (Deanfield J et al., 2003; Kaemmerer H et al., 2006; Therrien J et al., 2001).

Arterielle Switch-Operation bei kompletter Transposition der großen Arterien

Die arterielle Switch-Operation ist eine physiologische und anatomische Korrektur der kompletten Transposition der großen Arterien. Die Morbidität wird bestimmt durch das Lecompte-Manöver (Pulmonalarterienstenose), die Reimplantation der Koronarien und die Neo-Aorta.

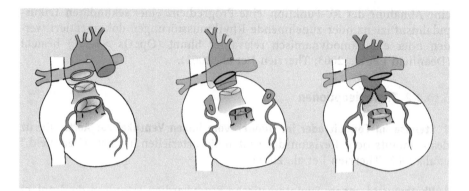

Abb. 5.10.4. Schritte der arteriellen Switchoperation unter Verwendung des Lecompte-Manövers bei kompletter Transposition. (Aus: Apitz [9])

5.10.11 Basisinformation – Pathophysiologie – Verlauf

▌ Basisinformation und Pathophysiologie

Die erste anatomische Korrektur der kompletten Transposition der großen Arterien (TGA) wurde 1975 erstmals beschrieben (Jatene AD et al., 1975): Die Aorta und die Pulmonalarterie werden distal der Sinus durchtrennt, die Ostien der Koronararterien aus dem Sinus Valsalvae mit etwas Gewebe von der Aortenwurzel ausgeschnitten und in die Neo-Aorta implantiert. Die Lungenarterie wird nach anterior (Lecompte-Manöver) gezogen und in die ‚Neo-Pulmonalis' und die Aorta an die ‚Neo-Aorta' anastomosiert (Abb. 5.10.4). Die arterielle Switch-Operation löste in den letzten 20 Jahren die Vorhofumkehr ab und ist heute die Operation der Wahl bei kompletter TGA. Die Anzahl von Erwachsenen mit arterieller Switch-Operation wird deshalb in den nächsten Jahren stark zunehmen. Diese Operation, die in den ersten zwei Lebenswochen durchgeführt wird, hat den großen Vorteil, dass der morphologisch linke Ventrikel zum subaortalen (System-) Ventrikel wird.

Die Operationsmortalität, die von der Erfahrung der Zentren/Herzchirurgen und den assoziierten Vitien abhängen, beträgt in Kliniken mit großen Operationszahlen bei Kindern ohne assoziierte Vitien zwischen 2 und 5% (Castaneda AR et al., 1988; Daebritz SH et al., 2000; Haas F et al., 1999); bei einem assoziierten Ventrikelseptumdefekt ist sie höher (< 10%), in einzelnen Serien aber immer noch < 5% (Wetter J et al., 2001: Haas F et al., 1999).

▌ Verlauf

Das Langzeitüberleben ist mit > 90% nach 10 Jahren und > 85% nach 15 Jahren gut, wobei in einer Serie von über 1000 Patienten kein Tod 5 Jahre nach der Opertion registriert wurde (Losay J et al., 2001; Daebritz SH et al., 2000; Haas F et al., 1999; von Bernuth, 2000). Die Langzeitresultate sind etwas schlechter bei Patienten mit assoziierten Vitien. Im Vergleich von Vorhofumkehr, Rastelli-Operation und arterieller Switch-Operation ist das Langzeitüberleben von Patienten mit kompletter TGA am besten nach der arteriellen Switch-Operation (Williams WG, et al., 2003); allerdings war die Verteilung der verschiedenen Operationstechniken nicht ausgewogen (arterielle Switch-Operation: n = 516); Vorhofumkehr: n = 285; Rastelli-Operation: n = 28).

5.10.12 Leitsymptome und -befunde

Die Lebensqualität der Erwachsenen ist meistens gut bis sehr gut. Supravalvuläre Pulmonalstenosen (Lecompte-Manöver) sind das Hauptproblem und werden bei 5 bis 25% der Patienten beobachtet (Hutter PA et al., 2002; von Bernuth, 2000). Je nach Morphologie werden die Stenosen chirurgisch oder interventionell (Ballon-Dilatation und Stent-Implantation) behoben. Stenose der Koronarostien, teils verantwortlich für Spätmortalität, sind wohlbekannt (Losay et al., 2001, Bonhoeffer P et al., 1997). Supraventrikuläre Arrhythmien sind viel seltener (< 5%) als bei Patienten mit Vorhofumkehr; selten kann vor allem bei Patienten mit einem assoziierten Ventrikelseptumdefekt ein AV-Block auftreten (Rhodes et al. 1995). Der plötzliche Herztod ist sehr selten; er wird vor allem im Zusammenhang mit Myokardischämie bei Stenose der Koronarostien beobachtet. Dilatation der Neo-Aorta und Aorteninsuffizienz sind seltene Komplikationen (Losay J et al., 2001; Schwartz ML et al., Circulation 2004). Eine Aorteninsuffizienz wurde in 15% der Patienten (n = 1156) bei einer Beobachtungsdauer von 76 ± 61 Monate nach der arteriellen Switch-Operation beobachtet (Losay et al., 2006). Ein assoziierter Ventrikelseptumdefekt, Aorteninsuffizienz nach Operation, Zustand nach Banding der Pulmonarterie, Alter ≥ 1 Jahr zum Zeitpunkt der arteriellen Switch-Operation sind strenge Prädiktoren der Aorteninsuffizienz im Langzeitverlauf (Losay et al., 2006; Schwartz ML et al., Circulation 2004; McMahon CJ et al., 2004); die kumulative Operationsrate für eine Aorteninsuffizienz ist mit 3% nach 15 Jahren tief (Losay et al., 2006).

5.10.13 Diagnostik

5.10.13.1 Zielsetzung

Die klinische und apparative Diagnostik dient der Dokumentation von Spätkomplikationen: Supravalvuläre Pulmonalstenose, Myokardischämie, Funktion der Ventrikel, Rhythmusstörungen, Dilatation des Sinus Valsalvae und Aorteninsuffizienz.

5.10.13.2 Apparative Diagnostik und ihre Bewertung

▮ Das *EKG* und das *Langzeit-EKG* dienen der Feststellung und Dokumentation von Rhythmusstörungen und Reizleitungsstörungen, wobei die routinemäßige Durchführung eines Langzeit-EKGs keine Voraussagekraft für den plötzlichen Herztod besitzt. Das Langzeit-EKG ist nach gezielter Suche nach Arrhythmien indiziert (evtl. Event-Recorder).

▮ Das *Thoraxröntgenbild* ist hilfreich zur Beurteilung der Kardiomegalie (v. a. im Verlauf) und Dilatation der Aorta.

▮ *Echokardiographie*: Regionale Hypokinesien, Funktion sowie Druck-/Volumenbelastung der Ventrikel, Durchmesser der Sinus Valsalvae und der Aorta ascendens. Die Echokardiographie ist die Methode der Wahl zur Beurteilung des Schweregrades und des Mechanismus der Aorteninsuffizienz sowie des Nachweises eines residuellen Ventrikelseptumdefekts. Die morphologische Darstellung einer supravalvulären Pulmonalstenose kann bei Erwachsenen schwierig sein; die Berechnung des systolischen rechtsventrikulären Drucks ist der Schlüssel zum Ausschluss einer Stenose im pulmonalen Ausflusstrakt.

▮ Das *MRT* ist die Methode der Wahl bei der Berechnung der Größe (EDVI, enddiastolischer Volumenindex) und der Auswurffraktion des rechten Ventrikels. Das Spiral-CT und MRT sind die diagnostischen Mittel der Wahl zum Ausschluss bzw. Nachweis einer supravalvulären Pulmonalstenose. Sie sind auch hilfreich beim Ausschluss bzw. Nachweis von Stenosen der Koronarostien bzw. der proximalen Koronararterien.

▮ Die *Spiroergometrie* mit Bestimmung der maximalen Sauerstoffaufnahme und der anaeroben Schwelle dient der objektiven Beurteilung der Leistungsfähigkeit und ist der Fahrradergometrie (mit alleiniger Bestimmung der Arbeitskapazität) vorzuziehen. Das Belastungs-EKG dient zum Screening für eine Myokardischämie.

▮ *Nuklearkardiologische Methoden* sind hilfreich beim Nachweis einer Myokardischämie, haben aber aufgrund der Fortschritte der diagnostischen Radiologie (MRT, CT) an Bedeutung verloren.

▮ Die *Herzkatheteruntersuchung* dient der Quantifizierung und angiographischen Darstellung der supravalvulären Pulmonalstenose und zur Beurteilung des Therapieerfolges bei interventionellen Eingriffen (z. B. Dilatation und Stentimplantation bei einer supravalvulären Pulmonalstenose).

▮ Die *Koronarangiographie* ist die Methode der Wahl zum Nachweis einer Stenose der reimplantierten Koronararterien nach Nachweis einer Koronarischämie bei nicht-invasiven Untersuchungsmethoden.

5.10.14 Therapie

5.10.14.1 Indikation

Hämodynamisch relevante Stenosen im pulmonalen Ausflusstrakt, relevante Stenosen der reimplantierten Koronarien, Dilatation der Neo-Aorta, Aorteninsuffizienz und symptomatische Rhythmusstörungen (Bradykardien und/ oder Tachykardien).

5.10.14.2 Therapieoptionen

▌ **Supravalvuläre Pulmonalstenose.** Eine hämodynamisch relevante (systolischer RV-Druck > 2/3 des systolischen Systemdrucks oder Spitzen-Druck-Gradient beim Rückzug vom > 50 mmHg im Herzkatheter) oder symptomatische supravalvuläre Pulmonalstenose kann chirurgisch oder interventionell (Ballon-Dilatation mit Stent-Implantation) behandelt werden (Deanfield J et al., 2003; Therrien J et al., 2001).

▌ **Stenose der reimplantierten Koronarien.** Die Bypass-Operation wird bevorzugt; bei geeigneter Morphologie kann selten eine perkutane koronare Intervention durchgeführt werden.

▌ **Dilatation der Sinus Valsalvae und/oder Aorteninsuffizienz.** Rekonstruktive Chirurgie oder Ersatz der Aortenklappe und Aortenwurzel; Studien über die Operationsindikation bei Aorteninsuffizienz oder bei Dilatation der Neo-Aorta existieren nicht; bei der Aorteninsuffizienz sind die internationalen Richtlinien hilfreich (Bonow RO et al., 2006). Bei der isolierten Dilatation der Neo-Aorta muss individuell entschieden werden.

▌ **AV-Block 3. Grades.** Implantation eines Schrittmachers.

▌ **Supraventrikuläre Tachyarrhythmien** werden mittels eines herkömmlichen Medikaments behandelt; bei bekannten Bradyarrhythmien besteht eine relative Kontraindikation dieser bradykardisierenden Medikamente (allenfalls in Kombination mit Implantation eines Schrittmachers). Tachyarrhythmien (intraatriale Reentry-Tachykardien/Vorhofflattern) können mittels Ablationstechniken behandelt werden, wobei 3-dimensionale Mapping-Systeme sehr hilfreich sind. Ein Antitachykardie-Schrittmacher oder eine AV-Knoten-Modifikation bei therapierefraktären Tachykardien sind Alternativen. *Ventrikuläre Tachykardien* sind sehr selten und werden – nach Ausschluss einer Ischämie wegen Stenose der Koronarostien – nach den üblichen Guidelines behandelt.

▌ **Dysfunktion der Ventrikel/Herzinsuffizienz.** Siehe Abschn. 5.10.4.2.

5.10.15 Nachsorge

Jährliche Nachsorge in einer EMAH-qualifizierten Einrichtung in enger Zusammenarbeit mit dem überregionalen Zentrum (Deanfield J et al., 2003; Foster E et al., 2001; Kaemmerer H et al., 2006; Landzberg MJ et al., 2001; Therrien J et al., 2001).

5.11 Kongenital korrigierte Transposition der großen Arterien

P. Trigo-Trindade

Die kongenital korrigierte Transposition der großen Arterien (kkTGA) ist selten (< 1% aller angeborenen Herzfehler). Man unterscheidet Patienten mit und ohne Begleitfehlbildungen. Die Gruppe mit Begleitfehlbildungen wird meistens schon im Kindesalter operiert, im Gegensatz zu der ohne Begleitfehlbildungen. Die Prognose der Patienten mit kkTGA hängt hauptsächlich von der systolischen Funktion des Systemventrikels und einer möglichen zusätzlichen Insuffizienz der systemischen AV-Klappe ab. Die Therapieempfehlungen sind ausgesprochene Individualentscheidungen.

5.11.1 Basisinformation

Die kongenital korrigierte Transposition der großen Arterien (kkTGA) ist selten (< 1% aller angeborenen Herzvitien), kommt aber bei einem hohen Anteil der Erwachsenen mit einem zyanotischen Herzfehler vor. Eine genetische Prädisposition ist nicht bekannt (Becker TA et al., 1996). Diese Entität zeichnet sich durch eine atrioventrikuläre und eine ventrikulo-arterielle Diskordanz aus; man spricht von einer doppelten Diskordanz. Diese Anatomie führt dazu, dass das sauerstoffarme Blut vom rechten Vorhof in den linken Ventrikel fließt, von wo es in die Lungen gepumpt wird. Das sauerstoffreiche Blut gelangt dann von den Lungen, in den linken Vorhof, und von dort in den rechten Ventrikel. Der rechte Ventrikel pumpt das Blut anschließend in die Aorta. Der Herzkreislauf ist somit physiologisch korrigiert, aber der systemische Kreislauf wird vom morphologisch rechten Ventrikel versorgt. Bei 20% der Patienten besteht eine Dextrokardie. Begleitfehlbildungen sind bei der kkTGA sehr häufig; so beobachtet man in vielen Fällen einen Ventrikelseptumdefekt (VSD) (60–80%), eine linksventrikuläre Ausflusstraktobstruktion (Pulmonalstenose – 30–50%) und verschiedene Anomalien der Trikuspidalklappe (14–56% – vor allem Morbus Ebstein) (Lundstrom U et al., 1990; Gra-

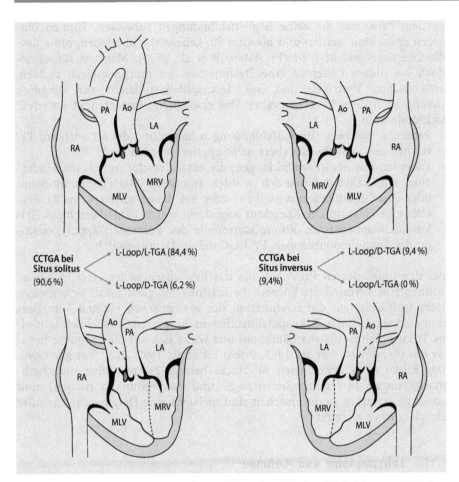

Abb. 5.11.1. Einteilung der CCTGA nach morphologischen Kriterien, Häufigkeit unter 32 Patienten. (Nach Allwork et al. 1976). *MLV/MRV* morphologisch linker/rechter Ventrikel, *LA/RA* links/rechtes Atrium, *Ao* Aorta, *PA* Pulmonalarterie. (Aus: Schumacher, Hess, Bühlmeyer [319])

ham TP et al., 2000). Abbildung 5.11.1 zeigt schematisch die variationsreiche Hämodynamik und Morphologie. Ein angeborener AV-Block tritt in 5% der Fälle ein (Huhta JC et al., 1983). Gelegentlich können auch andere Anomalien vorliegen, wie z. B. ein Vorhofseptumdefekt, eine Pulmonalatresie oder eine Aorteninsuffizienz. Eine kkTGA kann auch mit einem univentrikulären Herzen assoziiert sein.

Im Kindesalter kann es zu Zeichen einer Herzinsuffizienz kommen, wenn ein großer VSD oder eine schwere Trikuspidalinsuffizienz besteht. Auch eine Zyanose kann bei jungen Patienten ein Indiz sein, wenn nämlich eine signifikante linksventrikuläre Ausflusstraktobstruktion (z. B. Pulmonalstenose) und ein VSD zu einem Rechts-links-Shunt führen. Wird die Diagnose im Kindesalter gestellt, muss eine Operation in Erwägung gezogen werden. Patienten, die keine Begleitfehlbildungen aufweisen, können hingegen erwachsen werden und bis zum 70. Lebensjahr überleben, ohne dass die Diagnose gestellt wird (Presbitero P et al., 1995). Meistens führen jedoch bei diesen Patienten eine Dysfunktion des morphologisch rechten, systemischen Ventrikels und eine Trikuspidalinsuffizienz zur Diagnose (häufig nach dem 40. Lebensjahr). Das erwachsene Patientengut unterteilt sich deshalb in

▌ Patienten, die keine Begleitfehlbildungen haben und die oft auch vor Erreichen des Erwachsenenalters nicht operiert worden sind;
▌ Patienten mit Begleitfehlbildungen, die entweder chirurgisch im Kindesalter nur palliativ behandelt wurden (meistens Blalock-Taussig-Shunt oder eine Modifikation desselben) oder bei denen meistens im Kindesalter eine chirurgische Korrektur angestrebt wurde (VSD-Verschluss, Trikuspidalklappenersatz, Kommissurotomie der Pulmonalklappe, Resektion der Subpulmonalstenose, LV-PA-Conduit, Doppel-switch).

Bei den unoperierten Patienten, die das Erwachsenenalter erreicht haben, können eine verminderte körperliche Leistungsfähigkeit und Zeichen einer Herzinsuffizienz auf die Dysfunktion des systemischen rechten Ventrikels und eine signifikante Trikuspidalinsuffizienz hinweisen. Tatsächlich tritt eine Trikuspidalinsuffizienz häufig auf und wirkt sich auf die Prognose negativ aus (Presbitero P et al., 1995; Prieto LR et al., 1998; Acar P et al., 1998). Das Risiko eines erworbenen AV-Blocks beträgt 2% pro Jahr; Herzrhythmusstörungen (Erregungsüberleitungs- und Ausbreitungsstörungen) sind somit zu erwarten. Todesursachen sind meistens eine Herzinsuffizienz oder ein plötzlicher Herztod.

5.11.2 Leitsymptome und -befunde

Patienten, die nur palliativ behandelt wurden, können zyanotisch sein, wenn ein VSD und eine pulmonale Ausflusstraktobstruktion vorliegen. Symptome und Befunde einer pulmonalen Hypertonie können in Anwesenheit eines VSDs ohne signifikante pulmonale Ausflusstraktobstruktion auftreten. Ein Systolikum deutet auf eine Pulmonalstenose, einen VSD oder eine Trikuspidalinsuffizienz hin. Der komplette AV-Block führt zur Bradykardie.

Patienten, die eine biventrikuläre chirurgische Korrektur im Kindesalter hatten, sind häufig symptomfrei (Graham TP et al., 2000), zeigen jedoch eine verminderte körperliche Leistungsfähigkeit (Connelly MS et al., 1996). Das Überleben 10 Jahre nach Operation ist reduziert (Termignon JL et al., 1996; Yeh T et al., 1999) und beträgt nach 20 Jahren nur noch 48% (Yeh T et al., 1999). Bei diesen Patienten muss systematisch nach Zeichen der Herzinsuffizienz gesucht werden. Eine residuelle rechtsventrikuläre Ausflusstraktobstruktion und ein VSD-Restshunt müssen auskultatorisch ausgeschlossen werden. Ein Systolikum lässt eine Trikuspidalinsuffizienz vermuten. Nach einem Trikuspidalklappenersatz müssen die Geräusche der Prothese regelmäßig untersucht werden. Zeichen einer „Rechtsherz"insuffizienz nach Implantation eines LV-PA-Conduits müssen eine signifikante Stenose des Conduits vermuten lassen. Herzrhythmusstörungen (Erregungsüberleitungs- und Ausbreitungsstörungen, Vorhofflimmern, ventrikuläre Arrhythmien) sind häufiger als in der Normalbevölkerung und können zum plötzlichen Herztod führen. Symptome und Befunde einer Endokarditis sollten bei allen Patienten gesucht werden.

5.11.3 Diagnostik

5.11.3.1 Zielsetzung

▮ **Bei unoperierten Patienten:** Nachweis der doppelten Diskordanz. Quantifizierung der Funktion des systemischen rechten Ventrikels und der Trikuspidalinsuffizienz. Nachweis bzw. Ausschluss von Begleitfehlbildungen; insbesondere Nachweis und Lokalisation des VSDs und der linksventrikulären Ausflusstraktobstruktion. Abschätzung der hämodynamischen Auswirkungen, insbesondere auf den Lungenkreislauf und die Funktion des systemischen rechten Ventrikels. Ausschluss eines kompletten AV-Blocks und von Herzrhythmusstörungen.

▮ **Nach palliativer Chirurgie:** Kenntnis der Anatomie der Pulmonalarterien, des pulmonalen Drucks und der systolischen Funktion beider Ventrikel. Quantifizierung der Trikuspidalinsuffizienz. Nachweis bzw. Ausschluss von Begleitfehlbildungen. Ausschluss eines kompletten AV-Blocks und von Herzrhythmusstörungen.

▮ **Nach biventrikulärer chirurgischer Korrektur:** Ausschluss eines VSD-Restshunts und einer residuellen linksventrikulären Ausflusstraktobstruktion. Bestimmung der systolischen Funktion des systemischen rechten Ventrikels. Nachweis einer Triskuspidalinsuffizienz. Kontrolle der Prothese in der Trikuspidalposition und des LV-PA Conduits. Ausschluss eines kompletten AV-Blocks und von Herzrhythmusstörungen.

5.11.3.2 Apparative Diagnostik und ihre Bewertung

Das EKG zeigt eine QR-Zacke in V_4R und/oder V_1 und ein rS in V_6. Bei 2–4% der Patienten besteht ein Präexzitationsmuster. Außerdem kann das EKG einen kompletten AV-Block aufzeigen. Das Langzeit-EKG hilft bei der Aufdeckung von Herzrhythmusstörungen, vor allem AV-Block und Vorhofarrhythmien, die mit zunehmendem Alter häufiger auftreten. Das Röntgenthoraxbild zeigt eine Dextrokardie (20% der Fälle), die Herzgröße, das Ausmaß der Lungendurchblutung und ggf. Lungenstauung. Bei Patienten mit einem Conduit sollte nach Kalzifikationen gesucht werden. Die transthorakale Echokardiographie zeigt die atrioventrikuläre und die ventrikulo-arterielle Diskordanz. Der rechte systemische Ventrikel erscheint auf der linken Seite des Patienten und ist am Moderatorband erkennbar. Das septale Segel der Triskuspidalklappe liegt apikal des Mitralsegels, womit der morphologisch rechte Ventrikel definitiv identifiziert wird. Besonders können auch Begleitfehlbildungen wie ein VSD und eine linksventrikuläre Ausflusstraktobstruktion diagnostiziert werden. Weiterhin erkennt diese Methode die Größe und die systolische Funktion des rechten Ventrikels sowie den Schweregrad einer Trikuspidalinsuffizienz. Gelegentlich ist es nicht möglich, mittels transthorakaler Echokardiographie die Anatomie und die Klappenfunktion bei Erwachsenen mit kkTGA eindeutig analysieren. In diesen Fällen kann die transösophageale Echokardiographie hilfreich sein. Die Möglichkeiten der Kernspintomographie (MRT) (siehe Abb. 5.11.2 und 5.11.3) bei der Quantifizierung des Volumens und der systolischen Funktion des rechten Ventrikels einerseits und der Darstellung der großen Gefäße andererseits führen dazu, dass die MRT bei dieser Indikation immer häufiger eingesetzt wird. Bei Patienten, die einen Schrittmacher tragen, kann allerdings eine isotopische Ventrikulographie/CT durchgeführt werden, um die Funktion des rechten Ventrikels zu messen.

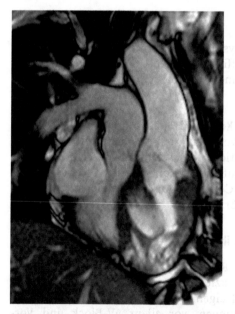

Abb. 5.11.2. Kardio-Magnetresonanztomographie des linken und rechten Ausflusstraktes: Das Bild zeigt eine ventrikulo-arterielle Diskordanz und einen parallelen Verlauf der großen Arterien. Man erkennt auch die Konnektion zwischem dem morphologischen rechten Vorhof (siehe das breitbasige, also morphologisch rechte Vorhofohr) und dem morphologischen linken Ventrikel (atrio-ventrikuläre Diskordanz). Es besteht also eine doppelte Diskordanz

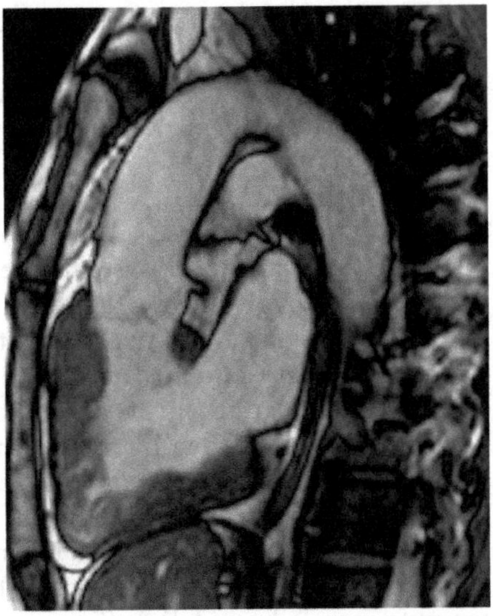

Abb. 5.11.3. Kardio-Magnetresonanztomographie des Einfluss- und Ausflusstraktes des rechten Ventrikels. Die Aorta ist mit dem morphologisch rechten Ventrikel verbunden (ventrikulo-arterielle Diskordanz). Abb. 5.11.2 und 5.11.3 mit freundlicher Genehmigung von P. Kilner (MR Unit, Royal Brompton Hospital, London, UK)

Die Spiroergometrie kann helfen, den Zeitpunkt einer chirurgischen Intervention zu bestimmen.

Wie bei anderen Vitien können die Widerstandsverhältnisse im Hinblick auf eine noch mögliche Operabilität bei unoperierten Patienten oder nach palliativer Chirurgie nur auf invasivem Weg bestimmt werden. Vor einer korrektiven Chirurgie sollte bei Erwachsenen eine Koronarangiographie durchgeführt werden.

5.11.4 Therapie

5.11.4.1 Indikation

Grundsätzlich muss man zwischen Patienten mit Begleitfehlbildungen und Patienten mit „isolierter" kkTGA unterscheiden. Patienten mit Begleitfehlbildungen (VSD, VSD und linksventrikuläre Ausflusstraktobstruktion) werden in der Regel bereits im Kindesalter einer biventrikulären Korrektur unterzogen (Yeh T et al., 1999). Sollte nur ein palliativer Eingriff unternommen worden sein, ist eine biventrikuläre Korrektur in jedem Lebensalter in Erwägung zu ziehen. Bei Patienten mit „isolierter" kkTGA stellt vor allem die Trikuspidalinsuffizienz die Indikation zur Chirurgie dar; meistens geschieht dieser Eingriff im Jugendlichen- oder Erwachsenenalter. Ein kompletter AV-Block erfordert die Implantation eines Herzschrittmachers, wenn sich Symptome wie eine verminderte körperliche Leistungsfähigkeit oder eine schwere Bradykardie einstellen. Nach chirurgisch korrigierter kkTGA stellen folgende Situationen eine Indikation zu einer Re-Intervention dar: ein VSD-Restshunt, der zu einer Volumenbelastung des linken Ventrikels führt, eine signifikante

Stenose (> 60 mmHg) bei einem LV-PA-Conduit, eine schwere Subpulmonal-/ Pulmonalstenose, eine mittelschwere oder schwere Trikuspidalinsuffizienz, eine eingeschränkte rechtsventrikuläre Auswurffraktion sowie ein Versagen des Herzschrittmachers (Deanfield J et al., 2003; Therrien J et al., 2001).

5.11.4.2 Therapieoptionen

Bei einer Insuffizienz des systemischen rechten Ventrikels muss eine medikamentöse Therapie angesetzt werden (siehe Leitlinie der DGPK).

Eine linksventrikuläre Ausflusstraktobstruktion benötigt häufig den Einsatz eines LV-PA-Conduits, denn eine chirurgische Vergrößerung des Ausflusstrakts ist häufig nicht durchführbar. Katheterinterventionen mittels Ballon und Stent werden bei dieser Indikation nicht empfohlen (da mit einem hohen Risiko eines kompletten AV-Blocks verbunden). Bei einer Stenose eines LV-PA-Conduits kann der Conduit chirurgisch ersetzt werden. Der Verschluss eines VSDs (bei einem Shunt ≥ 1,5:1 oder bei operativem Eingriff anderer Indikation) erfolgt ebenfalls meistens chirurgisch. Patienten mit einer Trikuspidalinsuffizienz benötigen sehr häufig einen Herzklappenersatz, denn eine Reparatur scheitert häufig an der fehlangelegten Klappe. Der doppelte Switch (Vorhofumkehr nach Mustard/Senning und arterieller Switch) erlaubt, die Trikuspidalklappe in den pulmonalen Kreislauf zu integrieren; dieser Eingriff ist jedoch bei Erwachsenen noch als experimentell anzusehen (Yagihara T et al., 1994; Imai Y et al., 1994). Die Insuffizienz des systemischen rechten Ventrikels kann die Indikation zur Herztransplantation darstellen.

5.11.5 Nachsorge und Langzeitbetreuung

Bei den erwachsenen Patienten, die ohne Chirurgie überlebten, und bei den Patienten, die chirurgisch behandelt wurden, muss vor allem die systolische Funktion des systemischen rechten Ventrikels überwacht werden. Eine besondere Kontrolle erfordert auch das Eintreten
▌ einer Triskuspidalinsuffizienz,
▌ eines kompletten AV-Blocks und
▌ von Vorhofflimmern.

Weiterhin muss die Funktion der prothetischen Trikuspidalklappe und des Herzschrittmachers regelmäßig untersucht werden. All diese Patienten bedürfen einer langfristigen regelmäßigen Kontrolle in einer EMAH-qualifizierten Einrichtung, um den richtigen Zeitpunkt einer Intervention oder einer Re-Intervention zu erkennen. Eine lebenslange Endokarditisprophylaxe ist bei allen Patienten mit Conduits, Klappenprothesen bzw. Klappenrekonstruktionen mit prothetischem Material oder Restdefekten in Patchnähe indiziert.

5.12 Zustand nach Fontan-Operation

A. A. SCHMALTZ

Die Fontan-Operation ist ein palliatives Operationsverfahren für Patienten mit funktionell oder anatomisch singulärem Ventrikel oder für komplexe Fehlbildungen des Herzens. Ausgehend von der atriopulmonalen Anastomose haben sich zahlreiche Varianten entwickelt: die totale cavopulmonale Anastomose, die unidirektionale oder bidirektionale obere cavopulmonale Anastomose, der extrakardiale Anastomosentunnel u. a. Postoperativ sind System- und Lungenkreislauf in Reihe geschaltet, der singuläre Ventrikel pumpt das gesamte Herzzeitvolumen in die Aorta. Komplikationen können sich an der Anastomose, dem Pulmonalvenenrückfluss, der AV-Klappen- und Ventrikelfunktion, in Form von Rhythmusstörungen, thrombembolischen Komplikationen, Leberfunktionsstörungen und einer proteinverlierenden Gastroenteropathie ergeben. Sie müssen interventionell, chirurgisch oder häufig in kombinierten Verfahren auf vielfältige Weise angegangen werden.

5.12.1 Basisinformation – Pathophysiologie – Spontanverlauf

Die Fontan-Operation ist ein palliatives Operationsverfahren für Patienten mit funktionell oder anatomisch singulärem Ventrikel oder für komplexe Fehlbildungen des Herzens, die sich nicht für eine biventrikuläre Korrektur eignen. Ursprünglich für Patienten mit Trikuspidalatresie beschrieben, wird sie heute für eine anatomisch sehr heterogene Gruppe von Vitien angewandt (Gewillig M, 2005; Jacobs ML, 2005):

- So kann die Atresie der rechtsseitigen AV-Klappe, aber auch der Pulmonalklappe in Verbindung mit einer Hypoplasie oder unzureichenden Anlage des rechten Ventrikels zu einem singulären, morphologisch linken Ventrikel führen, der mit oder ohne Transpositionsstellung der großen Gefäße Pulmonal- und Systemkreislauf direkt oder parallel geschaltet über einen persistierenden Ductus arteriosus versorgt.
- Über eine singuläre AV-Klappe können die Vorhöfe mit einem singulären Ventrikel konnektiert sein, der ggf. noch einen zusätzlichen rudimentären Ausflusstrakt bei variabler Gefäßstellung aufweist.
- Funktionell singuläre Ventrikel finden sich auch bei unbalancierten atrioventrikulären Septumdefekten, seltenen Formen von Double-outlet-right-ventricle (DORV) oder Transposition der großen Arterien mit Ventrikelseptumdefekt.
- Schließlich weist auch das hypoplastische Linksherzsyndrom einen funktionell singulären, diesmal rechten Ventrikel auf, der den Systemkreislauf versorgt. Da diese Patienten nach Korrekturoperation entsprechend dem

Fontan-Prinzip das Erwachsenenalter derzeit noch nicht erreicht haben, werden sie von der weiteren Betrachtung ausgeschlossen. Abbildung 5.12.1 zeigt die anatomische Situation der Vitien, die für eine Fontan-Operation in Frage kommen.

Unter den zahlreichen chirurgischen Varianten der Fontan-Operation, die in Abbildung 5.12.2 schematisch dargestellt sind, seien hier nur die wichtigsten aufgeführt: Die älteste Variante ist die direkte Anastomose zwischen rechten Vorhof und der Pulmonalarterie. Die totale cavo-pulmonale Konnektion (TCPC) verbindet die untere Hohlvene über einen intraatrialen Tunnel; und die obere Hohlvene direkt mit der rechten A. pulmonalis. Der extrakardiale Tunnel führt das Blut der unteren Hohlvene durch einen extrakardialen Conduit aus unterschiedlichem Material zur Pulmonalarterie. Ist ein hypoplastischer rechter Ventrikel vorhanden, kann dieser als Pumpkammer für das Blut der unteren Hohlvene genutzt werden und die obere Hohlvene unidirektional (=Glenn'sche Anastomose) oder bidirektional mit der rechten A. pulmonalis anastomosiert werden (= 1 1/2-Ventrikel-Korrektur). Häufig ist dies der erste Schritt auf einem mehrzeitigen Operationsweg. Kawashima et al. anastomosierten schließlich bei fehlender unterer Hohlvene beide oberen Hohlvenen mit der linken und rechten Pulmonalarterie.

Die Pathophysiologie (Gewillig M, 2005) der zugrunde liegenden Vitien wird weniger von den morphologischen Besonderheiten der Ventrikel als vielmehr von der Verteilung des Herzzeitvolumens auf Lungen- und Systemkreislauf bestimmt. Hier können zusätzliche Palliativeingriffe zur Vermeidung einer zu geringen oder zu starken Lungenperfusion nötig werden. Der singuläre Ventrikel ist einer Volumenüberlastung ausgesetzt, die zur Hypertrophie und Dilatation führt. Nach der Fontan-Korrektur sind System- und Lungenkreislauf in Reihe geschaltet, der singuläre Ventrikel pumpt das gesamte Herzzeitvolumen in die Aorta, das venöse Blut fließt ohne zusätzlichen Pumpantrieb passiv durch die Lunge. Ein Fenster im venösen Tunnel kann als venöses Überdruckventil zu einem Rechts-Links-Shunt auf Vorhofebene führen. Im längeren Verlauf haben die Herzen eine normale Muskelmasse, ein normales Volumen, aber eine herabgesetzte Funktion (Eicken A et al., 2003).

Choussat et al. (1978) definierten die Voraussetzungen für eine gute postoperative Funktion, von denen folgende noch heute gültig sind und Langzeitverlauf und Komplikationshäufigkeit bestimmen: (1) gut entwickeltes pulmonales Gefäßbett mit (2) niedrigem Widerstand (< 4 U) und (3) un-obstruiertem Abfluss, (4) ungehinderter Ventrikeleinstrom (5) ohne Regurgitation und (6) gute Ventrikelfunktion.

Auch wenn bei der Trikuspidalatresie ein natürliches Überleben bis 57 Jahre beschrieben wurde (Patel MM et al., 1987), gelten die zugrunde liegenden Vitien, die ca. 10% der angeborenen Herzfehler ausmachen, als sehr schwerwiegend: Im natürlichen Verlauf eines Literaturkollektivs starben im 1. Lebensjahr 64% der Patienten mit Trikuspidalatresie, 94% der

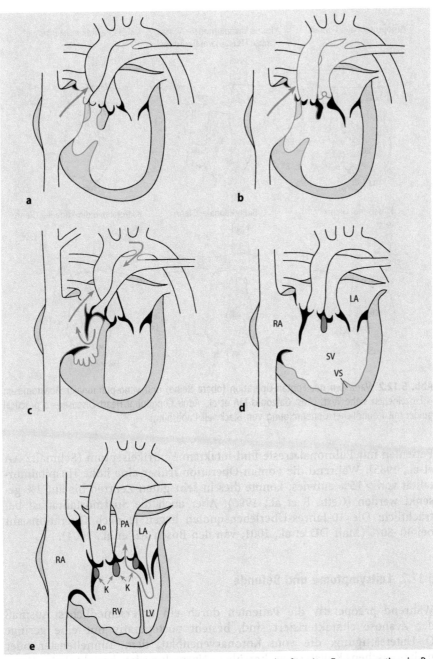

Abb. 5.12.1. Anatomische Situation verschiedener Vitien, die für eine Fontanoperation in Betracht kommen: Trikuspidalatresie mit normaler (**a**) oder transponierter (**b**) Gefäßstellung, Pulmonalklappenatresie mit hypoplastischem rechten Ventrikel (**c**), Double inlet ventricle (**d**) und Double outlet right ventricle (**e**) mit transponierter Gefäßstellung. *VS* Ventrikelseptum. (Aus: Schumacher, Hess, Bühlmeyer [319])

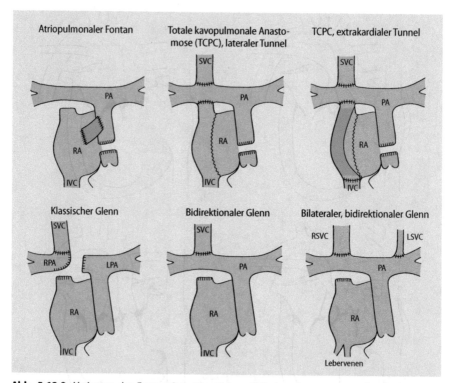

Abb. 5.12.2. Varianten der Fontan-Operation (obere Reihe) und veno-pulmonaler Anastomosen – Einzelheiten siehe Text. (Aus: Gatzoulis MA et al., Adult Congenital Heart Disease – a practical guide; mit freundlicher Genehmigung von Blackwell Publishing)

Patienten mit Pulmonalatresie und intaktem Ventrikelseptum (Schmaltz AA et al., 1985). Während die Fontan-Operation früher eine hohe Hospitalmortalität von > 15 % aufwies, konnte dies in sehr guten Zentren bis auf 2 % gesenkt werden (Cetta F et al., 1996). Aber auch die Spätmortalität ist beträchtlich: Die 10-Jahres-Überlebensquoten liegen je nach Operationsjahr bei 40–80 % (Mair DD et al., 2001; van den Bosch AE et al., 2004).

5.12.2 Leitsymptome und Befunde

Während präoperativ die Patienten durch ein unterschiedliches Ausmaß der Zyanose charakterisiert sind, besteht postoperativ nur eine geringe O_2-Untersättigung, die vom Koronarvenenblut, dem Tunnelfenster oder pathologischen Kollateralen herrührt. Normalerweise besteht kein Herzgeräusch, eine geringe Hepatomegalie ist auf den erhöhten Venendruck zurückzuführen. Alle weiteren Symptome sind komplikationsbezogen.

5.12.3 Diagnostik

5.12.3.1 Zielsetzung

Kontrolle der Anastomose, des Pulmonalvenenrückflusses, der AV-Klappen- und Ventrikelfunktion. Kontrolle von Wachstum und Leistungsfähigkeit. Aufdeckung möglicher Komplikationen: Rhythmusstörungen, thrombembolische Komplikationen, Leberfunktionsstörung, proteinverlierende Enteropathie, Kollateralen-/Anastomosenaufdeckung.

5.12.3.2 Apparative Diagnostik

Pulsoximetrie, EKG, Röntgen-Thorax, Langzeit-EKG, ggf. Spiroergometrie. Echokardiographie, ggf. TEE, MRT, ggf. invasive Diagnostik.

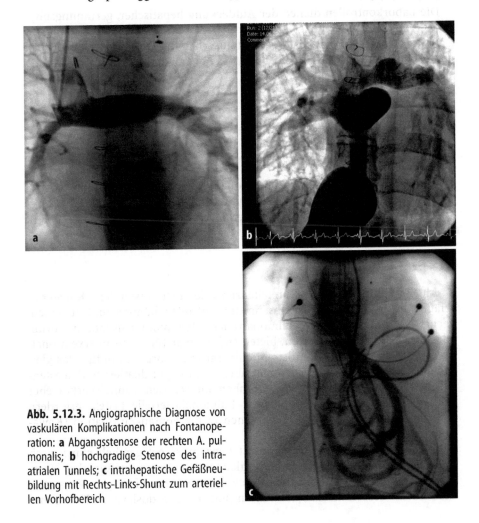

Abb. 5.12.3. Angiographische Diagnose von vaskulären Komplikationen nach Fontanoperation: **a** Abgangsstenose der rechten A. pulmonalis; **b** hochgradige Stenose des intraatrialen Tunnels; **c** intrahepatische Gefäßneubildung mit Rechts-Links-Shunt zum arteriellen Vorhofbereich

Labordiagnostik: Leberfunktionswerte, Gesamteiweiß, Alpha-1-Antitrypsin-Clearance, Gerinnungswerte.

5.12.3.3 Bewertung

EKG und Langzeit-EKG dienen der Aufdeckung von Herzrhythmusstörungen, die ggf. in einer elektrophysiologischen Untersuchung genau abgeklärt (und therapiert) werden müssen. Die Echokardiographie dient der Flusskontrolle in den Anastomosen, der Aufdeckung eventueller AV-Klappeninsuffizienzen und der Ventrikelfunktion. Durch Kontrastmittelechokardiographie können pathologische (besonders intrapulmonale) Shunts aufgedeckt werden, die dann durch die MRT genau dargestellt werden können. Mit dem TEE suchen wir nach inapparenten Thromben, besonders im venösen Bereich.

Die Laborkontrollen dienen der Aufdeckung hepatischer, gerinnungsphysiologischer und intestinaler Komplikationen.

Eine Herzkatheterdiagnostik zur Statuserhebung und Aufdeckung sonst nicht detektierbarer Residualbefunde kann in der Verlaufsbeobachtung sinnvoll sein.

5.12.4 Therapie

5.12.4.1 Therapieindikation

Verstärkte Zyanose, venöse und pulmonalvenöse Stauung, schlechte Ventrikelfunktion, symptomatische Herzrhythmusstörungen, Thrombenentwicklung und proteinverlierende Enteropathie sind Indikation zur Diagnostik und therapeutischen Intervention.

5.12.4.2 Therapieoptionen

Residuelle Shunts über das Tunnelfenster oder neu entstandene Kollateralgefäße, die in allen Kreislaufabschnitten auftreten können und zu einem Rechts-Links-Shunt in die Pulmonalvenen, den pulmonalvenösen Vorhof oder den Koronarsinus führen, bieten sich primär für einen interventionellen Verschluss an; nur selten ist ein chirurgisches Vorgehen nötig. Das gleiche gilt für Stenosen im Anastomosenbereich, die gut dilatiert und „gestentet" werden können, während Thromben im venösen Tunnel/Vorhof eher chirurgisch entfernt werden müssen. Pulmonalarterielle Fisteln erfordern bisweilen den Einschluss der Lebervenen in die Fontan-Zirkulation (Kawashima Y, 1997).

Eine hochgradige AV-Klappeninsuffizienz muss gelegentlich chirurgisch angegangen werden, zumal die medikamentöse Unterstützung der Herzfunktion problematisch und schlecht evaluiert ist. Bei niedrigem Gesamteiweiß ist die Diuretika-Gabe oft wirkungslos; niedrig dosierte ACE-Hemmer können in Einzelfällen bei AV-Klappeninsuffizienz in Erwägung gezogen werden.

Herzrhythmusstörungen sind häufig und treten besonders nach intraatrialer Chirurgie in höherem Alter auf. Symptomatische Tachyarrhythmien werden z. B. mittels β-Blockern oder Amiodaron behandelt; bei bekannten Bradyarrhythmien besteht eine relative Kontraindikation dieser bradykardisierenden Medikamente (allenfalls in Kombination mit Implantation eines Schrittmachers). Tachyarrhythmien (intraatriale Reentry-Tachykardien/Vorhofflattern) können mittels Ablationstechniken behandelt werden, wobei 3-dimensionale Mapping-Systeme sehr hilfreich sind.

Bei fehlendem Ansprechen muss eine Evaluation der Fontan-Physiologie vorgenommen und immer nach einem hämodynamischen Substrat gesucht werden. Ist ein solches vorhanden, ist die Behebung des hämodynamischen Problems integraler Bestandteil der Rhythmusbehandlung. Ggf. kann die Fontan-Konversion zu einer totalen cavo-pulmonalen Anastomose mit elektrophysiologischer Ablation oder Maze-Prozedur zu entscheidender klinischer Verbesserung führen (Hofbeck M et al., 2000; Mavroudis C et al., 1999). Ist eine Schrittmacherimplantation erforderlich, sollten zur Vermeidung thromboembolischer Komplikationen und von Schwellen- und Platzierungsproblemen immer epikardiale Elektroden verwandt werden. Die Prophylaxe thromboembolischer Komplikationen ist heftig umstritten, da prospektive randomisierte Studien fehlen. Wichtig ist die genaue Analyse des Gerinnungssystems, insbesondere zur Risikoabschätzung. Als chirurgische Faktoren werden die Anastomosenkonstruktion und die Behandlung des Pulmonalis-Hauptstamms (Ligatur oder Durchtrennung) diskutiert. Übereinstimmende Expertenmeinung ist zumindest eine begrenzte postoperative Antikoagulation, besonders bei Verwendung von Fremdmaterial zur Tunnelkonstruktion (Cromme-Dijkhuis AH et al., 1993; Balling G et al., 2000; Jacobs ML, 2005; Kaulitz R et al., 2005; Monagle P et al., 2002). Besondere Aufmerksamkeit erfordert ferner der hyperkoagubile Zustand der Schwangerschaft (siehe Abschn. 2.9).

Schwierig ist die Therapie der eiweißverlierenden Enteropathie. Wenn eine genaue hämodynamische Evaluation Pathologika aufdeckt, sollten diese beseitigt werden. Auch die (erneute) Anlage einer Fenestration im venösen Tunnel zur Absenkung des Druckes kann Besserung bringen. Medikamentös wurden Steroide, Somatostatin, ACE-Hemmer und Inotropika sowie Eiweißsubstitution versucht. Neben der Fontankonversion ist die Herztransplantation die letzte Therapieoption, wobei auch hier eine hohe Rezidivrate besteht (Mertens L et al., 1998).

5.12.5 Prognose und Nachsorge

Alle populationsbezogenen Nachsorgeuntersuchungen zeigen über die Jahre eine konstante Abnahme der Überlebensrate, deren Ausmaß vom Operationsjahr und der Erfüllung der Choussat-Kriterien (siehe Abschn. 5.12.1) abhängt. Die aufgezählten Komplikationen stellen dabei wichtige Risikofaktoren für ein schlechtes Überleben dar. Deshalb besteht die engmaschige, mindestens jährliche Nachsorge in der genauen geschilderten Erhebung möglicher Komplikationen und sollte in einer EMAH-qualifizierten Einrichtung in enger Zusammenarbeit mit dem überregionalen Zentrum erfolgen.

5.13 Zustand nach Conduit-Operation

R. Cesnjevar, M. Weyand

> Wird zur Kontinuitätsherstellung zwischen Ventrikel und Pulmonalarterie ein Conduit benötigt, sind Reoperationen vorprogrammiert. Die postoperative zunehmende Belastung des subpulmonalen (meist rechten) Ventrikels ist durch eine Obstruktion oder eine Klappeninsuffizienz bedingt und bleibt meist lange unbemerkt. Oft finden sich Herzrhythmusstörungen. Eine Zunahme der Ventrikelgröße, kardiale Beschwerden oder ein Druck im subpulmonalen Ventrikel von mehr als 2/3 des Systemdrucks sind Therapieindikationen. Noch ist die Implantation von klappentragenden biologischen Conduits das allgemein übliche Verfahren, es liegen aber auch vermehrt Erfahrungen mit der Implantation von mechanischen Conduits vor.

5.13.1 Basisinformation – Pathophysiologie – Spontanverlauf

Viele Korrekturoperationen benötigen für die Herstellung einer Kontinuität zwischen dem subpulmonalen Ventrikel (morphologisch rechter oder linker Ventrikel) und der Pulmonalarterie die Interposition eines klappenlosen oder klappentragenden Conduits. Hierzu gehören Patienten mit chirurgischer Korrektur der verschiedensten angeborenen Herzfehler wie z.B.:

▌ Truncus arteriosus communis,

▌ Komplette Transposition der großen Arterien (d-TGA) mit LVOTO (Z.n. Rastelli-OP),

▌ Kongenital korrigierte Transposition der großen Arterien (kkTGA) (nach funktioneller Korrektur mit Z.n. VSD-Verschluss und Interposition eines LV-PA-Conduit),

▌ Z.n. Korrektur einer Pulmonalatresie mit oder ohne VSD,

▌ bestimmte Patienten mit einer Fallot'schen Tetralogie (LAD aus RCA kreuzte den RVOT, schwerste Hypoplasie des RVOT/der Lungenarterie, absent pulmonary valve syndrome).

Bei diesen Patienten ist in der Regel mehrere Jahre nach dem initialen Eingriff mit weiteren Interventionen zu rechnen. Zum einen ist hierfür ein „Herauswachsen" aus der primär implantierten Conduitgröße im Rahmen des Gesamtwachstums möglich, zum anderen ist eine Obstruktion der implantierten Conduits mit signifikanter Kalzifikation eine weitere Ursache für notwendige Folgeoperationen. Trotz einer längeren biologischen Haltbarkeit der heute verwendeten Implantate durch die verbesserte Konservierung und eine mögliche medikamentöse Nachbehandlung ist weiterhin grundsätzlich mit der Indikation zum Conduitwechsel bei dieser Patientensubgruppe zu rechnen.

Bei Z. n. Implantation eines klappenlosen RV-PA-Conduits ist nicht nur die Obstruktion im Rahmen des Größenwachstums für diese Indikation maßgebend, sondern es muss auch die immer vorhandene Pulmonalklappeninsuffizienz mit daraus folgender zunehmender Belastung des subpulmonalen Ventrikels in das Kalkül mit einbezogen werden. Aus diesem Grund muss immer auch an die notwendige Implantation eines klappentragenden Conduits für diese Patienten gedacht werden (Stark J, Pacifico AD, 1989).

5.13.2 Leitsymptome und Befunde

Als Folge einer zunehmenden Conduitobstruktion oder einer hämodynamisch relevanten Pulmonalklappeninsuffizienz bestehen selten greifbare klinische Symptome. Der klinische Zustand hinkt oft der pathophysiologischen Gesamtsituation hinterher. Sollten Symptome vorhanden sein, so bemerken die Patienten meist die Folgen der Belastung des subpulmonalen Ventrikels durch einen Leistungsknick mit Dyspnoe. Bei ausgeprägter Dilatation findet sich im EKG ein QRS-Verbreiterung, auch VES oder ventrikuläre Tachykardien können gehäuft auftreten. Ist in Folge der RV-Dilatation eine Trikuspidalinsuffizienz hinzugekommen, so finden sich gehäuft Vorhofflimmern oder Vorhofflattern. Patienten mit Rhythmusstörungen dieser Patientengruppe sind gehäuft vom plötzlichen Herztod bedroht.

5.13.3 Diagnostik

5.13.3.1 Zielsetzung

Kontrolle des Blutflusses über das implantierte Conduit mit Bestimmung der Obstruktionsebene (subvalvulär, valvulär oder supravalvulär oder in Kombination), Validierung einer begleitenden oder bestehenden Pulmonalklappeninsuffizienz. Evaluation der Funktion und Größe des subpulmonalen Ventrikels mit Beschreibung der Trikuspidalklappenfunktion. Beschreibung der linksseitigen Strukturen und eventueller Restdefekte (Rest-VSD) oder begleitender neuer Störungen (Aortenklappeninsuffizienz). Aufdecken bestehender Rhythmusstörungen.

5.13.3.2 Apparative Diagnostik

EKG (ggf. Langzeit-EKG), Echokardiographie, Röntgen-Thorax in zwei Ebenen, (Spiro-) Ergometrie, ggf. invasive Diagnostik (RVP, PAP, Angiographie der PA), alternativ MRT.

5.13.3.3 Bewertung

EKG und Langzeit-EKG dienen der Aufdeckung von relevanten Herzrhythmusstörungen und müssen bei Nachweis kritisch bewertet werden. Da in dieser Patientengruppe ein plötzlicher Herztod gehäuft auftritt (s. u.), müssen diese bei entsprechender Symptomatik ggf. auch elektrophysiologisch abgeklärt werden. Es muss immer nach einem morphologischen Substrat gesucht werden.

Die Echokardiographie dient der morphologischen und funktionellen Analyse beider Ventrikel, der AV-Klappen und Semilunarklappen. Sie beantwortet die Frage nach der Volumen- oder Druckbelastung des subpulmonalen Ventrikels und der Lokalisation der Obstruktion. Eine begleitende Pulmonalklappeninsuffizienz (falls vorhanden) muss ebenfalls validiert werden. Gleichwertige oder sogar exaktere Aussagen können auch über eine MRT-Untersuchung getroffen werden. Hierbei ist insbesondere die Anatomie der Pulmonalarterien exakt zu beschreiben. Fragliche Stenosen können so besser aufgedeckt werden, ansonsten ist eine Pulmonalisangiographie sinnvoll. Eine Herzkatheteruntersuchung und Pulmonalisangiographie kann zur Planung einer Operation sinnvoll sein.

5.13.4 Therapie

5.13.4.1 Therapieindikationen

Die Indikation zum Conduitaustausch wegen einer Stenose besteht einerseits bei Beschwerden, die mit hoher Wahrscheinlichkeit auf die Stenose zurückzuführen sind. Andererseits ist die Reoperation auch ohne Leidensdruck des Patienten zu erwägen, wenn der Druck im subpulmonalen Ventrikel 2/3 des Systemdrucks überschreitet, die Leistungsfähigkeit nachweislich abnimmt oder eine Abnahme der RV-Funktion, eine Progredienz einer sekundären Trikuspidalinsuffizienz, zunehmende Rhythmusstörungen oder ein hämodynamisch relevanter Shunt (Qp/Qs > 1,5 : 1) dokumentiert werden.

Liegt eine schwere isolierte Pulmonalklappeninsuffizienz vor, so ist die Operationsindikation bei deutlicher Zunahme der rechtsventrikulären Größe und beginnender Einschränkung der RV-Funktion im Verlauf zu sehen. Bei klinischer Symptomatik (Dyspnoe, Rhythmusstörungen) ist ein Pulmonalklappenersatz obligatorisch.

Indikationen für eine Intervention (operativ oder interventionell) an einem obstruierten Conduit sind systolische Druckgradienten von mehr als

60 mmHg oder ein fast systemischer Druck im subpulmonalen Ventrikel (2/3 des Systemdrucks). Von entscheidender Bedeutung für eine interventionelle oder operative Behandlung ist die Progredienz der Erkrankung und die damit oft zunehmende Funktionsstörung des rechten Ventrikels (Deanfield J et al., 2003; Therrien J et al., 2001).

Begleitende hämodynamische oder anatomische relevante Probleme müssen unbedingt mitbehandelt werden:
- Verschluss eines residuellen ASD/VSD,
- PA-Stenosen-Patchplastik,
- RVOT-Muskelbündelresektion bei RVOTO,
- TK-Rekonstruktion bei TK-Insuffizienz >II°,
- Schrittmacherimplantation bei Sinusknotendysfunktion oder AV-Blockierung.

Bei schwerer Einschränkung der rechts- und/oder linksventrikulären Funktion bzw. der Lebensqualität und fehlenden Möglichkeiten eines konventionell chirurgischen Eingriffs kann der Einsatz von Kreislaufunterstützungssystemen und/oder eine Herztransplantation indiziert sein.

5.13.4.2 Therapieoptionen

■ Interventionell

Bei signifikanter Obstruktion mit RV-Dilatation bringt die Ballondilatation (mit/ohne Stent) nur selten längerfristigen Erfolg. Eine Dilatation des RVOT ist aufgrund der dynamischen Stenosekomponente durch die RV-Muskulatur nicht sinnvoll. Die Dilatation der stenotischen Conduitklappe und begleitender Pulmonalarterienstenosen kann einen Aufschub des Conduitwechsels zwischen 6 Monaten und 2 Jahren ermöglichen. Nach Conduitklappen-Dilatationen ist meist eine deutliche Pulmonalklappeninsuffizienz post-interventionell zu beobachten. Für die Dilatation der Bifurkation und der peripheren Pulmonalarterien wird die Implantation von Stents empfohlen.

Der postinterventionelle Abfall des RV-Drucks ist ein guter Parameter zur Erfolgskontrolle und sollte postinterventionell idealerweise niedriger als halbsystemisch sein.

Neuere Interventionsergebnisse wie z.B. mittel- oder langfristige Resultate nach interventioneller Pulmonalklappenimplantation (Boudjemline Y et al., 2004) sind vor einer generellen Empfehlung abzuwarten.

■ Chirurgisch

Der eigentliche Eingriff am rechten Ventrikel kann mit Unterstützung der HLM bei fehlenden intrakardialen Shunts am schlagenden Herzen ausgeführt werden, um eine myokardiale Ischämie zu vermeiden. Dabei ist unbedingt auf die Anlage obstruktionsfreier Anastomosen im Bereich der Bifurkation und des RVOT zu achten, um eine lange Haltbarkeit der implantierten Conduits zu gewährleisten. Eventuell vorhandene Stenosen sind „radikal" zu erweitern, obstruierende Muskelbündel im rechtsventrikulären Ausflusstrakt sind zu durchtrennen.

Als Conduits im Niederdrucksystem der pulmonalen Zirkulation sind biologische Conduits nach wie vor zu bevorzugen, obwohl die Möglichkeit der Degeneration weiterhin besteht. Eine Auswahl der hierfür zur Verfügung stehenden biologischen Implantate ist nachfolgend zusammengestellt (Stark J et al., 1998; Marianeschi SM et al., 2001; Dearani JA et al., 2003; Breymann T et al., 2004):

▌ Homografts („Goldstandard") (Abb. 5.13.1),
▌ Bovines Jugularvenenconduit (Contegra) (Abb. 5.13.2),
▌ Shelhigh Pulmonic Valved Conduits,
▌ Hancock-Valved-Conduit (Medtronic) (Abb. 5.13.3),
▌ andere gleichwertige Bioprothesen.

Mittlerweile liegen auch vermehrt Erfahrungen über die Implantation mechanischer Klappen in Pulmonalisposition vor, eine generelle Empfehlung kann jedoch noch nicht ausgesprochen werden.

Faktoren, die für die Implantation mechanischer Pulmonalklappen-Conduits sprechen würden:

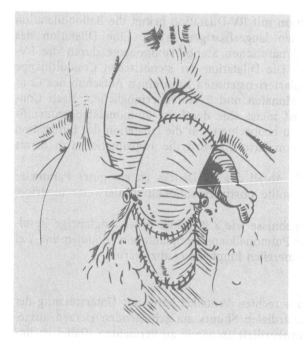

Abb. 5.13.1. Schematische Darstellung eines implantierten Homografts vom rechten Ventrikel zur Bifurkation der A. pulmonalis

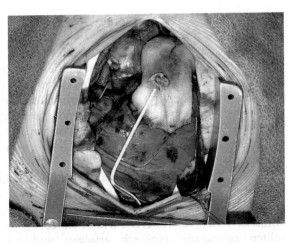

Abb. 5.13.2. Operationssitus eines implantierten bovinen Jugularvenenconduits

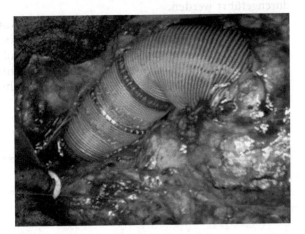

Abb. 5.13.3. Operationssitus eines Klappen-tragenden Hancock-Conduits

▌ hoher zu erwartender postoperativer RV-Druck (bei kleiner Pulmonalarterienanatomie – kleine McGoon-Ratio),
▌ multiple Reoperationen in der Vorgeschichte,
▌ ausgewachsener Patient,
▌ sehr kurze Haltbarkeit der zuvor implantierten Conduits (Cesnjevar R et al., 2004).

Allerdings wird durch die Implantation einer mechanischen Klappenprothese in Pulmonalisposition eine weitere interventionelle Behandlungsmöglichkeit erschwert bzw. unmöglich gemacht. Chirurgisch sollte im Rahmen der Voroperationen durch den jeweiligen Vor-Operateur Vorsorge getroffen worden sein, Blutungskomplikationen durch Verletzungen des Herzens selbst oder des Conduits während der Resternotomie zu vermeiden (siehe Kap. 3: Chirurgische Aspekte).

5.13.5 Prognose und Nachsorge

Die Prognose nach einem Conduitwechsel ist prinzipiell gut. Das operative Risiko und die Haltbarkeit des implantierten Conduits sind abhängig von der Anzahl und Art der vorher durchgeführten Operationen. Die Haltbarkeit eines implantierten biologischen Conduits verkürzt sich, je mehr Conduits bei einem betreffenden Patienten bereits implantiert waren (Stark J et al., 1998). Nach mehrmaligen Reoperationen ist als „ultima ratio" auch an die Implantation mechanischer Conduits bei den betreffenden Patienten zu denken.

Perioperativ sollten die Patienten PTT-kontrolliert heparinisiert werden. Über die Wirksamkeit einer postoperativen Medikation mit CSE-Hemmern zur Reduktion der Segelkalzifizierung liegen bereits experimentelle und z.T. klinische Daten vor (Shavelle DM et al., 2002). Regelmäßige Nachkontrollen sollten echokardiographisch erfolgen und mindestens einmal jährlich durchgeführt werden.

Regelmäßige, mindestens jährliche klinische Kontrollen in einer EMAH-qualifizierten Einrichtung in enger Zusammenarbeit mit dem überregionalen Zentrum sind obligat, die Häufigkeit der Echokardiographie richtet sich nach dem Befund (bei gutem Resultat alle 3 Jahre, bei unbefriedigendem Resultat oder zunehmendem Gradient alle 1–2 Jahre).

5.14 Marfan-Syndrom

H. KAEMMERER

Das Marfan-Syndrom (MFS) ist eine der häufigsten Bindegewebserkrankungen, die durch eine Mutation im Fibrillin-Gen (FBN1) bedingt ist. Die klinische Variabilität der Erkrankung ist sehr groß. Die Symptome sind sehr variabel und entwickeln sich zum Teil erst im Laufe des Lebens. Die Diagnosekriterien sind in der sog. „Ghenter-Nosologie" international festgelegt. Vorzugsweise kardiovaskuläre Komplikationen (insbes. Aortendissektion, Klappeninsuffizienz!) bestimmen die quoad-vitam-Prognose. Rechtzeitig durchgeführte chirurgische Eingriffe an Aortenwurzel, Aorten- und Mitralklappe sowie die medikamentöse Prophylaxe der Aortendissektion haben die Prognose der Marfan-Patienten drastisch verbessert. Alle Marfan-Patienten gehören in regelmäßige klinische Kontrolle (insbes. Kardiologie, Ophthalmologie, Orthopädie).

5.14.1 Basisinformation – Symptomatologie – Spontanverlauf

Das Marfan-Syndrom (MFS) (OMIM 154 700) ist eine der häufigsten Binde-gewebserkrankungen (Kaemmerer H et al., 2005). Die klinische Variabilität der Erkrankung ist sehr groß. Kardiovaskuläre Probleme haben bezüglich der Prognosestellung eine überragende Bedeutung und bestimmen Krank-heitsverlauf und Lebenserwartung.

Das klassische MFS wird durch eine Mutation im Fibrillin-Gen (FBN1) auf Chromosom 15, locus 15q21 hervorgerufen. Das MFS wird autosomal dominant vererbt. Etwa 25% der Patienten haben jedoch eine Neumutation bei unauffälliger Familienanamnese (Milewicz DM et al., 2005).

Aktuelle Schätzungen gehen von einer Prävalenz von 1 pro 3000 bis 5000 Personen aus (Milewicz DM et al., 2005; Pyeritz RE, 2000).

Die klinische Symptomatik ist sehr variabel. Viele Symptome sind im Kindesalter noch nicht vorhanden und entwickeln sich zum Teil erst im Verlauf des Lebens.

Auch heute basiert die Diagnose hauptsächlich auf klinischen Kriterien. Diese sind in der sog. „Ghenter-Nosologie" international festgelegt und be-inhalten neben den klinischen auch molekulargenetische Daten sowie An-

Tabelle 5.14.1. Diagnostische Hauptkriterien des Marfan-Syndroms (Ghent-Nosologie, 1996; De Paepe A et al., 1996)

Skelettsystem (vier Manifestationen ergeben ein Hauptkriterium)	▌ Hühnerbrust (Pectus carinatum)
	▌ operationspflichtige Trichterbrust (Pectus excavatum)
	▌ Verhältnis der Armspanne zu Körpergröße > 1,05
	▌ positives Daumen-/Handgelenkszeichen
	▌ Skoliose > 20° oder Spondylolisthesis
	▌ eingeschränkte Ellbogenstreckung (< 170°)
	▌ Pes planus durch mediale Dislokation des medialen Malleolus
	▌ Protrusio acetabuli (nur röntgenologisch)
Augen	▌ Ectopia lentis
Kardiovaskuläres System	▌ Dilatation der Aorta ascendens inklusive der Sinus valsalvae, mit/ohne Aortenklappeninsuffizienz
	▌ Dissektion der Aorta ascendens
Dura	▌ lumbosakrale durale Ektasie
Familienanamnese und genetische Befunde	▌ Verwandter 1. Grades erfüllt unabhängig von der Indexperson die diagnostischen MFS-Kriterien
	▌ FBN-1-Mutation, die als ursächlich für das vorliegende MFS angesehen werden kann
	▌ Nachweis eines Haplotyps im Bereich von FBN 1 (ererbt, muss mit dem Vorliegen eines eindeutig diagnostizierbaren MFS in der betroffenen Familie verknüpft sein)

Tabelle 5.14.2. Diagnostische Nebenkriterien für das Marfan-Syndrom (Ghent-Nosologie, 1996; De Paepe A et al., 1996)

Skelettsystem	▮ milde Trichterbrust ▮ überbewegliche Gelenke ▮ hoher (gotischer) Gaumen (Zahnfehlstellungen durch beengte Raumverhältnisse) ▮ Dolichozephalie, Enophthalmus, Retrognathie ▮ Wangenknochenhypoplasie, antimongoloide Lidstellung
Augen	▮ abnorm flache Cornea (Keratometrie) ▮ Verlängerung der Bulbusachse (Ultraschall) ▮ hypoplastische Iris/hypoplastischer Ziliarmuskel
Kardiovaskuläres System	▮ Mitralklappenprolaps mit/ohne Mitralinsuffizienz ▮ Dilatation der A. pulmonalis vor dem 40. Lebensjahr *ohne* Pulmonalstenose oder erhöhten pulmonalen Widerstand ▮ Verkalkung des Anulus mitralis vor dem 40. Lebensjahr ▮ Dilatation/Dissektion der Aorta descendens vor dem 50. Lebensjahr
Lungen	▮ Spontan-Pneumothorax ▮ apikale Emphysemblasen
Haut und tiefer liegendes Gewebe	▮ Striae atrophicae (nicht verursacht durch starke Gewichtsschwankungen, Schwangerschaft oder anderweitige ständige mechanische Belastung) ▮ rezidivierende Hernien oder Inzisionshernien
Dura	▮ lumbosakrale durale Ektasie
Familienanamnese und genetische Befunde	▮ keine

gaben zur Familienanamnese (De Paepe A et al., 1996). Klinisch werden in verschiedenen Organsystemen Hauptkriterien und Nebenkriterien benannt (Tabelle 5.14.1 und 2).

Gemäß „Ghenter-Nosologie" spricht man vom „Index-Fall", wenn Hauptkriterien in mindestens zwei verschiedenen Organsystemen gefunden werden und ein drittes Organsystem involviert ist. Falls ein anderes Familienmitglied ein MFS hat, wird die Diagnose gestellt, wenn ein Hauptkriterium in einem Organsystem besteht und ein weiteres Organsystem involviert ist – siehe Tabellen 5.14.1 und 5.14.2 (De Paepe A et al., 1996).

Die Prognose von Patienten mit MFS hängt hauptsächlich vom Schweregrad der kardiovaskulären Komplikationen ab.

Aortenektasie, Aortendissektion und chronische Aortenklappeninsuffizienz sind hauptverantwortlich für die Letalität und Morbidität bei Erwachsenen.

In historischen Kollektiven aus Zeiten, bevor eine adäquate pharmakologische Behandlung/Prophylaxe oder eine frühzeitige chirurgische Behandlung eingeführt wurde, lag die Lebenserwartung bei Marfan-Patienten bei 40 Jahren. Rechtzeitig durchgeführte chirurgische Eingriffe an Aortenwurzel, Aorten- und Mitralklappe, der prophylaktische Einsatz von Betablockern sowie sorgfältige Patientennachsorge haben die Lebenserwartung auf mehr als 70 Jahre ansteigen lassen (Gott VL et al., 1999; Roman MJ et al., 1993).

5.14.2 Ausgewählte kardiovaskuläre Aspekte

Das kardiovaskuläre System ist bei 90% der Patienten mit MFS beteiligt:
▮ Ektasie der Aortenwurzel,
▮ Aortendissektion oder -ruptur,
▮ Ektasie der Pulmonalarterie,
▮ Aorten- und AV-Klappen-Regurgitation.

Prinzipiell kann die gesamte Aorta betroffen sein. Besonders in der aszendierenden Aorta entwickelt sich häufig eine progrediente Mediadegeneration mit dem konsekutiven Risiko eines Aortenaneurysmas und einer Aortendissektion oder -ruptur (Prävalenz 70–80%). Dissektionen treten typischerweise nach der 2. Lebensdekade auf, selten in der Kindheit oder Adoleszenz. Bei Erwachsenen spricht man von Ektasie bei einer Lumenweite von 38–49 mm, von Aneurysmata bei Diametern ≥50 mm. Zur genaueren Zuordnung existieren spezielle alters- und körperoberflächenadjustierte Nomogramme (Roman MJ et al., 1989).

Eine ektatische Aorta kann klinisch völlig asymptomatisch sein. Akute Aortendissektionen verlaufen beim MFS nicht selten atypisch und ohne den typischen „Vernichtungsschmerz".

Das Risiko einer Aortendissektion steigt mit zunehmender Lumenweite, kann aber auch bei normal weiter Aorta auftreten (Gott VL et al., 1999; Groenink M et al., 1998).

Prädiktoren einer Dissektion: Progrediente Zunahme der Aortenweite (Aortenratio > 5% pro Jahr), Aortendissektion oder unerwartete Todesfälle in der Familienanamnese, Aufweitung der Aortensinus unter Mitbeteiligung der aszendierenden Aorta (Pyeritz RE, 2000; Roman MJ et al., 1993).

Mit zunehmendem Alter entwickelt sich eine Aortenklappeninsuffizienz bei 15–44% der Patienten mit MFS (Milewicz DM et al., 2005).

Mitral- und Trikuspidalklappe sind oft „floppy" und zeigen einen Prolaps mit Regurgitation (35–100%) (Pyeritz RE, 2000). Der Mitralklappenprolaps ist oft progredient.

Wichtige mit MFS assoziierte Anomalien: bikuspide Aortenklappe, Aortenisthmusstenose, ASD, PDA, VSD, Fallot'sche Tetralogie, periphere oder intra- und extrakranielle Aneurysmata, Koronarveränderungen.

Eine systolische oder diastolische Herzinsuffizienz korreliert möglicherweise u. a. mit dem Ausmaß von Bindegewebsveränderungen im Myokard und Klappenveränderungen (Meijboom LJ et al., 2005; Pyeritz RE, 2000; Yetman AT et al., 2003).

Über unerwartete Todesfälle bei MFS wird besonders im Zusammenhang mit Aortenrupturen oder ventrikulären Arrhythmien berichtet (Yetman AT et al., 2003).

Das Risiko einer Endokarditis ist bei MFS erhöht (auch bei makroskopisch normalen Herzklappen).

5.14.3 Prophylaxe und Therapie kardiovaskulärer Komplikationen

Empfehlungen zur Belastung hängen vom Gefährdungsgrad und dem Ausmaß der Organveränderungen ab. Geeignete Sportarten sind z.B. „Walking", Radfahren, Golf oder Schwimmen. Maximalbelastungen oder isometrische Übungen (z.B. Gewichtheben) oder Kontaktsportarten sollten vermieden werden. Abzuraten ist auch von Basketball, Volleyball, Fußball, Squash, Boxen oder Tauchen (Kaemmerer H et al., 2005).

Mit einer gewissen Wahrscheinlichkeit ist es möglich, durch Betablocker das Auftreten oder die Progression einer Aortenektasie zu vermindern, das Ruptur- oder Dissektionsrisiko zu senken und die Überlebensrate zu steigern (Milewicz DM et al., 2005). Trotz fehlender großer randomisierter Studien wird bei Beteiligung der Aorta eine β-Blockade empfohlen und als Prophylaxe der Dilatation diskutiert. Einige Patienten sprechen auf dieses Regime besser an als andere (Meijbom LJ et al., 2006), besonders effektiv ist es wahrscheinlich bei Patienten, die in jüngerem Alter behandelt werden und bei denen noch keine oder nur eine geringe Aortenektasie vorliegt.

Als Alternative zum Betablocker werden seit einiger Zeit insbesondere ACE-Hemmer/AT-Blocker diskutiert, seltener auch Kalziumantagonisten vom Verapamiltyp (Silverman DI et al., 1995). Auf eine optimale Blutdruckeinstellung ist besonderer Wert zu legen (Zielwert < 120 mmHg systolisch).

Bislang sollten alle Patienten mit MFS und Klappenbeteiligung eine Endokarditisprophylaxe erhalten, die Auswirkungen der neuen AHA-Empfehlungen bleiben abzuwarten.

▮ Kardiovaskuläre Chirurgie

Nach Möglichkeit sollten die chirurgischen Eingriffe elektiv erfolgen, insbesondere, um einer Aortendissektion zuvor zu kommen oder eine Aortenklappen- oder AV-Klappeninsuffizienz zeitgerecht zu behandeln.

Die Indikation zur Aortenchirurgie orientiert sich u.a. am Aortendiameter, der Dilatationstendenz der Aorta und einer Familienanamnese mit Aortendissektion. Ein prophylaktischer Ersatz der Aorta ascendens wird bei einem Diameter von 50 mm, z.T. auch schon ab 45 mm empfohlen (Gott VL et al., 1999). Bei einer Familienanamnese mit Aortendissektion wird die Indikation z.T. noch früher gestellt: Aortenwurzel oder Aortenannulus >40 mm. Die Operation erfolgt als „Composite Valve Graft replacement" oder als klappenerhaltende Operation.

Weiteres Augenmerk gilt der Aorta descendens. Ein Ersatz der Aorta descendens wird bei einem Diameter >55 oder 60 mm empfohlen oder wenn Beschwerden, Schmerzen oder Ischämiezeichen auftreten, der Aortendiameter um mehr als 0,5 bis 1,0 cm pro Jahr zunimmt oder der Aortendiameter mehr als doppelt so weit wie die normale Aorta wird (Milewicz DM et al., 2005).

5.14.4 Prognose und Langzeitbetreuung

Die Langzeitergebnisse nach Composite Valve Graft replacement sind sehr gut. Die postoperative Überlebensrate liegt bei 93,5% nach 5 Jahren, 91% nach 10 Jahren, und 59% nach 20 Jahren (Gott VL et al., 1994, 1999). Die Reoperationsrate ist niedrig. Nach klappenerhaltender Operation scheint die „klappenbezogene" Morbidität und Letalität nach 5 bis 10 Jahren noch günstiger zu sein. Langzeitdaten liegen allerdings noch nicht vor.

Patienten mit Marfan-Syndrom sollten lebenslang in Kontrolle bleiben, um eine Progression der Erkrankung zu erkennen, die sich besonders häufig im Bereich der Aorta ascendens und des Aortenbogens in Form von Aneurysmata oder Dissektion manifestieren kann (Kaemmerer H et al., 2005; Milewicz DM et al., 2005).

Kontrollintervalle sollten – je nach klinischer Situation – 6 bis 12 Monate nicht überschreiten und sollten zusätzlich zur Echokardiographie ggf. den Einsatz von weiteren bildgebenden Verfahren (MRT oder CT) beinhalten (Kaemmerer H et al., 2005).

5.14.5 Besonderheiten

▌ Alle Patienten mit MFS müssen über die Probleme ihrer Erkrankung, ihre mögliche Entwicklung und die Gefahren und Symptome einer Aortendissektion aufgeklärt werden. Akute Befindensveränderungen oder Thoraxschmerzen erfordern immer eine umgehende Abklärung.

▌ Angehörige (1. Grades) sollten auf das Vorliegen eines MFS überprüft werden.

▌ Marfan-Patienten gehören nicht nur in kardiologische, sondern auch regelmäßig in ophthalmologische, orthopädische und befund- bzw. organspezifische Nachsorge.

▌ Eine Schwangerschaft stellt besonders bei weiter Aortenwurzel ein erhöhtes Risiko dar. Patientinnen bedürfen deshalb einer speziellen präkonzeptionellen genetischen Beratung und engmaschiger Schwangerschaftsführung durch Geburtshelfer und Kardiologen. Je nach Befundkonstellation kann eine Schwangerschaft kontraindiziert sein und evtl. eine Abruptio erforderlich machen (Meijboom LJ et al., 2005; Pyeritz RE, 2000).

Literaturverzeichnis

1. Acar P, Sidi D, Bonnet D, Aggoun Y, Bonhoeffer P, Kachaner J (1998) Maintaining tricuspid valve competence in double discordance: a challenge for the pediatric cardiologist. Heart 80:479–483
2. Actis Dato GM, Rinaudo P, Revelli A, Actis Dato A, Punta G, Centofanti P, Cavaglia M, Barbato L, Massobrio M (1998) Atrial septal defect and pregnancy: a retrospective analysis of obstetrical outcome before and after surgical correction. Minerva Cardioangiol 46:63–68
3. Ad hoc Committee of the Council on Cardiovascular Disease in the Young (1977) AHA committee report. Guidelines for insurability of patient with congenital heart disease. Based on the Fourth Conference on Insurability of young cardiacs, October, 1977, with revisions and updating June, 1979
4. Akins CW (1991) Mechanical cardiac valvular prostheses. Ann Thorac Surg 52:161–172
5. Amato JJ, Cotroneo JV, Galdieri RJ, Alboliras E, Antillon J, Vogel RL (1989) Experience with the polytetrafluoroethylene surgical membrane for pericardial closure in operations for congenital heart defects. J Thorac Cardiovasc Surg 97:929–934
6. Amato MC, Moffa PJ, Werner KE, Ramires JA (2001) Treatment decision in asymptomatic aortic valve stenosis: role of exercise testing. Heart 86:381–386
7. Ammash N, Warnes CA (1996) Cerebrovascular events in adult patients with cyanotic congenital heart disease. J Am Coll Cardiol 28:768–772
8. Ammash NM, Connolly HM, Abel MD, Warnes CA (1999) Noncardiac surgery in Eisenmenger syndrome. J Am Coll Cardiol 33:222–227
9. Apitz J (Hrsg) (2002) Pädiatrische Kardiologie. Erkrankungen des Herzens bei Neugeborenen, Säuglingen, Kindern und Heranwachsenden, 2. Aufl. Steinkopff, Darmstadt
10. Attenhofer Jost CH, Connolly HM, O'Leary PW, Warnes CA, Tajik AJ, Seward JB (2005) Left heart lesions in patients with Ebstein anomaly. Mayo Clin Proc 80:361–368
11. Attie F, Rosas M, Granados N, Zabel C, Buendia A, Calderon J (2001) Surgical treatment for secundum atrial septal defects in patients >40 years old. A randomized clinical trial. J Am Coll Cardiol 38:2035–2042
12. Augustin N, Schreiber C, Lange R (2000) Valve preserving treatment of Ebstein's anomaly: perioperative and follow-up results. Thorac Cardiovasc Surg 48:316
13. Baddour LM, Wilson WR, Bayer AS et al. (2005) Infective Endocarditis. Diagnosis, antimicrobial therapy, and management of complications. AHA Scientific Statement. Circulation 111:e394–e433

14. Baird PA, Sadovnik AD (1987) Life expectancy in Down syndrome. J Pediatr 110:849–854

15. Balling G, Vogt M, Kaemmerer H, Eicken A, Meisner H, Hess J (2000) Intracardiac thrombus formation after the Fontan operation. J Thorac Cardiovasc Surg 119:745–752

16. Bando K, Turrentine MW, Sun K et al. (1995) Surgical management of complete atrioventricular septal defects. A twenty-year experience. J Thorac Cardiovasc Surg 110:1543–1552

17. Bartel T, Konorza T, Arjumand J, Ebradlidze T, Eggebrecht H, Caspari G, Neudorf U, Erbel R (2003) Intracardiac echocardiography is superior to conventional monitoring for guiding device closure of interatrial communications. Circulation 107:795–797

18. Baum U, Anders K, Ropers D, Noemayr A, Schmid A, Seeliger T, Singer H, Daniel WG, Bautz W, Achenbach S (2005) Multi-slice spiral-CT imaging after surgical treatment of aortic coarctation. Eur Radiol 15:353–355

19. Becker TA, Van Amber R, Moller JH, Pierpont ME (1996) Occurrence of cardiac malformations in relatives of children with transposition of the great arteries. Am J Med Genet 66:28–32

20. Bergler-Klein J, Klaar U, Heger M et al. (2004) Natriuretic peptides predict symptom-free survival and postoperative outcome in severe aortic stenosis. Circulation 109:2302–2308

21. Betranou EG, Blackstone EH, Hazelrig JB, Turner ME, Kirklin JW (1978) Life expectancy without surgery in tetralogy of Fallot. Am J Cardiol 42:458–466

22. Bialkowski J, Zabal C, Szkutnik M, Montes JA, Kusa J, Zembala M (2005) Percutaneous interventional closure of large pulmonary arteriovenous fistulas with the Amplatzer duct occluder. Am J Cardiol 96:127–129

23. Bilkis AA, Mazeni Alwi M, Hasri S, Haifa AL, Geetha K, Rehman MA, Hasanah I (2001) The Amplatzer duct occluder: experience in 209 patients. J Am Coll Cardiol 37:258–261

24. Bink-Boelkens MTE, Velvis H, Homan van der Heide JJ et al. (1983) Dysrhythmias after atrial surgery in children. Am Heart J 106:125–130

25. Blalock A, Hanlon CR (1950) The surgical treatment of complete transposition of the aorta and the pulmonary artery. Surg Gynecol Obstet 90:1–15

26. Bol-Raap G, Weerheim J, Kappetein AP, Witsenburg M, Bogers AJ (2003) Follow-up after surgical closure of congenital ventricular septal defect. Eur J Cardiothorac Surg 24:511–515

27. Bonhoeffer P, Bonnet D, Piechaud JF et al. (1997) Coronary artery obstruction after the arterial switch operation for transposition of the great arteries in newborns. J Am Coll Cardiol 29:202–226

28. Bonow RO, Carabello BA, Chatterjee K et al. (2006) ACC/AHA 2006 guidelines for the management of patients with valvular heart disease: a report of the American College of Cardiology/American Heart Association Task Force on Practice Guidelines. Circulation 114:e84–231

29. Boudjemline Y, Bonhoeffer P (2004) Percutaneous valve replacement: a fad or an advance? Nat Clin Pract Cardiovasc Med 1:62–63

30. Breymann T, Boethig D, Georg R, Thies WR (2004) The Contegra bovine valved jugular vein conduit for pediatric RVOT reconstruction: 4 years experience with 108 patients. J Card Surg 19:426–431

31. British Cardiac Society Working Party (2002) Grown-up congenital heart (GUCH) disease: current needs and provision of service for adolescents and adults with congenital heart disease in the UK. Heart 88 (Suppl I):I1–I14

32. Broberg CS, Bax BE, Okonko DO et al. (2006) Blood viscosity and its relationship to iron deficiency, symptoms, and exercise capacity in adults with cyanotic congenital heart disease. J Am Coll Cardiol 48:356–365

33. Bundesministerium für Arbeit und Sozialordnung (Hrsg) (1996) Anhaltspunkte für die ärztliche Gutachtertätigkeit im sozialen Entschädigungsrecht und nach dem Schwerbehindertengesetz

34. Butchart EG, Gohlke-Bärwolf Ch et al. (2005) Recommendations for the management of patients after heart valve surgery. Eur Heart J 26:2463–2471

35. Butera G, Carminati M, Chessa M, Youssef R, Drago M, Giamberti A, Pomè G, Bossone E, Frigiola A (2006) Percutaneous versus surgical closure of secundum atrial septal defect: Comparsion of early results and complications. Am Heart J 151:228–234

36. Calafiore AM, Teodori G, Mezzetti A, Bosco G, Verna AM, Di Giammarco G, Lapenna D (1995) Intermittent antegrade warm blood cardioplegia. Ann Thorac Surg 59:398–402

37. Cantor WJ, Harrison DA, Moussadji JS et al. (1999) Determinants of survival and length of survival in adults with Eisenmenger syndrome. Am J Cardiol 84:677–681

38. Castaneda AR, Trusler GA, Paul MH, Blackstone EH, Kirklin JW (1988) The early results of treatment of simple transposition in the current era. J Thorac Cardiovasc Surg 95:14–28

39. Celermajer DS, Deanfield JE (1993) Employment and insurance for young adults with congenital heart disease. Br Heart J 69:539–543

40. Celermajer D, Bull C, Till J et al. (1994) Ebstein's anomaly: presentation and outcome from fetus to adult. J Am Coll Cardiol 23:170–176

41. Cesnjevar R, Harig F, Raber A, Strecker T, Fischlein T, Koch A, Weyand M, Pfeiffer S (2004) Late pulmonary valve replacement after correction of Fallot's Tetralogy. Thorac Cardiovasc Surg 52:23-28

42. Cetta F, Feldt RH, O'Leary PW, Mair DD, Warnes CA, Driscoll DJ, Hagler DJ, Porter CJ, Offord KP, Schaff HV, Puga FJ, Danielson GK (1996) Improved early morbidity and mortality after Fontan operation: the Mayo clinic experience, 1987 to 1992. J Am Coll Cardiol 28:480–486

43. Chan WS, Anand S, Ginsberg JS (2001) Anticoagulation of pregnant women with mechanical heart valves: a systematic review of the literature. Arch Intern Med 160:191–196

44. Chauvaud SM, Brancaccio G, Carpentier AF (2001) Cardiac arrhythmia in patients undergoing surgical repair of Ebstein's anomaly. Ann Thorac Surg 71:1547–1552

45. Chauvaud S, Berrebi A, d'Attellis N, Mousseaux E, Hernigou A, Carpentier A (2003) Ebstein's anomaly: repair based on functional analysis. Eur J Cardiothorac Surg 23:525–531

46. Chen CR, Cheng TO, Huang T et al. (1996) Percutaneous balloon valvuloplasty for pulmonic stenosis in adolescents and adults. N Engl J Med 335:21–25

47. Chen JM, Mosca RS, Altmann K, Printz BF, Targoff K, Mazzeo PA, Quaegebeur JM (2004) Early and medium-term results for repair of Ebstein anomaly. J Thorac Cardiovasc Surg 127:990–998

48. Cheung Y, Leung MP, Chau K (2001) Transcatheter closure of persistent arterial ducts with different types of coils. Am Heart J 141:87–91

49. Choi JY, Sullivan ID (1991) Fixed subaortic stenosis: anatomical spectrum and nature of progression. Br Heart J 65:280–286

50. Choussat A, Fontan F, Besse P, Vallot F, Chauve A, Bricaud H (1978) Selection criteria for Fontan's procedure. In: Anderson RH, Shinebourne EA (eds) Pediatric Cardiology 1977. Churchill Livingstone, Edinburgh New York, pp 559–566

51. Cilliers AM, Gewillig M (2003) Balloon dilatation of coarctation and recoarctation. Rev Port Cardiol 22 Suppl 1:I25–I30

52. Clarkson PM, Nicholson MR, Barratt-Boyes BG et al. (1983) Results after repair of coarctatio of the aorta beyond infancy: A 10 to 28 year follow-up with particular reference to late systemic hypertension. Am J Cardiol 51:1481–1488

53. Claessens P, Moons P et al. (2005) What does it mean to live with a congenital heart disease? A qualitative study on the lived experiences of adult patients. Eur J Cardiovasc Nurs 4:3–10

54. Coats L, Tsang V, Khambadkone S, Van Doorn C, Cullen S, Deanfield J, De Leval M, Bonhoeffer P (2005) The potential impact of percutaneous pulmonary valve stent implantation on right ventricular outflow tract re-intervention. Eur J Cardiothorac Surg 27:536–543

55. Colman J, Oechslin E, Taylor D (2003) A glossary for adult congenital heart disease. In: Gatzoulis MA, Webb GD, Daubeney PEF (eds) Diagnosis and management of adult congenital heart disease, 1st edition. Churchill Livingstone, London New York, pp 497–508 oder www.isaccd.org/profres/a.php oder http://www.achd-online.com/consensus/glossary.html

56. Connelly MS, Webb GD, Somerville J et al. (1998) Canadian Consensus Conference on Adult Congenital Heart Disease. Can J Cardiol 14:395–452

57. Connelly MS, Liu PP, Williams WG, Robertson P, McLaughlin PR (1996) Congenitally corrected transposition of the great arteries in the adult: functional status and complications. J Am Coll Cardiol 27:1238–1243

58. Connolly HM, Warnes CA (2003) Pregnancy and Contraception. In: Gatzoulis MA, Webb GD (eds) Diagnosis and Management of Adult Congenital Heart Disease. Churchill Livingstone, Edinburgh New York

59. Crawford FA Jr, Stroud MR (2001) Surgical repair of complete atrioventricular septal defect. Ann Thorac Surg 72:1621–1628

60. Cribier A, Eltchaninoff H, Tron Ch, Bauer F, Agatiello D, Sebagh L, Bash A, Nusimovici D, Litzler P-Y, Bessou J-P, Leon M (2004) Early experience with percutaneous transcatheter implantation of heart valve prosthesis for the treatment of end-stage inoperable patients with calcific aortic stenosis. J Am Coll Cardiol 43:698–703

61. Cromme-Dijkhuis AH, Hess J, Hahlen K, Henkens CM, Bink-Boelkens MT, Eygelaar AA, Bos E (1993) Specific sequelae after Fontan operation at mid- and long-term follow-up. Arrhythmia, liver dysfunction, and coagulation disorders. J Thorac Cardiovasc Surg 106:1126–1132

62. Crossland DS, Jackson SP et al. (2004) Life insurance and mortgage application in adults with congenital heart disease. Eur J Cardiothorac Surg 25:931–934

63. Crossland DS, Jackson SP et al. (2005) Employment and advice regarding careers for adults with congenital heart disease. Cardiol Young 15:391–395

64. Currie PJ, Hagler DJ, Seward JB et al. (1986) Instantaneous pressure gradient: a simultaneous Doppler and dual catheter correlative study. J Am Cardiol 7:800–806

65. Daebritz SH, Nollert G, Sachweh JS, Engelhardt W, von Bernuth G, Messmer BJ (2000) Anatomical risk factors for mortality and cardiac morbidity after arterial switch operation. Ann Thorac Surg 69:1880–1886

66. Daliento L, Somerville J, Presbitero P et al. (1998) Eisenmenger syndrome. Factors relating to deterioration and death. Eur Heart J 19:1845–1855

67. Daniel WG, Mugge A, Martin RP et al. (1991) Improvement in the diagnosis of abscesses associated with endocarditis by transoesophageal echocardiography. N Engl J Med 324:795–800

68. Danielson GK, Driscoll DJ, Mair DD, Warnes CA, Oliver WC Jr (1992) Operative treatment of Ebstein's anomaly. J Thorac Cardiovasc Surg 104:1195–1202

69. Das P, Rimington H, McGrane H, Chambers J (2005) Exercise testing to stratify risk in aortic stenosis. Eur Heart J 26:1309–1313

70. Deanfield J, Thaulow E, Warnes C et al. (2003) The Task Force on the Management of Grown up Congenital Heart Disease of the European Society of Cardiology: Management of Grown up Congenital Heart Disease. Eur Heart J 24:1035–1084

71. Dearani JA, Danielson GK, Puga FJ, Mair DD, Schleck CD (2001) Late results of the Rastelli operation for transposition of the great arteries. Semin Thorac Cardiovasc Surg Pediatr Card Surg Annu 4:3–15

72. Dearani JA, Danielson GK, Puga FJ, Schaff HV, Warnes CV, Driscoll DJ, Schleck CD, Ilstrup DM (2003) Late follow-up of 1095 patients undergoing operation for complex congenital heart disease utilizing pulmonary ventricle to pulmonary artery conduits. Ann Thorac Surg 75:399–410

73. Dearani JA, Danielson GK (2005) Surgical management of Ebstein's anomaly in the adult. Semin Thorac Cardiovasc Surg 17:148–154

74. de Bono JP, Freeman LJ (2005) Long term follow up of patients with repaired aortic coarctations. Heart 91:537–538

75. de Paepe A, Devereux RB, Dietz HC et al. (1996) Revised diagnostic criteria for the Marfan syndrome. Am J Med Genet 62:417–426

76. de Vries AG, Hess J, Witsenberg M, Frohn-Mulder IM, Bogers JJ, Bos E (1992) Management of fixed subaortic stenosis: a retrospective study of 57 cases. J Am Coll Cardiol 19:1013–1017

77. Derrick G, Deanfield JE (2004) Decline in ventricular function and clinical condition after Mustard repair. Eur Heart J 25:1863–1864

78. Deutsche Gesellschaft für Pädiatrische Kardiologie (DGPK) (Hrsg) (2005/6) Leitlinien zur rationalen Diagnostik und Therapie von Erkrankungen des Herzens und des Kreislaufs bei Kindern und Jugendlichen. In: Deutsche Gesellschaft für Kinder- und Jugendmedizin e.V./von Schnakenburg K et al. (Hrsg) Leitlinien der Kinder- und Jugendmedizin, Abschnitt M: Kardiologie. Elsevier, Urban & Fischer, München

79. Deutsche Gesellschaft für Pädiatrische Kardiologie (2006) Ergänzende Empfehlungen der Kommission für Sozialfragen zur Begutachtung herzkranker Kinder. www.Kinderkardiologie.org

80. Diller GP, Dimopoulos K, Broberg CS et al. (2006) Presentation, survival prospects, and predictors of death in Eisenmenger syndrome: a combined retrospective and case-control study. Eur Heart J 27:1737–1742

81. Dimopoulos K, Okonko DO, Diller GP et al. (2006) Abnormal ventilatory response to exercise in adults with congenital heart disease relates to cyanosis and predicts survival. Circulation 113:2796–2802
82. Dos L, Teruel L et al. (2005) Late outcome of Senning and Mustard procedures for correction of transposition of the great arteries. Heart 91:652–656
83. Down Syndrome Medical Interest Group (1996) Health Care Guidelines for Individuals with Down Syndrome (Down Syndrome Preventive Medical Check List). Down Syndrome Quarterly 1(2) (http://www.denison.edu/collaborations/dsq/health96.html)
84. Duncan BW, Mee RB (2005) Management of the failing systemic right ventricle. Semin Thorac Cardiovasc Surg 17:160–169
85. Durack DT, Lukes AS, Bright DK (1994) The DUKE Endocarditis Service. New criteria for diagnosis of infective endocarditis: utilization of specific echocardiographic findings. Am J Med 96:200–209
86. Eicken A, Fratz S, Gutfried C, Balling G, Schwaiger M, Lange R, Busch R, Hess J, Stern H (2003) Hearts late after Fontan operation have normal mass, normal volume, and reduced systolic function. A magnetic resonance study. J Am Coll Cardiol 42:1061–1065
87. Eicken A, Pensl U, Sebening W, Hager A, Genz T, Schreiber C, Lang D, Kaemmerer H, Busch R, Hess J (2006) The fate of systemic blood pressure in patients after effectively stented coarctation. Eur Heart J 27:1100–1105
88. Elkayam U, Elkayam, Gleicher N (eds) (1998) Cardiac problems in pregnancy. Diagnosis and management of maternal and fetal disease, 3rd ed. Wiley-Liss, New York
89. El-Najdawi EK, Driscoll DJ, Puga FJ, Dearani JA, Spotts BE, Mahoney DW, Danielson GK (2000) Operation for partial atrioventricular septal defect: a forty-year review. J Thorac Cardiovasc Surg 119:880–889
90. Elsheikh M, Dunger DB, Conway GS, Wass JAH (2002) Turner's Syndrome in Adulthood. Endocrine Reviews 23:120–140
91. Erdmann E (Hrsg) (2006) Klinische Kardiologie. Krankheiten des Herzens, des Kreislaufs und der herznahen Gefäße, 6. Aufl. Springer, Berlin Heidelberg New York
92. ESC Task Force on Infective Endocarditis (2004) Guidelines on prevention, diagnosis and treatment of infective endocarditis. Eur Heart J 25:267–276
93. Ewert P, Kretschmar O, Peters B, Abdul-Khaliq H, Nagdyman N, Schulze-Neick I, Bass J, Lè TP, Lange PE (2004) Interventioneller Verschluß angeborener Ventrikelseptumdefekte. Z Kardiol 93:147–155
94. Faella HJ, Hijazi ZM (2000) Closure of the patent ductus arteriosus with the Amplatzer PDA device: immediate results of the international clinical trial. Catheter Cardiovasc Interv 51:50–54
95. Farley TMM, Rosenberg MJ, Rowe PJ, Chen JH, Meirick O (1992) Intrauterine devices and pelvic inflammatory disease: an international perspective. Lancet 339:785–788
96. Fawzy ME, Sivanandam V, Galal O, Dunn B, Patel A, Rifai A, von Sinner W, Al Halees Z, Khan B (1997) One- to ten-years follow-up results of balloon angioplasty of native coarctation of the aorta in adolescents and adults. J Am Coll Cardiol 30:1542–1546

97. Fischer G, Stieh J, Uebing A, Hoffmann U, Morf G, Kramer HH (2003) Experience with transcatheter closure of secundum atrial septal defects using the Amplatzer septal occluder: a single centre study in 236 consecutive patients. Heart 89:199–204

98. Flores Arizmendi A, Fernandez Pineda L, Quero Jimenez C, Maitre Azcarate MJ, Herraiz Sarachaga I, Urroz E, Perez de Leon J, Luis Moya J, Quero Jimenez M (2004) The clinical profile of Ebstein's malformation as seen from the fetus to the adult in 52 patients. Cardiol Young 14:55–63

99. Formigari R, Gargiulo G, Picchio FM (2000) Operation for partial atrioventricular septal defect: a forty-year review. J Thorac Cardiovasc Surg 119: 880–889

100. Forbess JM, Visconti KJ et al. (2002) Neurodevelopmental outcome after congenital heart surgery: Results from an institutional registry. Circulation 106 (suppl I):I95–I102

101. Foster E, Graham TP Jr, Discroll DJ et al. (2001) Special health care needs of adults with congenital heart disease. J Am Coll Cardiol 37:1161–1168

102. Fredriksen PM, Kahrs N, Blaasvaer S et al. (2000) The effect of physical training in children and adolescent with congenital heart disease. Cardiol Young 10:107–114

103. Fredriksen PM, Veldtman G, Hechter S et al. (2001) Aerobic capacity in adults with various congenital heart diseases. Am J Cardiol 87:310–314

104. Frescura C, Angelini A, Daliento L, Thiene G (2000) Morphological aspects of Ebstein's anomaly in adults. Thorac Cardiovasc Surg 48:203–208

105. Furer SK, Gomes JA, Love B, Mehta D (2005) Mechanism and therapy of cardiac arrhythmias in adults with congenital heart disease. Mt Sinai J Med 72:263–269

106. Fuster V, Steele PM, Ritter DG, McGoon DC (1986) Long-term follow-up of left-to-right shunts complicated by pulmonary vascular obstructive disease. In: Doyle EF, Engle MA, Gersony WM, Rashkind WJ, Talner NS (eds) Pediatric Cardiology. Springer, New York Heidelberg, pp 1294–1297

107. Fuster V, Ryden LE, Cannom DS et al. (2006) ACC/AHA/ESC 2006 guidelines for the management of patients with atrial fibrillation – executive summary: a report of the American College of Cardiology/American Heart Association/European Society of Cardiology Committee for Practice Guidelines. Eur Heart J 27:1979–2030

108. Gabriel HM, Heger M, Innerhofer P, Zehetgruber M, Mundigler G, Wimmer M, Maurer G, Baumgartner H (2002) Long-term outcome of patients with ventricular septal defect considered not to require surgical closure during childhood. J Am Coll Cardiol 39:1066–1071

109. Galiè N, Torbicki A, Barst R, Dartevelle P et al. (2004) Guidelines on diagnosis and treatment of pulmonary arterial hypertension. The Task Force on Diagnosis and Treatment of Pulmonary Arterial Hypertension of the European Society of Cardiology. Eur Heart J 25:2243–2278

110. Galiè N, Beghetti M, Gatzoulis MA, Granton J, Berger RMF, Lauer A, Chiossi E, Landzberg M (2006) Bosentan therapy in patients with Eisenmenger syndrome. A multicenter, double-blind, randomised, placebo-controlled study. Circulation 114:48–54

111. Garson A Jr, Gilette PC, Gutgesell HP et al. (1980) Stress-induced ventricular arrhythmia after repair of tetralogy of Fallot. Am J Cardiol 46:1006–1012

112. Gatzoulis MA, Till JA, Somerville J et al. (1995) Mechanoelectrical interaction in tetralogy of Fallot. QRS prolongation relates to right ventricular size and predicts malignant ventricular arrhythmias and sudden death. Circulation 92:231–237

113. Gatzoulis M, Freeman M, Siu S et al. (1999) Atrial arrhythmia after surgical closure of atrial septal defects in adults. N Engl J Med 340:839–846

114. Gatzoulis M, Balaji S, Webber S et al. (2000) Risk factors for arrhythmia and sudden death in repaired tetralogy of Fallot: a multi-center study. Lancet 356:975–981

115. Gatzoulis MA, Webb GD (2003) Diagnosis and Management of Adult Congenital Heart Disease. Churchill Livingstone, Edinburgh New York

116. Gatzoulis MA, Swan L, Therrien J, Pantely GA (2005) Adult Congenital Heart Disease – a practical guide. Blackwell Publishing, Oxford

117. Gelatt M, Hamilton RM et al. (1997) Arrhythmia and mortality after the Mustard procedure: a 30-year single-center experience. J Am Coll Cardiol 29:194–201

118. Gewillig M, Cullen S, Mertens B et al. (1991) Risk factors for arrhythmia and death after Mustard operation for simple transposition of the great arteries. Circulation 84 (Suppl IV):187–192

119. Gewillig M (2005) The Fontan circulation. Heart 91:839–846

120. Giewald U (1987) Kardiomyopathie bei Alkoholembryopathie. Münster

121. Glaser S, Opitz CF, Bauer U et al. (2004) Assessment of symptoms and exercise capacity in cyanotic patients with congenital heart disease. Chest 125:368–376

122. Gohlke-Bärwolf C, Acar J, Oakley C et al. (1995) Empfehlungen zur Thromboembolieprophylaxe bei Herzklappenerkrankungen der Working Group on Valvular Heart Disease, European Society of Cardiology. Z Kardiol 84:1018–1032

123. Gohlke-Bärwolf C (2001) Antikoagulation in graviditate und post partum bei Vitien, Thrombosen oder Vorhofflimmern: fötale Bedrohung versus maternelle Thromboembolie. Z Kardiol 90 (Suppl 4):IV49–IV56

124. Goldmuntz E, Clark BJ, Mitchell LE, Jawad AF, Cuneo BF, Reed L, McDonald-McGinn D, Chien P, Feuer J, Zackai EH, Emanuel BS, Driscoll DA (1998) Frequency of 22q11 deletions in patients with conotruncal defects. J Am Coll Cardiol 32:492–498

125. Gott VL, Cameron DE, Pyeritz RE et al. (1994) Composite graft repair of Marfan aneurysm of the ascending aorta: results in 150 patients. J Card Surg 9:482–489

126. Gott VL, Greene PS, Alejo DE et al. (1999) Replacement of the aortic root in patients with Marfan's syndrome. N Engl J Med 340:1307–1313

127. Graham TP Jr, Bernard YD, Mellen BG, Sanders SP, Sutherland JL (2000) Long-term outcome in congenitally corrected transposition of the great arteries: a multi-institutional study. J Am Coll Cardiol 36:255–261

128. Graham TP, Bricker T, Frederick WJ et al. (1994) 26th Bethesda conference: recommendations for determining eligibility for competition in athletes with cardiovascular abnormalities. J Am Coll Cardiol 24:867–873

129. Greason KL, Dearani JA, Theodoro DA, Porter CB, Warnes CA, Danielson GK (2003) Surgical management of atrial tachyarrhythmias associated with congenital cardiac anomalies: Mayo Clinic experience. Semin Thorac Cardiovasc Surg Pediatr Card Surg Annu 6:59–71

130. Green A (2004) Outcomes of congenital heart disease: a review. Pediatr Nurs 30:280–284

131. Gregoratos G, Abrams J, Epstein AE et al. (2002) 2002 Guideline Update for Implantation of Cardiac Pacemakers and Antiarrhythmia Devices – Summary Article: A Report of the American College of Cardiology/American Heart Association Task Force on Practice Guidelines (ACC/AHA/NASPE Committee to Update the 1998 PacemakerGuidelines). J Am Coll Cardiol 40:1703–1719

132. Griffin KJ, Elkin TD et al. (2003) Academic outcome in children with congenital heart disease. Clin Pediatr 42:401–409

133. Groenink M, de Roos A, Mulder BJ et al. (1998) Changes in aortic distensibility and pulse wave velocity assessed with magnetic resonance imaging following beta-blocker therapy in the Marfan syndrome. Am J Cardiol 82:203–208

134. Haas F, Wottke M, Poppert H, Meisner (1999) Long-term survival and functional follow-up in patients after the arterial switch operation. Ann Thorac Surg 68:1692–1697

135. Hager A, Kaemmerer H, Leppert A, Prokop M, Blucher S, Stern H, Hess J (2004) Follow-up of adults with coarctation of the aorta: comparison of helical CT and MRI, and impact on assessing diameter changes. Chest 126:1169–1176

136. Hanley FL, Fenton KN, Jonas RA et al. (1993) Surgical repair of complete atrioventricular canal defects in infancy. Twenty-year trends. J Thorac Cardiovasc Surg 106:387–394

137. Harrison DA, McLaughlin PR, Lazzam C, Connelly M, Benson LN (2001) Endovascular stents in the management of coarctation of the aorta in the adolescent and adult: one year follow up. Heart 85:561–566

138. Hayes CJ, Gersony WM, Driscoll DJ et al. (1993) Second Natural History Study of Congenital Heart Defects: results of treatment of patients with pulmonary valvar stenosis. Circulation 87 (Suppl I):I28–I37

139. Hebe J (2000) Ebstein's anomaly in adults. Arrhythmias: diagnosis and therapeutic approach. Thorac Cardiovasc Surg 48:214–219

140. Helgason H, Jonsdottir G (1999) Spontaneous closure of atrial septal defects. Pediatr Cardiol 20:195–199

141. Hellstedt LF (2004) Transitional care issues influencing access to health care: employability and insurability. Nurs Clin North Am 39:741–753

142. Hess J, Bauer U, de Haan F et al. (2007) Empfehlungen für Erwachsenen- und Kinderkardiologen zum Erwerb der Zusatz-Qualifikation „Erwachsene mit angeborenen Herzfehlern" (EMAH). Clin Res Cardiol Suppl 2:19–26

143. Hofbeck M, Koch A, Buheitel G, Gerling S, Rauch R, Weyand M, Singer H (2000) Spätpostoperative Herzrhythmusstörungen nach totaler cavopulmonaler Anastomose und ihre Beziehung zum Operationsalter der Patienten. Z Kardiol 89:788–794

144. Holzer R, Balzer D, Cao Q, Lock K, Hijazi M (2004) Device closure of muscular ventricular septal defects using the Amplatzer muscular ventricular septal defect occluder. J Am Coll Cardiol 43:1257–1263

145. Hopkins WE, Ochoa LL, Richardson GW, Trulock EP (1996) Comparison of the hemodynamics and survival of adults with severe primary pulmonary hypertension or Eisenmenger syndrome. J Heart Lung Transplant 15:100–105

146. Hopkins WE, Waggoner AD (2002) Severe pulmonary hypertension without right ventricular failure: the unique hearts of patients with Eisenmenger syndrome. Am J Cardiol 89:34–38

147. Hopkins WE (2005) The remarkable right ventricle of patients with Eisenmenger syndrome. Coron Artery Dis 16:19–25

148. Horner T, Liberthson R et al. (2000) Psychosocial profile of adults with complex congenital heart disease. Mayo Clin Proc 75:31–36

149. Horstkotte D, Fassbender D, Piper C (2003) Congenital heart disease and acquired valvular lesions in pregnancy. Herz 28:227–239

150. Horstkotte D, Follath F, Gutschik E et al. (2004) ESC Guidelines on prevention, diagnosis and treatment of infective endocarditis – executive summary. Eur Heart J 35:267–276

151. Hosseinpour AR, Cullen S, Tsang VT (2006) Transplantation for adults with congenital heart disease. Eur J Cardio-Thorac Surg 30:508–514

152. Houston AB, Lim MR, Doig WB (1989) Doppler flow characteristics in the assessment of pulmonary artery pressure in ductus arteriosus. Br Heart J 62:284–290

153. Houyel L, Vaksmann G, Fournier A, Davignon A (1990) Ventricular arrhythmias after correction of ventricular septal defects: importance of surgical approach. J Am Coll Cardiol 16:1224–1228

154. Huhta JC, Malones JD, Ritter DG, Ilstrup DM, Feldt RH (1983) Complete atrioventricular block in patients with atrioventricular discordance. Circulation 67:1374–1377

155. Hurwitz RA, Cladwell RL, Giordon DA et al. (1996) Right ventricular systolic function in adolescents and young adults after Mustard operation for transposition of the great arteries. Am J Cardiol 77:294–297

156. Hutter PA, Kreb DL, Mantel SF, Hitchcock JE, Meijboom EJ, Bennink GB (2002) Twenty-five years' experience with the arterial switch operation. J Thorac Cardiovasc Surg 124:790–797

157. Imai Y, Sawatari K, Hoshino S et al. (1994) Ventricular function after anatomic repair in patients with atrioventricular discordance. J Thorac Cardiovasc Surg 107:1272–1283

158. Ince H, Petzsch M, Rehders T, Kische S, Korber T, Weber F, Nienaber CA (2003) Percutaneous endovascular repair of aneurysm after previous coarctation surgery. Circulation 108:2967–2970

159. Jacobs JP, Iyer RS, Weston JS, Amato JJ, Elliott MJ, de Leval MR et al. (1996) Expanded PTFE membrane to prevent cardiac injury during resternotomy for congenital heart disease. Ann Thorac Surg 62:1778–1782

160. Jacobs ML (2005) The Fontan operation, thromboembolism, and anticoagulation: A reappraisal of the single bullet theory. J Thorac Cardiovasc Surg 129:491–495

161. Jatene AD, Fontes VF et al. (1976) Anatomic correction of transposition of the great vessels. J Thorac Cardiovasc Surg 72:364–370

162. Jenkins KJ, Gauvreau K (2002) Center-specific differences in mortality: Preliminary analyses using the Risk Adjustment in Congenital Surgery (RACHS-1) method. J Thorac Cardiovasc Surg 124:97–104

163. Jenkins KJ, Gauvreau K, Newburger JW, Spray TL, Moller JH, Iezzoni LI (2002) Consensus-based method for risk adjustment for surgery for congenital heart disease. J Thorac Cardiovasc Surg 123:110–118

164. Julsrud PR, Weigel TJ, Van Son JA et al. (2000) Influence of ventricular morphology on outcome after the Fontan procedure. Am J Cardiol 86:19–23

165. Kaemmerer H, Theissen P, König U, Sechtem U, de Vivie ER (1993) Follow-up using magnetic resonance imaging in adult patients after surgery for aortic coarctation. Thorac Cardiovasc Surg 41:107–111
166. Kaemmerer H, Tintner H, König U, Fritsch J, Sechtem U, Höpp HW (1994) Psychosoziale Probleme Jugendlicher und Erwachsener mit angeborenen Herzfehlern. Z Kardiol 83:194–200
167. Kaemmerer H, Oelert F, Bahlmann J et al. (1998) Arterial hypertension in adults after surgical treatment of aortic coarctation. Thorac Cardiovasc Surg 46:121–125
168. Kaemmerer H, Schneider KTM, Niesert S, Hess J (1999) Schwangerschaft bei Frauen mit angeborenen Herzfehlern. Gynäkologe 52:377–385
169. Kaemmerer H (2003) Aortic coarctation and interrupted aortic arch. In: Gatzoulis M, Webb G, Daubeney P (eds) Management of adult congenital heart disease. Churchill Livingstone, New York
170. Kaemmerer H, Bauer U, Stein JI, Lemp S, Bartmus D, Hoffmann A, Niesert S, Osmers R, Fratz S, Rossa S, Lange PE, Beitzke A, Schneider KT, Hess J (2003) Pregnancy in congenital cardiac disease: an increasing challenge for cardiologists and obstetricians – a prospective multicenter study. Z Kardiol 92:16–23
171. Kaemmerer H, Fratz S, Braun SL et al. (2004) Erythrocyte indices, iron metabolism, and hyperhomocysteinemia in adults with cyanotic congenital heart disease. Am J Cardiol 94:825–828
172. Kaemmerer H, Oechslin E, Seidel H, Neuhann T, Neuhann IM, Mayer HM, Hess J (2005) Marfan syndrome: what internists and pediatric or adult cardiologists need to know. Expert Rev Cardiovasc Ther 3:891–909
173. Kaemmerer H, Breithardt G (2006) Empfehlungen zur Qualitätsverbesserung der interdisziplinären Versorgung von Erwachsenen mit angeborenen Herzfehlern. Deutsche Gesellschaft für Kardiologie et al. (Hrsg) Clin Res Cardiol 95(Suppl 4):76–84
174. Kamphuis M, Ottenkamp J et al. (2002) Health related quality of life and health status in adult survivors with previously operated complex congenital heart disease. Heart 87:356–362
175. Kamphuis M, Vogels T et al. (2002) Employment in adults with congenital heart disease. Arch Pediatr Adolesc Med 156:1143–1148
176. Kaplan S, Perloff JK (1991) Exercise and athletics in before and after cardiac surgery or interventional catheterization. In: Perloff JK, Child JS (eds) Congenital Heart Disease in Adults. WB Saunders Company, Philadelphia
177. Kaulitz R, Ziemer G, Rauch R, Girisch M, Bertram H, Wessel A, Hofbeck M (2005) Prophylaxis of thromboembolic complications after Fontan operation (total cavopulmonary anastomosis). J Thorac Cardiovasc Surg 129:569–575
178. Kaulitz R, Hofbeck M (2005) Current treatment and prognosis in children with functionally univentricular hearts. Arch Dis Child 90:757–762
179. Kawashima Y (1997) Cavopulmonary shunt and pulmonary arteriovenous malformations. Ann Thorac Surg 63:930–932
180. Kennan BR, Sivasankaran S, Tharakan JA, Titus T, Kumar A, Francis B, Krishnamoorthy KM, Harikrishanan S, Padmakumar R, Nair K (2003) Long-term outcome of patients operated of large ventricular septal defects with increases pulmonary vascular resistance. Indian Heart J 55:161–166
181. Khambakone S, Coats L, Taylor A, Boudjemline Y, Derrick G, Bonhoeffer P (2005) Percutaneous pulmonary valve implantation in humans. Results of 59 consecutive patients. Circulation 112:1189–1197

182. Kienast W, Häussler H-J (2004) Infektiöse Endokarditis (S2). In: Deutsche Gesellschaft für Kinder- und Jugendmedizin e.V./von Schnakenburg K et al. (Hrsg) Leitlinien der Kinder- und Jugendmedizin. Elsevier, Urban & Fischer, München

183. Kirklin WW, Barrat Boyes BB (2003) Cardiac surgery, 2nd ed. Churchill Livingstone, New York

184. Khonsari S (2003) Cardiac Surgery: Safeguards and Pitfalls in Operative Technique, 2nd ed. Lippincott Williams & Wilkins Publishers

185. Khositseth A, Danielson GK, Dearani JA, Munger TM, Porter CJ (2004) Supraventricular tachyarrhythmias in Ebstein anomaly: management and outcome. J Thorac Cardiovasc Surg 128:826–833

186. Kofidou D (1988) Die Alkoholembryopathie unter genauer Berücksichtigung der dabei vorkommenden Herzfehler. Essen

187. Konstantinides S, Geibel A, Olschewski M, Görnandt L, Roskamm H, Spillner G, Just JH, Kasper W (1995) A comparsion of surgical and medical therapy for atrial septal defect in adults. N Engl J Med 333:469–473

188. Kopecky SL, Gersh BJ, McGoon MD et al. (1988) Long-term outcome of patients undergoing surgical repair of isolated pulmonary valve stenosis. Follow-up at 20–30 years. Circulation 78:1150–1156

189. Koster NK (1994) Physical activity and congenital heart disease. Nurs Clin North Am 29:345–356

190. Krabill KA, Wang Y, Einzig S, Moller JH (1985) Rest and exercise hemodynamics in pulmonary stenosis: comparison of children and adults. Am J Cardiol 56:360–365

191. Kreutzer C, De Vive J, Oppido G et al. (2000) Twenty-five year experience with Rastelli repair for transposition of the great arteries. J Thorac Cardiovasc Surg 120:211–223

192. Lacour-Gayet F, Clarke DR and the Aristotle Committee (2005) The Aristotle method: a new concept to evaluate quality of care based on complexity. Curr Opin Pediatr 17:412–417

193. Laks H, Marelli D, Plunkett M, Odim J, Myers J (2003) Adult Congenital Heart Disease. In: Cohn LH, Edmunds LH Jr (eds) Cardiac surgery in the adult. McGraw-Hill, New York, pp 1329–1358

194. Landzberg MJ, Murphy DJ Jr, Davidson WR et al. (2001) Organization of delivery of systems for adults with congenital heart disease. J Am Cardiol Coll 37:1187–1193

195. Landzberg MJ, Khairy P (2004) Indications for the closure of patent foramen ovale. Heart 90:219–224

196. Lane DA, Lip GY et al. (2002) Quality of life in adults with congenital heart disease. Heart 88:71–75

197. Lange R, Schreiber C, Gunther T, Wottke M, Haas F, Meisner F, Hess J, Holper K (2001) Results of biventricular repair of congenital cardiac malformations: definitive corrective surgery? Eur J Cardiothorac Surg 20:1207–1213

198. Larsson ES, Eriksson BO, Sixt R (2003) Decreased lung function and exercise capacity in Fontan patients. A long-term follow-up. Scand Cardiovasc J 37:58–63

199. Lawrence H, Cohn MD, Henry L, Edmunds M (2003) Cardiac Surgery in the Adult, 2nd ed. McGraw-Hill Professional

200. Li W, Somerville J (1998) Infective endocarditis in the grown-up congenital heart (GUCH) population. Eur Heart J 19:166–173

201. Li JS, Sexton DJ, Mick N et al. (2000) Proposed modification to the Duke criteria for the diagnosis of infective endocarditis. Clin Infect Dis 30:633–638

202. Liberthson RR (1999) Arrhythmias in the athlete with congenital heart disease: guidelines for participation. Ann Rev Med 50:441–452

203. Lindhoff-Last E, Schinzel H, Erbe M, Schachinger V, Bauersachs R (2001) Antikoagulation in der Schwangerschaft bei mechanischem Herzklappenersatz. Z Kardiol 90 Suppl 6:125–130

204. Lindroos M, Kupari M, Heikkila J, Tilvis R (1993) Prevalence of aortic valve abnormalities in the elderly: an echocardiographic study of a random population sample. J Am Coll Cardiol 21:1220–1225

205. Lip GY, Lane DA et al. (2003) Psychological interventions for depression in adolescent and adult congenital heart disease. Cochrane Database Syst Rev (3):CD004394

206. Löser H (1999) Fetal alcohol syndrom in adults – longterm observations in 52 patients. Dtsch Med Wschr 124:412–418

207. Löser H (1987) Herzfehler und toxische Herzmuskelschäden bei Alkoholembryopathie. In: Majewski F (Hrsg) Die Alkoholembryopathie. Umwelt und Medizin, Frankfurt

208. Losay J, Touchot A, Serraf A, Litvinova A et al. (2001) Late outcome after arterial switch operation for transposition of the great arteries. Circulation 104 (Suppl 1):1121–1126

209. Losay J, Touchot A, Capderou A et al. (2006) Aortic valve regurgitation after arterial switch operation for transposition of the great arteries. J Am Coll Cardiol 47:2057–2062

210. Lotgering FK (1993) Congenital heart disease in adolescents and adults: obstetric-gynecologic counselling. In: Hess J, Sutherland GR (eds) Congenital heart disease in adolescents and adults. Kluwer Academic Publishers, Dordrecht, pp 179–186

211. Lubiszewska B, Gosiewska E et al. (2000) Myocardial perfusion and function of the systemic right ventricle in patients after atrial switch procedure for complete transposition: long-term follow-up. J Am Coll Cardiol 36:1365–1370

212. Lund O, Nielsen TT, Emmertsen K et al. (1996) Mortality and worsening of prognostic profile during waiting time for valve replacement in aortic stenosis. Thorac Cardiovasc Surg 44:289–295

213. Lundstrom U, Bull C, Wyse RK, Somerville J (1990) The natural and "unnatural" history of congenitally corrected transposition. Am J Cardiol 65:1222–1229

214. MacMahon B, MacKeown T, Record RG (1953) The incidence and life expectation of children with heart disease. Br Heart J 15:121–127

215. McDonald-McGinn D, Emanuel BS, Zackai EH (2005) 22q11.2 Deletion Syndrome. genedinics.org 16. Dezember 2005. http://www.geneclinics.org/profiles22q11deletion (1. 8. 2006)

216. Mahadevan V, Mullen MJ (2004) Endovascular management of aortic coarctation. Int J Cardiol 97 Suppl 1:75–78

217. Mair DD, Seward JB, Driscoll DJ, Danielson GK (1985) Surgical repair of Ebstein's anomaly: selection of patients and early and late operative results. Circulation 72 (Suppl II):70–76

218. Mair DD, Puga FJ, Danielson GK (2001) The Fontan procedure for tricuspid atresia: early and late results of a 25-year experience with 216 patients. J Am Coll Cardiol 37:933–939

219. Marianeschi SM, Iacona GM, Sedio F, Abella RF, Condoluci C, Cipriano A, Iorio FS, Gabbay S, Marcelletti CF (2001) Shelhigh No-React porcine pulmonic valve conduit: a new alternative to the homograft. Ann Thorac Surg 71: 619–623

220. Maron BJ, Zipes DP et al. (2005) 36th Bethesda conference eligibility recommendations for competitive athletes with cardiovascular abnormalities. J Am Coll Cardiol 45:1312–1375

221. Marelli AJ, Mackie AS, Ionescu-Ittu R, Rahme E, Pilote L (2007) Congenital heart disease in the general population – changing prevalence and age distribution. Circulation 115:163–172

222. Masuda M, Kado H, Tanoue Y, Fukae K, Onzuka T, Shiokawa Y, Shirota T, Yasui H (2005) Does Down syndrome affect the long-term results of complete atrioventricular septal defect when the defect is repaired during the first year of life? Eur J Cardiothorac Surg 27:405–409

223. Masura J, Gavora P, Podnar T (2005) Long-term outcome of transcatheter secundum-type atrial septal defect using Amplatzer septal occluders. J Am Coll Cardiol 45:505–507

224. Mavroudis C, Backer CL, Gevitz M (1994) Forty-six years of patient ductus arteriosus division at Children's Memorial Hospital of Chicago. Standards for comparison. Ann Surg 220:402–409

225. Mavroudis C, Deal BJ, Backer CL, Johnsrude CL (1999) The favorable impact of arrhythmia surgery on total cavopulmonary artery Fontan conversion. Semin Thorac Cardiovasc Surg Pediatr Card Surg Annu 2:143–156

226. Mavroudis C, Backer CL, Deal BJ (2001) Total cavopulmonary conversion and Maze procedure for patients with failure of the Fontan operation. J Thorac Cardiovasc Surg 122:863–871

227. McCrindle BW, Kann JS (1991) Long-term results after balloon pulmonary valvuloplasty. Circulation 83:1915–1922

228. McCrindle BW (1994) Independent predictors of long-term results after balloon pulmonary valvuloplasty. Circulation 89:1751–1759

229. McMahon CJ, Ravekes WJ, Smith EO et al. (2004) Risk factors for neo-aortic root enlargement and aortic regurgitation following arterial switch operation. Pediatr Cardiol 25:329–335

230. Meijboom LJ, Drenthen W, Pieper PG, Groenink M, van der Post JA, Timmermans J, Voors AA, Roos-Hesselink JW, van Veldhuisen DJ, Mulder BJ; On behalf of the ZAHARA investigators (2006) Obstetric complications in Marfan syndrome. Int J Cardiol 110:53–59

231. Mertens L, Hagler DJ, Sauer U, Somerville J, Gewillig M (1998) Protein-losing enteropathy after the Fontan operation: an international multicenter study. J Thorac Cardiovasc Surg 115:1063–1073

232. Metcalfe K, Rucka AK, Smoot L, Hofstadler G, Tuzler G, McKeown P, Siu V, Rauch A, Dean J, Dennis N, Ellis I, Reardon W, Cytrynbaum C, Osborne L, Yates JR, Read AP, Donnai D, Tassabehji M (2000) Elastin: mutational spectrum in supravalvular aortic stenosis. Eur J Hum Genet 8:955-963

233. Milewicz DM, Dietz HC, Miller DC (2005) Treatment of aortic disease in patients with Marfan syndrome. Circulation 111:e150–e157

234. Mitchell JH, Haskell W, Snell P et al. (2005) Classification of sports. J Am Coll Cardiol 45:1364–1367
235. Moller JH, Patton C, Varco RL, Lillehei CW (1991) Late results (30 to 35 years) after operative closure of isolated ventricular septal defect from 1960 to 1995. Am J Cardiol 68:1491–1497
236. Monagle P, Karl TR (2002) Thromboembolic problems after the Fontan operation. Sem Thorac Cardiovasc Surg Pediatr Card Surg Annu 5:36–47
237. Moons P, De Bleser L et al. (2004) Health status, functional abilities, and quality of life after the Mustard or Senning operation. Ann Thorac Surg 77:1359–1365
238. Morris CD, Reller MD, Menashe VD (1998) Thirty-year incidence of infective endocarditis after surgery for congenital heart defect. J Am Med Ass 279: 599–603
239. Mulder BJ (2002) Ebstein's anomaly in adults. Int J Cardiovasc Imaging 18:439–441
240. Murphy JG, Gersh BJ, Mair DD, Fuster V, McGoon MD, Ilstrup DM, McGoon DC, Kirklin JW, Danielson GK (1993) Long-term outcome in patients undergoing surgical repair of tetralogy of Fallot. N Engl J Med 329:593–599
241. Mustard W (1964) Successful two-stage correction of transposition of the great vessels. Surgery 55:469–472
242. Naber CK, Bauhofer A, Block M et al. (2004) S2-Leitlinie zur Diagnostik und Therapie der infektiösen Endokarditis. Z Kardiol 93:1005–1021
243. Newburger JW, Bellinger DC (2006) Brain injury in congenital heart disease. Circulation 113:183–185
244. Neumayer U, Stone S, Somerville J (1998) Small ventricular septal defects in adults. Eur Heart J 19:1573–1583
245. Nieminen HP, Jokinen EV, Sairanen HI (2001) Late results of pediatric cardiac surgery in Finland – a population-based study with 96% follow-up. Circulation 104:570–575
246. Nienaber CA, Fattori R, Lund G et al. (1999) Nonsurgical reconstruction of thoracic aortic dissection by stent-graft placement. N Engl J Med 340: 1539–1545
247. Nishimura RA, Pieroni DR, Bierman FZ et al. (1993) Second Natural History Study of Congenital Heart Defects. Pulmonary stenosis: echocardiography. Circulation 87 (Suppl I):I73–I79
248. Niwa K, Perloff JK, Kaplan S, Child JS, Minder PD (1999) Eisenmenger syndrome in adults: ventricular septal defect, truncus arteriosus, univentricular heart. J Am Coll Cardiol 34:223–232
249. Niwa K, Siu SC, Webb GD, Gatzoulis MA (2002) Progressive aortic root dilatation in adults late after repair of tetralogy of Fallot. Circulation 106: 1374–1378
250. Niwa K, Nakazawa M, Tateno S, Yoshinaga M, Terai M (2005) Infective endocarditis in congenital heart disease: Japanese collaboration study. Heart 91:795–800
251. Nollert G, Fischlein T, Bouterwek S, Bohmer C, Klinner W, Reichart B (1997) Long-term survival in patients with repair of tetralogy of Fallot: 36-year follow-up of 490 survivors of the first year after surgical repair. J Am Coll Cardiol 30:1374–1383

252. Nora JJ, Nora AH (1987) Maternal transmission of congenital heart diseases: new recurrence risk figures and the questions of cytoplasmic inheritance and vulnerability to teratogens. Am J Cardiol 59:459–463

253. Nora JJ (1994) From generational studies to a multilevel genetic-environmental interaction. J Am Coll Cardiol 23:1468–1471

254. Oechslin EN, Harrison DA, Harris L, Downar E, Webb GD, Williams WG (1999) Reoperation in adults with repair of tetralogy of Fallot: indications and outcomes. J Thorac Cardiovasc Sur 118:245–251

255. Oechslin E, Buchholz S, Jenni R (2000) Ebstein's anomaly in adults: Doppler-echocardiographic evaluation. Thorac Cardiovasc Surg 48:209–213

256. Oechslin E, Jenni (2000) 40 years after the first atrial switch procedure in patients with transposition of the great arteries: long-term results in Toronto and Zurich. Thorac Cardiovasc Surg 48:233–237

257. Oechslin EN, Harrison DA et al. (2000) Mode of death in adults with congenital heart disease. Am J Cardiol 86:1111–1116

258. Oechslin EN, Colman JM (2002) Coagulation and anticoagulation of adults with cyanotic congenital heart disease. MD Consult Cardiology 2002. Available at http://www.mdconsult.com

259. Oechslin E (2003) Eisenmenger's syndrome. In: Gatzoulis MA, Webb GD, Daubeney PEF (eds) Diagnosis and management of adult congenital heart disease, 1st ed. Churchill Livingstone, London New York, pp 363–377

260. Oechslin E (2004) Hematological management of the cyanotic adult with congenital heart disease. Int J Cardiol 97 (Suppl 1):109–115

261. Oechslin E, Kiowski W, Schindler R et al. (2005) Systemic endothelial dysfunction in adults with cyanotic congenital heart disease. Circulation 112: 1106–1112

262. Oliver JM, Gonzalez A et al. (2001) Discrete subaortic stenosis in adults: increased prevalence and slow rate of progression of the obstruction and aortic regurgitation. J Am Coll Cardiol 38:835–842

263. Onat T, Ahunbay G, Batzmaz G, Celebri A (1989) The natural course of isolated ventricular septal defect during adolescence. Ped Cardiol 19:230–234

264. Oosterhof T, Mulder BJ, Vliegen HW, de Roos A (2006) Cardiovascular magnetic resonance in the follow-up of patients with corrected tetralogy of Fallot: a review. Am Heart J 151:265–272

265. Ostberg JE, Conway GS (2003) Adulthood in women with Turner syndrome. Horm Res 59:211–221

266. Oya H, Nagaya N, Satoh T et al. (2000) Haemodynamic correlates and prognostic significance of serum uric acid in adult patients with Eisenmenger syndrome. Heart 84:53–58

267. Oya H, Nagaya N, Uematsu M et al. (2002) Poor prognosis and related factors in adults with Eisenmenger syndrome. Am Heart J 143:739–744

268. Patel MM, Overy DC, Kozonis MC, Hadley-Fowlkes LL (1987) Long-term survival in tricuspid atresia. J Am Coll Cardiol 9:338–340

269. Pellicia A, Fagard R, Bjoernstad HH et al. (2005) Recommendations for competitive sports participation in athletes with cardiovascular disease. Eur Heart J 26:1422–1445

270. Pellikka PA, Nishimura RA, Bailey KR, Tajik AJ (1990) The natural history of adults with asymptomatic, hemodynamically significant aortic stenosis. J Am Coll Cardiol 15:1012–1017

271. Perloff JK, Rosove MH, Child JS, Wright GB (1988) Adults with cyanotic congenital heart disease: hematologic management. Ann Intern Med 109: 406–413
272. Perloff JK (1997) Pregnancy in congenital heart disease: The mother and the fetus. In: Perloff JK, Child JS (eds) Congenital heart disease in adults, 2nd ed. WB Saunders, Philadelphia, pp 124–140
273. Perloff JK, Rosove MH, Sietsema KE, Territo MC (1998) Cyanotic congenital heart disease disease: a multisystem disorder. In: Perloff JK, Child JS (eds) Congenital heart disease in adults, 2nd ed. WB Saunders, Philadelphia, pp 199–226
274. Perloff JK, Marelli AJ, Minder PD (1993) Risk of stroke in adults with cyanotic congenital heart disease. Circulation 87:1954–1959
275. Perloff J (2003) Complete transposition of the great arteries. In: Perloff JK (ed) Clinical recognition of congenital heart disease, 5th ed. WB Saunders, Philadelphia, pp 517–537
276. Perloff JK, Hart EM, Greaves SM, Minder PD, Child JS (2003) Proximal pulmonary arterial and intrapulmonary radiologic features of Eisenmenger syndrome and primary pulmonary hypertension. Am J Cardiol 92:182–187
277. Peters B, Abdul-Khaliq H, Lange PE (2001) Late complications following early childhood atrial switch operations for d-transposition of the great arteries. Incidence, diagnosis and therapy. Dtsch Med Wochenschr 126: 1037–1042
278. Piccoli GP, Wilkinson JL, Macartney FJ, Gerlis LM, Anderson RH (1979) Morphology and classification of complete atrioventricular defects. Br Heart J 42:633–639
279. Pilla CB, Fontes VF, Pedra CA (2005) Endovascular stenting for aortic coarctation. Expert Rev Cardiovasc Ther 3:879–890
280. Poirier NC, Yu JH et al. (2004) Long-term results of left ventricular reconditioning and anatomic correction for systemic right ventricular dysfunction after atrial switch procedures. J Thorac Cardiovasc Surg 127:975–981
281. Popelova J, Slavik Z et al. (2001) Are cyanosed adults with congenital cardiac malformations depressed? Cardiol Young 11:379–384
282. Presbitero P, Somerville J, Rabajoli F, Stone S, Conte MR (1995) Corrected transposition of the great arteries without associated defects in adult patients: clinical profile and follow-up. Br Heart J 74:57–59
283. Prieto LR, Hordof AJ, Secic M, Rosenbaum MS (1998) Progressive tricuspid valve disease in patients with congenitally corrected transposition of the great arteries. Circulation 98:997–1005
284. Puley G, Siu S et al. (1999) Arrhythmia and survival in patients >18 years of age after the Mustard procedure for complete transposition of the great arteries. Am J Cardiol 83:1080–1084
285. Pyeritz RE (2000) The Marfan syndrome. Annu Rev Med 51:481–510
286. Ramnarine I (2005) Role of surgery in the management of the adult patient with coarctation of the aorta. Postgrad Med J 81:243–247
287. Rao PS (2005) Coarctation of the aorta. Curr Cardiol Rep 7:425–434
288. Rashkind WJ, Miller WW (1966) Creation of an atrial septal defect without thoracotomy. A palliative approach to complete transposition of the great arteries. JAMA 196:991–992
289. Rashkind WJ, Cuaso CC (1979) Transcatheter closure of patent ductus arteriosus. Pediatr Cardiol 1:3–7

290. Rastelli G, Kirklin JW, Titus JL (1966) Anatomic observations on complete form of persistent common atrioventricular canal with special reference to atrioventricular valves. Mayo Clin Proc 41:296–308

291. Rastelli GC, McGoon DC, Walace RB (1969) Anatomic correction of transposition of the great arteries with ventricular septal defect and subpulmonary stenosis. J Thorac Cardiovasc Surg 58:545–552

292. Reybrouck T, Rogers R, Weymans M et al. (1995) Serial cardiorespiratory exercise testing in patients with congenital heart disease. Eur J Pediatr 154:801–806

293. Reybrouck T, Mertens L, Brusselle S et al. (2000) Oxygen uptake versus exercise intensity: a new concept in assessing cardiovascular exercise function in patients with congenital heart disease. Heart 84:46–52

294. Reybrouck T, Eyskens B, Martens I et al. (2001) Cardiorespiratory exercise function after the arterial switch operation for transposition of the great arteries. Eur Heart J 22:1052–1059

295. Rhodes LA, Walsh EP, Gamble WJ et al. (1995) Benefits and potential risks of atrial antitachycardia pacing after repair of congenital heart disease. Pacing Clin Electrophysiol 18:1005–1016

296. Rhodes LA, Wernovsky G, Keane JF et al. (1995) Arrhythmias and intracardiac conduction after the arterial switch operation. J Thorac Cardiovasc Surg 109:303–310

297. Robson SC, Dunlop W, Moore M, Hunter S (1987) Combined Doppler and echocardiographic measurement of cardiac output: theory and application in pregnancy. Br J Obstetr Gynecol 94:1014–1027

298. Roman MJ, Devereux RB, Kramer-Fox R et al. (1989) Two-dimensional echocardiographic aortic root dimensions in normal children and adults. Am J Cardiol 64:507–512

299. Roman MJ, Rosen SE, Kramer-Fox R et al. (1993) Prognostic significance of the pattern of aortic root dilation in the Marfan syndrome. J Am Coll Cardiol 22:1470–1476

300. Rose C, Wessel A, Pankau R, Partsch C-J, Bürsch J (2001) Anomalies of the abdominal aorta in Williams-Beuren syndrome – another cause of arterial hypertension. Eur J Pediatr 160:655–658

301. Rosenhek R, Binder T, Porenta G et al. (2000) Predictors of outcome in severe, asymptomatic aortic stenosis. N Engl J Med 343:611–617

302. Roos-Hesselink J, Perlroth MG, McGhie J et al. (1995) Atrial arrhythmias in adults after repair of tetralogy of Fallot. Correlations with clinical, exercise, and echocardiographic findings. Circulation 91:2214–2219

303. Roos-Hesselink JW, Meijboom FJ, Spitales SEC, van Domburg R, van Rijen EHM, Utens EMWJ, Borgers AJJC, Simoons ML (2003) Excellent survival and low incidence of arrhythmias, stroke and heart failure long-term after surgical ASD closure at young age. Eur Heart J 24:190–197

304. Roos-Hesselink JW, Meijboom FJ, Spitaels SE, van Domburg R, van Rijen EH, Utens EM, Bogers AJ, Simoons ML (2004) Outcome of patients after surgical closure of ventricular septal defect at young age: longitudinal follow-up of 22–34 years. Eur Heart J 25:1057–1062

305. Rosenfeld HM, Landzberg MJ, Perry SB, Colan SD, Keane JF, Lock JE (1994) Balloon aortic valvuloplasty in the young adult with congenital aortic stenosis. Am J Cardiol 73:1112–1117

306. Ross J Jr, Braunwald E (1968) Aortic stenosis. Circulation 38:61–67

307. Rudolph AM, Scarpelli EM, Golinko RJ, Gootman N (1964) Hemodynamic basis for clinical manifestations of patent ductus arteriosus. Am Heart J 68:447–458

308. Ruttenberg HD (1999) Pre- and postoperative exercise testing of the child with coarctation of the aorta. Pediatr Cardiol 20:33–37

309. Salehian O, Schwerzmann M et al. (2004) Assessment of systemic right ventricular function in patients with transposition of the great arteries using the myocardial performance index: comparison with cardiac magnetic resonance imaging. Circulation 110:3229–3233

310. Samanek M, Voriskova M (1999) Congenital heart disease among 815569 children born between 1980 and 1990 and their 15-year survival: a prospective Bohemia survival study. Pediatr Cardiol 20:411–417

311. Sandoval J, Aguirre JS, Pulido T et al. (2001) Nocturnal oxygen therapy in patients with the Eisenmenger syndrome. Am J Respir Crit Care Med 164:1682–1687

312. Sarkar D, Bull C, Yates R et al. (1999) Comparison of long-term outcomes of atrial repair of simple transposition with implications for a late arterial switch strategy. Circulation 100 (Suppl 19):II176–II181

313. Schmaltz AA, Hinkeldey K, Hoffmeister HE, Apitz J (1985) Prognose der Kinder mit kongenitaler Trikuspidal- und Pulmonalatresie in den Jahren 1967–1983 im Vergleich zum natürlichen Verlauf. Mschr Kinderheilk 133: 743–748

314. Schmaltz AA (2002) Links-rechts-Shunts auf Vorhofebene. In: Apitz J (Hrsg) Pädiatrische Kardiologie, 2. Aufl. Steinkopff, Darmstadt

315. Schmaltz AA, Schäfer M, Hentrich F, Neudorf U, Brecher AM, Asfour B, Urban AE (2004) Ventrikelseptumdefekt und Aorteninsuffizienz. Pathophysiologische Aspekte und therapeutische Konsequenzen. Z Kardiol 93:194–200

316. Schoetzau A, van Santen F, Sauer U, Irl C (1997) Kardiovaskuläre Fehlbildungen in Bayern 1984–1991. Z Kardiol 86:496–504

317. Schubbert S, Zenker M, Rowe SL, Boll S, Klein C, Bollag G, van der Burgt I, Musante L, Kalscheuer V, Wehner LE, Nguyen H, West B, Zhang KY, Sistermans E, Rauch A, Niemeyer CM, Shannon K, Kratz CP (2006) Germline KRAS mutations cause Noonan syndrome. Nat Genet 38:598

318. Schulze-Neick I, Breuer J, Kreuder J, Sieverding L (2006) Pulmonale Hypertonie (S2). In: Deutsche Gesellschaft für Kinder- und Jugendmedizin e.V./ von Schnakenburg K et al. (Hrsg) Leitlinien der Kinder- und Jugendmedizin. Elsevier, Urban & Fischer, München

319. Schumacher G, Hess J, Bühlmeyer K (2001) Klinische Kinderkardiologie, 3. Aufl. Springer, Heidelberg New York

320. Schwartz ML, Gauvreau K, del Nido P, Mayer JE, Colan SD (2004) Long-term predictors of aortic root dilation and aortic regurgitation after arterial switch operation. Circulation 110 (11 Suppl 1):II128–132

321. Sealy WC, Farmer JC, Young WG et al. (1969) Atrial dysrhythmia and atrial secundum defects. J Thorac Cardiovasc Surg 57:245–250

322. Seifert-Klauss V, Kaemmerer H, Brunner B, Schneider KT, Hess J (2000) Kontrazeption bei Patientinnen mit angeborenen Herzfehlern. Z Kardiol 89:606–611

323. Senning A (1958) Transposition of aorta on arterial pulmonalis. Opuscula Medica 2

324. Senning A (1959) Surgical correction of transposition of the great vessels. Surgery 45:966–980

325. Shaffer KM, Mullins CE, Grifka RG et al. (1998) Intravascular stents in congenital heart disease: short- and long-term results from a large single-center experience. J Am Coll Cardiol 31:661–667

326. Shavelle DM, Takasu J, Budoff MJ, Mao S, Zhao XQ, O'Brien KD (2002) HMG CoA reductase inhibitor (statin) and aortic valve calcium. Lancet 359:1125–1126

327. Shively BK, Gurule FT, Roldan CA et al. (1991) Diagnostic value of transesophageal compared with transthoracic echocardiography in infective endocarditis. J Am Coll Cardiol 18:391–397

328. Siebenmann R, von Segesser L et al. (1989) Late failure of systemic ventricle after atrial correction for transposition of the great arteries. Eur J Cardiothorac Surg 3:119–123

329. Silka M, Hardy B, Menashe V et al. (1998) A population-based prospective evaluation of risk of sudden cardiac death after operation for common congenital heart defects. J Am Coll Cardiol 32:245–251

330. Silverman DI, Burton KJ, Gray J et al. (1995) Life expectancy in the Marfan syndrome. Am J Cardiol 75:157–160

331. Silversides CK, Granton JT, Konen E, Hart MA, Webb GD, Therrien J (2003) Pulmonary thrombosis in adults with Eisenmenger syndrome. J Am Coll Cardiol 42:1982–1987

332. Silversides CK, Siu SC, McLaughlin PR, Haberer KL, Webb GD, Benson L, Harris L (2004) Symptomatic atrial arrhythmias and transcatheter closure of atrial septal defects in adult. Heart 90:1194–1198

333. Simonneau G, Galie N, Rubin LJ et al. (2004) Clinical classification of pulmonary hypertension. J Am Coll Cardiol 43 (Suppl S):5S–12S

334. Siu SC, Sermer M, Harrison DA et al. (1997) Risk and predictors for pregnancy-related complications in women with heart disease. Circulation 96:2789–2794

335. Siu SC, Sermer M, Colman JM et al. (2001) Prospective multicenter study of pregnancy outcomes in women with heart disease. Circulation 104:515–521

336. Siu SC, Colman JM, Sorensen S, Smallhorn JF, Farine D, Amankwah KS, Spears JC, Sermer M (2002) Adverse neonatal and cardiac outcomes are more common in pregnant women with cardiac disease. Circulation 105:2179–2184

337. Somerville J (1997) Management of adults with congenital heart disease: an increasing problem. Ann Rev Med 48:283–293

338. Somerville J (1998) The woman with congenital heart disease. Eur Heart J 19:1766–1775

339. Somerville J (1998) How to manage the Eisenmenger syndrome. Int J Cardiol 63:1–8

340. Sommers C, Nagel HBP, Neudorf U, Schmaltz AA (2005) Herzinsuffizienz im Kindesalter – eine epidemiologische Studie. Herz 30:652–662

341. Spitaels SE (2002) Ebstein's anomaly of the tricuspid valve complexities and strategies. Cardiol Clin 20:431–439

342. Stanger P, Cassidy SC, Girod DA, Kann JS, Labadid Z, Shapiro SR (1990) Balloon pulmonary valvuloplasty: results of the valvuloplasty and angioplasty congenital anomalies registry. Am J Cardiol 65:775–783

343. Stark J, Pacifico AD (1989) Reoperations in cardiac surgery. Springer, Berlin Heidelberg New York

344. Stark J (1998) The use of valved conduits in pediatric cardiac surgery. Pediatric Cardiology 19:282–288

345. Stark J, Bull C, Stajevic M, Jothi M, Elliott M, de Leval MR (1998) Fate of subpulmonary homograft conduits: determinants of late homograft failure. J Thorac Cardiovasc Surg 115:506–514

346. Stewart BF, Siscovick D, Lind BK et al. (1997) Clinical factors associated with calcific aortic valve disease. Cardiovascular Health Study. J Am Coll Cardiol 29:630–634

347. Stromvall Larsson E, Eriksson BO (2003) Haemodynamic adaptation during exercise in Fontan patients at a long-term follow-up. Scand Cardiovasc J 37:107–112

348. Suarez de Lezo J, Pan M, Romero M, Segura J, Pavlovic D, Ojeda S, Algar J, Ribes R, Lafuente M, Lopez-Pujol J (2005) Percutaneous interventions on severe coarctation of the aorta: a 21-year experience. Ped Cardiol 26: 176–189

349. Swan L, Hillis WS, Cameron A (1997) Family planning requirements of adults with congenital heart disease. Heart 78:9–11

350. Swedberg K, Cleland J, Dargie H et al. (2005) Guidelines for the diagnosis and treatment of chronic heart failure: executive summary (update 2005). The Task Force for the Diagnosis of Chronic Heart Failure of the European Society of Cardiology. Eur Heart J 26:1115–1140

351. Tateno S, Niwa K, Nakazawa M, Akagi T, Shinohara T, Yasuda T: A Study Group for Arrhythmia Late after Surgery for Congenital Heart Disease (ALTAS-CHD) (2003) Arrhythmia and conduction disturbances in patients with congenital heart disease during pregnancy: multicenter study. Circ J 67:992–997

352. Termignon JL, Leca F, Vouhe PR, Vernant F, Bical OM, Lecompte Y, Neveux JY (1996) "Classic" repair of congenitally corrected transposition and ventricular septal defect. Ann Thorac Surg 62:199–206

353. Therrien J, Connelly MS, Webb GD (1999) Patent ductus arteriosus. Curr Treat Options Cardiovasc Med 4:341–346

354. Therrien J, Webb GD, Siu S (2000) Pulmonary valve replacement in adults late after repair of tetralogy of Fallot: are we operating too late? J Am Coll Cardiol 36:1670–1675

355. Therrien J, Dore A, Gersony W et al. (2001) CCS Consensus Conference 2001 update: recommendations for the management of adults with congenital heart disease, Part I. Can J Cardiol 17:955–959

356. Therrien J, Warnes C, Daliento L et al. (2001) CCS Consensus Conference 2001 update: recommendations for the management of adults with congenital heart disease, Part III. Can J Cardiol 17:1135–1158

357. Therrien J, Walker M, Granton J et al. (2003) A controlled trial of exercise training in adult patients with repaired tetralogy of Fallot. Can J Cardiology 19:685–689

358. Thorne SA, Barnes I, Cullinan P et al. (1999) Amiodarone-associated thyroid dysfunction: risk factors in adults with congenital heart disease. Circulation 100:149–154

359. Tornos P, Lung B, Permanyer-Miralda G, Baron G et al. (2005) Infective endocarditis in Europe: lessons from the Euro Heart survey. Heart 91:571–575

360. Triedman JK, Bergau DM, Saul JP et al. (1997) Efficacy of radiofrequency ablation for control of intraatrial reentrant tachycardia in patients with congenital heart disease. J Am Coll Cardiol 30:1032–1038

361. Trusler GA, Williams WG et al. (1987) Results with the Mustard operation in simple transposition of the great arteries 1963–1985. Ann Surg 206: 251–260

362. Turina M, Siebenmann R et al. (1988) Long-term outlook after atrial correction of transposition of great arteries. J Thorac Cardiovasc Surg 95: 828–835

363. Turina MI, Siebenmann R et al. (1989) Late functional deterioration after atrial correction for transposition of the great arteries. Circulation 80: 1162–1167

364. Ungerleider RM, Johnston TA, O'Laughlin MP, Jaggers JJ, Gaskin PR (2001) Intraoperative stents to rehabilitate severely stenotic pulmonary vessels. Ann Thor Surg 71:476–481

365. Valsangiacomo Buechel ER, Dave H, Kellenberger CJ, Dodge-Khatami A, Pretre R, Berger F, Bauersfeld U (2005) Remodelling of the right ventricle after early pulmonary valve replacement in children with repaired tetralogy of Fallot: assessment by cardiovascular magnetic resonance. Eur Heart J 26:2721–2727

366. Van den Bosch AE, Roos-Hesselink LW, van Domburg R, Bogers AJJC, Simoons ML, Meijboom FJ (2004) Long-term outcome and quality of life in adult patients after Fontan operation. Am J Cardiol 93:1141–1145

367. Van Hare GF (1997) Radiofrequency ablation of accessory pathways associated with congenital heart disease. Pacing Clin Electrophysiol 20:2077–2081

368. Van Rijen EH, Utens EM et al. (2005) Current subjective state of health, and longitudinal psychological well-being over a period of 10 years, in a cohort of adults with congenital cardiac disease. Cardiol Young 15:168–175

369. Vetter VL, Horowitz LN (1982) Electrophysiologic residua and sequelae of surgery for congenital heart defects. Am J Cardiol 50:588–604

370. Villain E, Saliba Z, Bonhoeffer P et al. (2001) Stenosis of the superior caval canal after Mustard and Senning procedures: treatment by dilatation and stent implantation. Two case reports. Arch Mal Coeur Vaiss 94:139–143

371. Vogel M, Berger F, Kramer A, Alexi-Meshkishvili V, Lange PE (1999) Incidence of secondary pulmonary hypertension in adults with atrial septal or sinus venosus defects. Heart 82:30–33

372. von Bernuth G (2000) 25 years after the first arterial switch operation: mid-term results. Thorac Cardiovasc Surg 48:228–232

373. von der Muhl I, Cumming G, Gatzoulis MA (2003) Risky business: Insuring adults with congenital heart disease. Eur Heart J 24:1595–1600

374. von Kodolitsch Y, Aydin MA, Koschyk DH, Loose R, Schalwat I, Karck M, Cremer J, Haverich A, Berger J, Meinertz T, Nienaber CA (2002) Predictors of aneurysmal formation after surgical correction of aortic coarctation. J Am Coll Cardiol 39:617–624

375. Vongpatanasin W, Hillis LD, Lange RA (1996) Prosthetic heart valves. N Engl J Med 335:407–416

376. Vriend JW, Mulder BJ (2005) Late complications in patients after repair of aortic coarctation: implications for management. Int J Cardiol 101:399–406

377. Walsh EP, Rockemacher S, Keane JF et al. (1988) Late results in patients with tetralogy of Fallot repaired during infancy. Circulation 77:1062–1067

378. Warnes CA, Liberthson R, Danielson GK, Dore A, Harris L, Hoffman JIE, Somerville J, Williams R, Webb GD (2001) Task Force I: The changing profile of congenital heart disease in adult life. 32nd Bethesda conference report. J Am Coll Cardiol 37:1170–1175

379. Webb GD, Williams RG et al. (2001) 32nd Bethesda Conference. Care of the Adult with Congenital Heart Disease. J Am Coll Cardiol 37:1161–1198

380. Wernovsky G, Shillingford AJ et al. (2005) Central nervous system outcomes in children with complex congenital heart disease. Curr Opin Cardiol 20:94–99

381. Wessel HU, Paul MH (1999) Exercise studies in tetralogy of Fallot: A review. Pediatr Cardiol 20:39–47

382. Westerman GR, Van Devanter SH (1987) Surgical management of difficult pacing problems in patients with congenital heart disease. J Card Surg 2:351–360

383. Wetter J, Belli E, Sinzobahamvya N, Blaschzok HC, Brecher AM, Urban AE (2001) Transposition of the great arteries associated with ventricular septal defect: surgical results and long-term outcome. Eur J Cardiothorac Surg 20:816–823

384. Wiedemann H-R, Kunze J (1995) Atlas der klinischen Syndrome für Klinik und Praxis. Thieme, Stuttgart New York

385. Williams WG, Trusler GA et al. (1988) Early and late results of a protocol for simple transposition leading to an atrial switch (Mustard) repair. J Thorac Cardiovasc Surg 95:717–726

386. Williams WG, McCrindle BW, Ashburn DA et al. (2003) Outcomes of 829 neonates with complete transposition of the great arteries 12–17 years after repair. Eur J Cardiothorac Surg 24:1–9; discussion 9–10

387. Wilson NJ, Clarkson PM et al. (1998) Long-term outcome after the Mustard repair for simple transposition of the great arteries. 28-year follow-up. J Am Coll Cardiol 32:758–765

388. Wilson DI, Cross IA, Wren C (1994) Minimum prevalence of chromosome 22q11.2 deletions. Am J Hum Genet 55:A169

389. Wood P (1958) Eisenmenger syndrome or pulmonary hypertension with reversed central shunt. Br Med J ii:701–709, 755–762

390. Wren C, O'Sullivan JJ (2001) Survival with congenital heart disease and need for follow-up in adult life. Heart 85:438–443

391. Yagihara T, Kishimoto H, Isobe F, Yamamoto F, Kawashima Y (1994) Double switch operation in cardiac anomalies with atrioventricular and ventriculo-arterial discordance. J Thorac Cardiovasc Surg 107:351–358

392. Yeh T, Connelly MS, Coles JG, Webb GD, McLaughlin PR, Freedom RM, Cerrito PB, Williams WG (1999) Atrio-ventricular discordance: results of repair in 127 patients. J Thorac Cardiovasc Surg 117:1190–1203

393. Yemets IM, Williams WG, Webb GD, Harrison DA, McLaughlin PR, Trusler GA, Coles JG, Rebeyka IM, Freedom RM (1997) Pulmonary valve replacement late after repair of tetralogy of Fallot. Ann Thorac Surg 64:526–530

394. Yetman AT, Bornemeier RA, McCrindle BW (2003) Long-term outcome in patients with Marfan syndrome: is aortic dissection the only cause of sudden death? J Am Coll Cardiol 41:329–332

395. Yetman AT, Huang P, Bornemeier RA et al. (2003) Comparison of outcome of the Marfan Syndrome in patients diagnosed at age < or =6 years versus those diagnosed at >6 years of age. Am J Cardiol 91:102–103

396. Zenker M, Buheitel G, Rauch R, König R, Bosse K, Kress W, Tietze HU, Dörr HG, Hofbeck M, Singer H, Reis A, Rauch A (2004) Genotype-phenotype correlations in Noonan syndrome. J Pediatr 144:368–374
397. Zipes DP, Camm AJ, Borggrefe M et al. (2006) ACC/AHA/ESC 2006 guidelines for the management of patients with ventricular arrhythmias and the prevention of sudden cardiac death – executive summary: a report of the American College of Cardiology/American Heart Association/European Society of Cardiology Committee for Practice Guidelines. Eur Heart J 27: 2099–2140

Nach Drucklegung erschienen:

Naber CK, Al-Nawas B, Baumgartner H et al. (2007) Prophylaxe der infektiösen Endokarditis. Kardiologe 1:243–250
Wilson W, Taubert KA, Gewitz M et al. (2007) Prevention of infective endocarditis: guidelines from the American Heart Association: a guideline from the American Heart Association Rheumatic Fever, Endocarditis, and Kawasaki Disease Committee, Council on Cardiovascular Disease in the Young, and the Council on Clinical Cardiology, Council on Cardiovascular Surgery and Anesthesia and the Quality of Care and Outcomes Research Interdisciplinary Working Group. Circulation 116:1736–1754